21世纪中国医学教育改革理念创新项目研究报告

21世纪中国医学教育改革再定位

柯 杨 主编

北京大学医学出版社

21 SHIJI ZHONGGUO YIXUE JIAOYU GAIGE ZAI DINGWEI

图书在版编目（CIP）数据

21世纪中国医学教育改革再定位/柯杨主编. —北京：北京大学医学出版社，2014.9（2017.6重印）

ISBN 978-7-5659-0933-7

Ⅰ. ①2⋯　Ⅱ. ①柯⋯　Ⅲ. ①医学教育－教育改革－研究－中国　Ⅳ. ①R-4

中国版本图书馆CIP数据核字（2014）第201129号

21 世纪中国医学教育改革再定位

主　　编：柯　杨

出版发行：北京大学医学出版社

地　　址：（100191）北京市海淀区学院路 38 号 北京大学医学部院内

电　　话：发行部 010-82802230；图书邮购 010-82802495

网　　址：http://www.pumpress.com.cn

E－mail：booksale@bjmu.edu.cn

印　　刷：中煤（北京）印务有限公司

经　　销：新华书店

责任编辑：王　霞　　责任校对：金彤文　　责任印制：张京生

开　　本：787mm×1092mm　1/16　印张：20.75　字数：400 千字

版　　次：2014 年 9 月第 1 版　2017 年 6 月第 2 次印刷

书　　号：ISBN 978-7-5659-0933-7

定　　价：75.00 元

本书由
北京大学医学科学出版基金
资助出版

"21世纪中国医学教育改革理念创新项目"委员会会成员

编 者 名 单

主 编 柯 杨

编 者（按姓名汉语拼音排序）

毕洪然	曹德品	曹云飞	陈声宇	董 哲	管远志
郭桂芳	贺庆军	侯建林	黄 星	金必辉	柯 杨
李 颖	李 勇	李晓松	林蕙青	刘 毅	刘 宇
刘华平	刘玲玲	卢 卉	鲁映青	伦施斯	马 星
孟 黎	孟庆跃	苗 乐	朴 杰	曲 波	任晓珲
申 颖	时 瑾	孙宝志	孙宏玉	唐雪峰	陶立坚
田 蕾	宛小燕	万学红	汪 青	王红红	王维民
韦 波	闻德亮	吴健珍	奚 兴	夏修龙	肖 海
续 岩	杨立斌	杨琳丽	易延华	苑立军	曾 诚
张 阳	张海英	张俊华	张志勇	赵玉虹	朱彩蓉
左天明	左延莉				

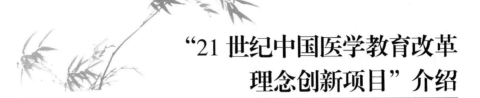

"21 世纪中国医学教育改革理念创新项目"介绍

21 世纪的到来，使医学教育面临新的挑战和机遇，全球范围内有关医学教育改革的研究与论证不断出现。其中，由来自多个国家的 20 位医学教育领袖人物组成的 21 世纪全球医学卫生人才教育专家委员会（Global Commission on Health Professional Education for 21st Century）的工作具有开拓性意义。在深入讨论与研究的基础上，该委员会撰写了《新世纪医学卫生人才培养：在相互依存的世界，为加强卫生系统而改革医学教育》报告，并于 2010 年发表在《柳叶刀》（*The Lancet*）杂志上。该报告在回顾 20 世纪医学教育改革实践的基础上，从全球化、多专业的视角，运用系统分析方法，展望未来百年的医学教育变革，提出了服务于卫生系统的医学教育改革、转化式学习和系统相互依存等新理念，对全球医学教育改革具有重要指导意义。

在 21 世纪全球医学卫生人才教育专家委员会相关工作的启发下，2011 年 5 月，经教育部林蕙青部长助理、北京大学柯杨常务副校长、美国中华医学基金会林肯·陈（Lincoln Chen）主席共同倡议，启动了"21 世纪中国医学教育改革理念创新项目"。该项目的宗旨在于开展医学教育调查与研究，对中国医学教育现状、面临的挑战及存在的问题进行系统和深入的总结与分析，结合 21 世纪中国社会经济发展特点和全球医学发展趋势，对中国医学教育的未来进行展望并探索适合中国国情的医学卫生人才培养模式。

为了保证研究质量和研究计划的顺利实施，该项目邀请韩启德院士、原卫生部陈竺部长及刘谦副部长、王陇德院士、北京大学王德炳教授、复旦大学王卫平教授、美国密西根大学约瑟夫·考勒斯（Joseph Kolars）教授等资深专家担任顾问委员会委员。同时，该项目邀请在医学教育研究领域具有一定造诣的专家学者组成了负责研究工作实施的专家委员会，由林蕙青和柯杨共同担任专家委员会主席，委员包括曹德品、管远志、郭桂芳、李晓松、鲁映青、孙宝志、陶立坚、万学红、王宪、韦波、夏修龙、曾诚、张俊华、张志勇、刘华平等。同时，还邀请曹云飞、孟庆跃、汪青、王维民、赵玉虹等担任该项目的特邀研究员。董哲担任该项目的秘书长，具体负责项目的组织与活动。项目秘书处设在北京大学医学部，项目的科研助理为侯建林，行政助理为王彦斌。

该项目自 2011 年 5 月成立，至 2014 年 5 月底完成系列报告。专家们先后专门召开筹备会、任务布置会、研究进展讨论会、统稿会、审稿会、定稿会等，在集中讨论与充分协商的基础上确定了该项目的研究范畴与主题、具体分工及研究进度安排，指导各小组研究和报告撰写工作，协调研究进展，对已经完成的报告初稿反复进行审阅修改，督促该项目各项研究任务的如期完成。

在该项目的实施过程中，得到了相关领导、专家学者和兄弟院校的热情帮助，也得到了美国中华医学基金会的大力支持。在此，我谨代表项目组所有成员对来自各方面的帮助与支持致以最诚挚的感谢！

董 哲

"21 世纪中国医学教育改革理念创新项目"委员会秘书长

2014 年 6 月于北京

前　言

　　医学教育涉及教育与卫生两个最为直接的民生问题，承担着培养医学卫生人才的重任，与人民群众的健康息息相关。在相互依存的现实世界中，医学教育不是孤立于社会发展的。在举办现代医学教育已逾百年之际，中国社会已经发生了天翻地覆的变化，并且在 21 世纪还必将经历诸多深刻变革。为了使医学教育更好地适应社会发展的变化，迎接 21 世纪以来的种种挑战，我们需要在认真回顾历史、学习先进经验的基础上创新思维，积极探索医学教育发展的新途径。在当前，医学教育涉及中国改革的两大热点与难点——教育改革与医药卫生体制改革，有诸多问题迫切需要得到研究和解决。因此，探讨我国医学教育的创新发展具有很强的现实意义。

　　自 1912 年成立第一所专门传授西方医学的国立学校至今，我国举办现代医学教育的历史已超过百年。新中国成立后，特别是改革开放以来，中国医学教育事业持续、快速发展，初步形成了多层次、多规格的教育体系，为世界上最大规模的卫生事业培养了大批合格医学卫生人才，走出了一条具有中国特色的发展之路。毫无疑问，中国在医学教育领域取得了世人瞩目的成就，已经成为医学教育大国。

　　在取得巨大成就的同时，我国的医学教育也一直面临遗留的老问题以及改革带来的新挑战。例如，在办学、学科与专业布局上缺乏科学的宏观指导与规划，某些重要专业缺失或设置不合理，地区发展不平衡。在办学质量上准入和有力的监管评估制度有待加强，规范统一的高等医学教育学制与毕业后教育还需逐步促成。在教学上脱离实际地灌输知识，教学模式、内容、方式落后。医学生能力发展不平衡，对人文关怀、团队精神、全球意识、沟通技巧等能力的培养不重视或方式效果欠佳，忽视预防、康复、服务意识的培养。过度扩大招生，人才培养与社会需求不相匹配，导致医学卫生人才短缺与失业现象并存。医学院校被并入综合性大学后，医学教育管理的科学性和效益有待提高，经费投入不足，办学条件差等。这些问题的存在，对于医学卫生人才培养的数量、质量与构成均产生了不利影响。

从整个经济社会和卫生事业的发展来看，医学教育也应该从更深、更广的层次应对挑战。医学教育的根本出发点在于最大限度地满足人民群众的健康需要。随着 21 世纪的到来，人们已深刻认识到健康决定因素的复杂性。个体健康状况受到遗传、个人行为、社会与自然环境、医疗卫生服务等因素的共同影响。因此，单纯依靠医学精英与高精尖医疗技术远远不能解决健康的全部问题。健康决定因素的复杂性对于医学教育明确提出了培养复合型人才的需求，而我国医学教育长期以来过度重视精英教育与临床专科医生培养，对基层卫生人才和各类健康相关人才的培养没有跟上时代变化的要求。伴随着社会经济的发展，我国人民生活水平与生活方式发生了很大变化，人口老龄化程度日益严重，疾病谱发生了向慢性非传染性疾病的显著转变，基层医疗卫生保健变得更加重要。广大人民群众对医疗卫生服务的需求发生了根本性变化，健康意识与维权意识明显提高，对医学生的职业精神、责任意识和交流能力提出了更高的要求。而我国医学教育长期以来注重知识灌输与技能训练、轻视终身学习能力的培养，已不能适应当今知识的爆炸式增长。科学和信息技术日新月异，为改革医学教育教学方式提供了更多的选择，也使传统的教学方法显得陈旧落伍。全球化速度不断加快，知识、人才、疾病、患者的全球化流动日趋频繁，使习惯于培养本土化人才的医学教育面临前所未有的挑战。我国医药卫生体制改革的进一步深化，也强烈呼唤医学教育发展能够与医药卫生事业发展的需求紧密结合，并在二者之间建立有效衔接的调控机制。总体而言，中国医学教育已经不能完全适应外部环境的变化，迫切需要我们重新定位医学教育的目标，及时调整医学教育的专业布局、教育模式和内容，推动医学教育的系统改革，以更好地迎接 21 世纪的诸多挑战。

在国际上，医学教育在过去一百年中先后经历了科学导向学习与问题导向学习两代革命。2010 年，由全球医学教育领袖人物所组成的 21 世纪全球医学卫生人才教育专家委员会提出了转化式学习、医学教育相互依存等创新性改革理念，倡导以系统导向学习为主要特征的第三代医学教育革命。与此相对比，我国医学教育在很大程度上还处在重视课程设置的第一代医学教育革命阶段，教育观念过于陈旧，需要我们积极学习、借鉴国际经验，奋起直追，逐步缩小与国际先进水平的差距。

为了总结既往经验，展望中国医学教育的未来，探讨和优化适合中国国情的医学教育创新发展思路与医学卫生人生培养模式，在美国中华医学基金会的大力支持下，在国内数家医学教育研究机构和二十余位医学教育专家的积极参与下，我们于2011年5月启动了"21世纪中国医学教育改革理念创新项目"，并成立了顾问委员会与专家委员会。项目的主要目标在于总结中国医学教育所取得的成就与面临的挑战、存在的问题以及可能的解决方法，在积极借鉴国际经验的基础上，提出中国医学卫生人才培养的创新思路。在该项目中，医学教育指临床医学、护理学（含助产专业）、预防医学与公共卫生、医学技术及其他医学相关专业学生的院校教育、毕业后教育和继续教育，其中院校教育为重点研究内容。研究范畴与统计口径限于中国内地31个省、自治区和直辖市，不含我国香港、澳门与台湾地区。

　　自项目启动以来，参与该项目的专家学者们开展了一系列研究活动，包括学术研讨会、抽样调查、文献评阅、定性访谈与定量分析等，获得了较为丰富的研究成果。经过为期3年的调查研究，委员会以临床医学、护理与预防医学等三个专业为研究重点，从宏观、机构与医学生等三个层次对中国医学教育进行了较为深入的分析。现在，我们将相关研究成果结集出版。当然，由于我国医学教育体系在世界上是规模最大的，面临的问题错综复杂，加上时间与精力有限，研究中肯定有一些不完善之处，恳请广大读者批评指正。

柯　杨

2014年6月于北京

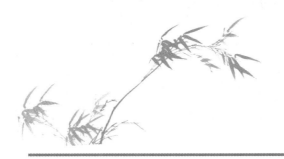

目 录

第一篇 | 21世纪中国医学教育的再定位：挑战、问题与对策

柯　杨[1]，林蕙青[2]，侯建林[1]，董　哲[1]，孙宝志[3]，
张俊华[4]，曹德品[5]，万学红[6]，曾　诚[6]，韦　波[7]，
陶立坚[8]，李晓松[6]，王维民[1]，鲁映青[9]，夏修龙[10]，
郭桂芳[1]，张志勇[11]，曹云飞[11]，管远志[12]，孟庆跃[1]，
汪　青[9]，赵玉虹[3]，刘华平[12]

（本文作者单位：1.北京大学医学部；2.中华人民共和国教育部；3.中国医科大学；4.卫生部人才交流服务中心；5.哈尔滨医科大学；6.四川大学华西医学中心；7.广西壮族自治区食品药品监督管理局；8.中南大学湘雅医学院；9.复旦大学上海医学院；10.九江学院医学部；11.广西医科大学；12.北京协和医学院）

一、概述

在医疗卫生系统中，最重要的因素是人的因素，最重要的卫生资源是卫生人力资源。医学教育承担着培养医学卫生人才的重任，在维护人民健康和生命安全，保障社会可持续发展方面具有极其重要的作用。伴随21世纪的到来，中国举办现代医学教育的历史已逾百年，逐步建成了多层次、多规格的教育体系，培养了大批高素质医学卫生人才，走出了一条具有中国特色的发展之路，已经成为医学教育大国。

进入21世纪，人类面临诸多传统的和新的健康挑战，对于医疗卫生服务提出了更高的要求。世界卫生组织在《迎接21世纪的挑战》报告中指出，21世纪的医学发展趋势已由"以治病为目的的对高科技的无限追求"转向"预防疾病与损伤，维持和提高健康水平"，具有以下三个显著特点：由治病医学转向预防保健医学；由关注人的疾病转向关注人的健康；在重视科技作用的同时，更加重视人文关怀。可以看出，21世纪的医学发展趋势与医学卫生人才培养息息相关，对于医学教育改革

具有重要的指导性作用，医学教育部门需要作出反应并进行系统性改革。

在我国，经济、社会、科技、卫生等领域与20世纪相比发生了天翻地覆的变化，在21世纪还必将经历诸多深刻变革，既会对医学教育事业发展产生深刻影响，也将带来新的挑战[1]。与此同时，我国医学教育在教育理念、管理体制与机制、资源分布、教学组织等方面还存在很多不足，导致人才培养与社会需求不完全匹配，使医药卫生事业发展缺乏坚实的人才支撑，直接影响到人民群众健康需要的满足程度。总体而言，医学教育尚不能完全适应外部环境的变化和人民群众对医疗卫生服务的更高要求，迫切需要我们重新定位医学教育的目标，在认真回顾历史、学习国际先进经验的基础上创新思维，及时调整医学教育理念与模式，积极探索和优化适合中国国情的医学教育创新发展思路，更好地迎接21世纪所带来的挑战，使我国向医学教育强国行列迈进。

1910年发表的《弗莱克斯纳报告》（*Flexner Report*）把现代科学引入医学教育课程体系之中，将医生培养分为基础医学教育和临床培训两个阶段，实现了从"学徒式培养模式"到"学术培养模式"的转变，扩展了医学人才的知识结构，提高了他们从事医疗卫生服务的执业水平与能力，为20世纪人均寿命增长一倍作出了巨大贡献。进入21世纪之后，不同国家之间以及国家内部不同地区之间出现了显著的健康差异，反映了健康发展的巨大的不平衡性。各国政府都在努力改革和发展卫生系统，以应对健康挑战，从而对21世纪的医学卫生人才提出了新要求。然而，在全球范围内，医学教育未能跟上时代步伐，不能很好地应对上述挑战。为此，由哈佛大学公共卫生学院院长胡里奥·弗伦克（Julio Frenk）和美国中华医学基金会主席林肯·陈（Lincoln Chen）领衔，由来自不同国家的20余位医学和医学教育专家组成了独立的全球医学卫生人才教育专家委员会，对医学、护理及公共卫生等领域的高等教育进行研究，并于2010年在《柳叶刀》杂志发表了题为《新世纪医学卫生人才培养：在相互依存的世界，为加强卫生系统而改革医学教育》的研究报告。该报告总结了过去100年全球医学教育改革的历程，提出了未来百年医学教育改革的愿景和行动计划，倡导转化式学习(transformative learning)和以卫生系统需求导向学习(system-based learning)为主要特征的第三代医学教育革命[2-3]。

结合国内外形势，本文对我国医学教育历史及成就进行了简要回顾与总结，提出了现阶段我国医学教育面临的挑战与问题，并就21世纪医学教育的再定位与发展提出若干对策与建议。所使用的资料主要来源于问卷调查、定性访谈、官方统计数据及相关文件、公开出版发表的专业书籍和学术论文等。

二、中国现代医学教育历史与成就

中国医学教育包括传统医学教育和西医教育两大体系。中医作为传统医学已经传承了数千年，西医在 100 余年前由美国、英国、法国、德国等西方国家传教士、医生传入中国。1835 年，美国公理会传教士 Peter Parker 在广州开设了眼科医局，随后在此基础上创建了博济医院。1866 年在博济医院内建立的南华医学校成为我国最早的西医学校，是近代中国西医教育史上的里程碑。1900—1915 年间，先后有 323 所教会医院和医学院校在我国建立。与此同时，国人自主兴办西医学教育的意识开始觉醒。1912 年，中国政府创建国立北京医学专门学校，是依靠自己力量开办的第一所专门传授西方医学的国立医学校。在此阶段，中国医学教育在举步维艰中得到发展，西方医学教育模式被逐渐接纳并步入正轨。

1949 年新中国成立之时，卫生人力资源极度匮乏。全国名义上仅有高等医学院校 44 所、中等卫生学校 228 所，还存在设备简陋、师资短缺、招生数量少等问题，难以满足人才培养的需要。为了解决上述问题，政府先后接管了公私立医学院校，大力发展医学教育。1952 年开始，中国政府对医学院校院系进行了大调整，大部分医学院校从综合性大学中独立出来，教学设备与师资队伍得到改善，招生人数与学校规模均有所扩大。新中国成立到 1978 年改革开放之前，中国医学教育深受苏联的影响，采用集中指导型管理体制，对专业设置、教学计划、教材出版、行政管理等都做了规定和统一，对于推动和规范医学教育发展具有一定积极的意义。

随着改革开放后社会经济的快速发展，政府对教育事业的投入与重视程度不断加大，医学教育事业也得到很大发展。根据教育部提供的相关数据，2012 年我国举办医学教育的院校有 590 所，其中本科院校 295 所（占 50%），专科院校 234 所（占 39.7%），分校大专班 4 所（占 0.7%），独立学院 57 所（占 9.7%）。就学校性质类别而言，在举办医学教育的院校中医药院校有 169 所（占 28.6%），综合性大学 182 所（占 30.8%），理工院校 106 所（占 18.0%），农业院校 25 所（占 4.2%），师范院校 26 所（占 4.4%）。就举办医学教育院校的行政隶属关系而言，以地方教育部门和地方非教育部门为主。其中，隶属于地方政府408所（占69.2%），民办129所（占21.9%），教育部40所（6.8%），其他中央部门7所（占1.2%）。在地理分布方面，东部举办医学教育的院校最多，为261所（占44.2%），其次是中部195所（占33.1%）和西部134所（占%22.7%）[4]。在"985"工程批准建设的39所高校中，20所设有医学院（部）；全国112所"211"高校中，36所设有医学院（部）或为独立办学的医学院校。

医学教育的专业结构也在不断变化、完善。建国初期本科专业仅有医疗、口腔、卫生和药学4种，1954年增加到7个本科专业（医疗、卫生、口腔、儿科、药学、中医、中药），此后逐步发展到1987年的9个科类57种专业、1993年的9大类37个专业，2011年最新修订的目录为11类36种专业。专业种类的发展和结构调整为满足不同时期社会对各类医学卫生人才的需求起到了积极的保证作用，但也存在过度专科化的倾向。

按学历层次划分，我国医学教育分为中专、大专、本科、研究生四种类型。其中，医学高等职业教育学校和高等专科学校主要招收三年制专科生，不授予学位。普通高等医学院校各专业分为四年制与五年制、七年制、八年制，分别授予学士、硕士、博士学位。高等医学院校的招生对象为高中毕业生，招生形式包括全国高等学校统一入学考试、高中优秀学生保送、高校自主招生、特长生和欠发达地区特殊配额等5种方式。高考是高校招生入学考试最主要的形式，考生在相同时间参加由国家组织的统一命题考试，考试成绩作为高校录取的主要依据。1984年起，允许少数德智体全面发展并在某方面有杰出才能的学生直接进入高校学习，不必参加高等学校招生考试。2003年，教育部开始批准部分高校实行自主招生考试制度，其中经批准的具有医学专业自主招生权的院校共有北京大学、复旦大学等8所。自主招生考试一般在高考之前进行，学生申请参加的方式分为"校荐"和"自荐"两种，录取人数原则上不超过年度本科招生计划总数的5%。

中国医学教育事业的持续发展，为社会培养了大量高素质的医学卫生人才，特别是新中国成立以后，医学院校毕业生人数显著增加，对于改善卫生人力资源配置发挥了巨大作用。1949年以前，中等医药学校毕业生累计仅41 437人。1928—1947年20年间，全国高等医药院校毕业生仅9 499人。1950—2010年间，普通高校和中等职业学校医学专业毕业生累计分别为389.15万人和592.08万人，年均毕业生分别为6.38万人和9.71万人。2012年，普通高校和中等职业学校医学专业在校生人数为 365.78 万人，毕业生人数为 102.73 万人，与建国之初相比增加了 27 倍以上（见图 1-1）。在建国后总人口增加两倍以上的背景下，医学专业毕业生数量的显著增加使卫生人力资源配置标准明显提高。1949—2010 年间，每千人口卫生技术人员数由 0.93 人增至 4.37 人，每千人口执业（助理）医师数由 0.67 人增至 1.79 人，每千人口注册护士数由 0.06 人增至 1.52 人，分别增加了 4.70 倍、2.67 倍和 25.33 倍。

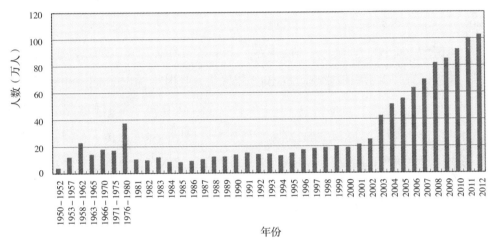

图 1-1　1950-2012 年中国医学专业毕业生人数（资料来源：《中国卫生统计提要 2012》）

在培养规模显著扩大的同时，中国医学卫生人才的培养层次也不断提高。由图 1-2 可见，1998—2012 年间低学历医学类专业毕业生所占比例有下降趋势，其中中专学历者所占比例由 65.67% 降至 51.03%，大专及以上学历者所占比例则由

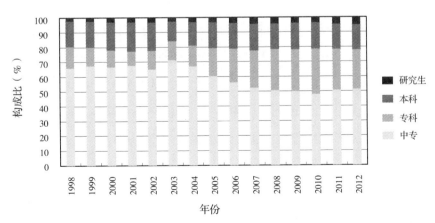

图 1-2　1998-2012 年中国不同学历医学专业毕业生构成（资料来源：教育部网站）

34.33% 升至 48.97%。同时期内，中专、大学、研究生学历医学专业毕业生增长速度分别为 10.85%、15.42% 和 19.33%。高学历医学专业毕业生的增长速度高于低学历者，也反映出人才培养的整体水平日益提高。

伴随医学教育事业的发展和卫生人力资源配置的改善，我国居民健康状况得到极大改善。出生期望寿命由 1949 年以前的约 35 岁增至 2009 年 73.06 岁，超过世界平均水平（69.41 岁）；婴儿死亡率由 1949 年以前的 200‰左右降至 2009 年 15.80‰，远低于世界平均水平（41.00‰）[5-6]。

中国医学教育和医学卫生人才队伍在过去 50 余年中还对世界其他发展中国家，特别是非洲国家产生了积极影响。自 1963 年以来，我国共向 66 个国家和地区派遣过医疗队员 2.3 万人次。目前仍有 1 100 余名医疗队员在 50 个国家和地区的 113 个医疗点从事援外医疗工作。这些医疗队员往往与受援助国家的医务人员肩并肩一起为患者提供诊治服务，通过言传身教促进了受援助国家医务人员诊疗技术水平的提高和医学卫生人才的培养。与此同时，中国自 20 世纪 80 年代以来开始接收医学门类的国外留学生，对其他国家的医学教育和人才培养也产生了积极影响。教育部公布 2013—2014 年度可以招收本科医学专业（英语授课）国外留学生的院校已达 52 所，可招收留学生达 6020 人。

三、21 世纪中国医学教育面临的外部挑战

（一）经济快速发展，居民健康意识和对医疗卫生服务的要求不断提高

1978 年实行改革开放政策以来，中国经济保持快速发展。人均国民总收入由 1990 年 330 美元升至 2010 年 4 260 美元，已由中低收入国家迈入中等收入国家行列。按购买力平价法计算，我国 2010 年人均国民总收入为 7 570 美元，超过中等收入国家平均水平（6 778 美元）。2010 年中国国内生产总值已居世界第 2 位，仅次于美国[6]。据预测，在未来几十年内中国将发展成为高收入国家，并且国内生产总值及占全球生产总值的份额将居于世界首位[7-8]。

随着经济发展和生活水平的提高，人民群众对自身健康水平的需求和期待也在日益增长，对于医疗卫生服务的要求不断提高，从简单的消除躯体疾病，逐渐延伸至人文关怀、提高生命质量等方面，要求未来的医生具有更高的职业素养[9]。医生的

核心职能不仅限于治疗疾病，还要承担医疗专家、沟通者、合作者、管理者、健康顾问、学者等多种角色[10]。这些角色所需要的能力并不是天生具备的，需要通过医学教育逐步培养形成[11-12]。由于互联网、报纸等信息获取手段的普及化，公众对于医学知识的可及性提高。医生正由医学知识的掌握者变为解释者，导致医患关系发生变化。总体而言，患者的健康意识、法律意识和自我保护意识不断增强，提高了对医疗卫生服务的要求，对医疗差错的容忍度则不断缩小[13-14]。我国注重知识灌输与技能培养、轻视责任与服务意识培养的传统医学教育模式已明显不适应人民群众需求的变化。

（二）居民卫生服务需要发生巨大变化

培养高素质医学卫生人才以满足居民卫生服务需要是举办医学教育的根本目的。伴随人民生活水平提高、生活方式变化和医疗技术发展等，我国疾病谱与死因谱发生了显著改变，以心脑血管疾病、肿瘤、糖尿病、呼吸系统疾病等为代表的慢性非传染性疾病的发病率、患病率迅速上升，成为健康的首要威胁。2008 年第四次国家卫生服务调查结果显示，居民慢性病患病率（按病例数计算）为 20.0%（其中城市 28.3%、农村 17.1%），比 2003 年增加 4.9 个百分点。原卫生部 2012 年统计数据显示，我国每 5 人中有 1 人确诊为慢性病患者，慢性病导致的死亡人数占全国总死亡人数的 85%，慢性病疾病负担占整个疾病负担的 70%，远远超过传染病和其他伤害[15]。慢性病已经成为影响我国居民健康水平提高、阻碍经济社会发展的重大公共卫生问题和社会问题。慢性病高发的原因复杂，涉及社会、经济、文化、环境等因素，缺乏锻炼、饮食结构不合理、精神压力过大等不良生活方式是主要原因之一，单纯依靠医学手段难以消除这些危险因素。对于慢性病，也往往缺乏有效治疗手段，在大型医院进行治疗并不一定能取得更好的疗效，经济有效的方法是通过基层卫生体系采用综合性治疗康复手段。

与此同时，我国人口老龄化程度不断加剧。第六次全国人口普查结果显示，2010 年 60 岁及以上人口 1.78 亿，占 13.26%，其中 65 岁及以上人口 1.19 亿，占 8.87%。在未来几十年内，老龄化水平将快速上升，每年约增加 596 万老年人口。到 2030 年，我国将成为全球人口老龄化程度最高的国家。2050 年及以后相当长的时期内，老年人口总数将超过 4 亿，所占总人口比例将达到 30% 甚至更高水平[16-17]。人口老龄化成为当代中国面临的最重要的卫生挑战之一，几乎所有专业的医护工作者都将面临越来越多的老年病人[18-20]。与其他年龄组人群相比，老年人健康状况更为脆弱，患病风险增大，并且往往多种病种并存、病程更长[21]。2003—2008 年间，我国老年人慢性病患病率由 72% 增至 79%，两周患病率由 32.1% 增至 43.2%。患有慢性病的老年人的绝对数量不断增加，预计将由 2010 年的 1.13 亿增至 2030 年的 3.12 亿。老年人失能率也呈上升趋势。2010 年末，部分失能和完全失能的老年人约 3 300 万，占老年人口的 19.0%，2030 年将增至 9 706 万[22-23]。老年人卫生服务需求与利用水平显著高于其他年龄人群，人口老龄化将导致医疗卫生服务供给总量增长，需要医学教育部门培养出更多的医疗卫生人员。此外，老年人卫生服务需求种类也日趋广泛，从医院、社区卫生服务中心等医疗卫生机构扩展到养老机构、家庭病床等。除医疗服务外，老年人对健康促进、专业化护理、家庭保健、康复、长期照顾、临终关怀和心理卫生等服务的需求不断增加[24-25]，迫切需要医学院校开展老年医学、老年护理、老年精神卫生等专业教育，加快老年卫生人力资源培养。由于年龄会改变生理与心理反应、用药效果，以及与年龄相关的慢性病、残疾和社会问题的存在，老年病人的诊断、治疗与护理更为困难与复杂，需要特殊知识、态度和技能[26]。医学教育部门需要在课程设置、教学方式、胜任力要求等方面作出安排，采取必要的应对措施以帮助医学生作好准备[27-29]。

虽然传染病发病率已大幅下降，但仍是威胁我国居民健康不可忽视的因素之一。SARS、禽流感等的暴发和艾滋病肆虐让人们不断感受到传染病的威胁与恐怖，同时也暴露出我国卫生体系与医学教育在应对突发性公共卫生事件时所存在的不足和缺陷，特别是医护人员预防意识欠缺、应急处理能力不足及高感染率等问题的存在，都提醒我们需要对医学教育进行认真全面的反思，尽快改变重临床、轻预防的倾向。

（三）健康影响因素的复杂性更加突出

伴随 21 世纪的到来，"生物医学模式"转变为"生物 - 心理 - 社会医学模式"已成为社会发展的必然结果。随着社会、经济、人口等方面的变化，影响健康的因素日益复杂，个体健康状况受到遗传、生活方式、社会与自然环境、医疗卫生服务等因素的共同影响（见图 1-3）。健康决定因素的复杂性，已远远超出了专科医疗服务所能覆盖的范畴，单纯依靠医学精英和高科技医疗技术远远不能解决健康的全部问题[10]。根据 2002 年世界卫生报告，70% 的疾病负担可以通过预防和健康教育

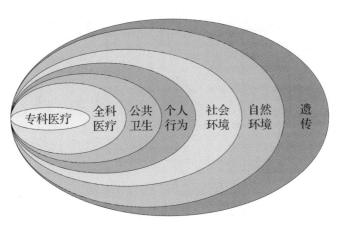

图 1-3 健康决定因素的复杂性

在基本卫生保健范畴中得到解决，而不需要昂贵的治疗服务[30]。另据研究，我国80%～90%的健康问题可以通过以全科医生为骨干的基层卫生服务队伍来解决[31]，对于以全科医生为代表的基层卫生人才培养提出了巨大需求。此外，在慢性病和老龄化时代，疾病更少能够"治愈"而更多需要"照顾"，以进入大型医院工作为目标而培养的医学生可能并不适合此类工作。此外，现代医学强调以团队方式开展医疗卫生服务、解决复杂的健康问题，医务人员需要具有出色的团队合作与管理能力才能够提供高质量的医疗保健服务。

健康决定因素的复杂性不但对于医学卫生人才综合素质与团队合作能力的要求越来越高，对于我国医学教育长期以来过度重视精英教育与专科医疗而忽视基层人才培养与全科医疗的模式提出了很大挑战，要求我们必须从健康决定因素重新审视医学教育改革，医学教育的工作重心不应局限于为大型医院培养专科医生（见图1-4）。

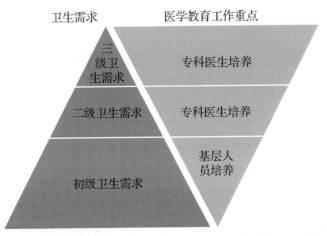

图 1-4 中国医学教育工作重点与居民卫生需求分布不相适应

当前，我国医学教育部门迫切需要重视以全科医生为代表的基层医疗卫生人才的培养工作，为基层卫生服务体系建设提供强有力的人力支撑，保证基层卫生服务的可及性与可用性。

（四）知识更新与医学技术进步日新月异

人类社会已进入知识爆炸的信息时代，医学知识累积速度日益加快，知识更新周期越来越短。每年，超过 200 万篇文章在 21 000 多种生物医学期刊上发表，并且这个数字还在以每年 4% 的速度递增[32]。医学知识加速增加与更新的趋势将进一步加大基础知识量与个人可掌握极限量之间的差距。知识爆炸时代的来临对于医学教育提出了巨大挑战，医疗卫生专业越分越细，知识耐用性也越来越低。尽管我国医学教育学制普遍比其他学科长，但面对知识爆炸的现实，所能传授的知识量仍然极其有限[33]。

科学和信息技术日新月异，对于医学教育发展具有革命性影响，也为医学教育改革提供了更多的选择[34]。以计算机和网络为核心的信息技术发展迅速，对于医学教育产生深远的影响，促使医学教育从一次性的封闭式学校教育向终身、个性化、开放式的网络教育发展；从使用统一教科书、内容相对固定和陈旧，向既要保证基础又要不断更新追踪世界科技前沿发展转变；从传统的黑板粉笔、按教科书内容进行单向灌输式课堂教学，向现代网络化、交互式教学模式转变；从单一的全日制教育，向多层次、多形式、多规格的教育转变[35-36]。这些变化在整体上有利于提高医学教育的教学质量和效益，同时对于教学组织、教师素质与能力也提出新的挑战。

伴随改革开放和国内外交流的深入，中国医学技术领域获得突飞猛进的发展，大量新技术、新材料与新方法被引入到医疗卫生实践中。基础医学从传统的人体解剖学、生理学、生物化学等向分子化微观层面推进，使得人体疾病得以用生物学的方法进行精确定位；磁共振成像、计算机层析成像等先进医疗技术和生化诊断、分子诊断指标的应用使诊断的精确性和患者依从性提高，自动化治疗手段、微创手术、器官移植、特效药物等的使用大幅提高了治疗效率与患者生存质量。新的医学成像技术、纳米技术、基因工程技术、人工器官、微电子技术等对传统的医学思维方式和工作方式提出了强烈的挑战。"技术医学"的发展显著提高了医疗的能力，但存在诊断与治疗进步不同步、高技术发展与医疗模式改变不同步等问题。同时，导致医生过分依赖医疗设备与仪器，不但容易产生"头痛医头，脚痛医脚"的弊端，而且造成医生与患者的直接交流和人文关怀越来越少。过度检查则导致患者经济负担加重，医疗费用上涨过快，成为医患冲突严重和整个社会对医疗卫生行业满意度不高的重要原因之一[9, 37-38]。同时，医学技术的进步使医疗能力的提高主要体现在以抢救和手术操作能力为主的科室，并不覆盖所有疾病，尤其那些可防需养的慢性复杂性疾病。虽然医疗仍然存在局限性，但是被人们的盲目乐观、技术至上及媒体的不恰当宣传所掩盖，反而进一步提高了人们对医疗的期望值。

在科学技术突飞猛进、知识更新周期越来越快的背景下，医学教育需要在教学观念、教育体制、教学内容、教学方式、师资培训等方面不断变革创新，才能满足社会的现实需要[36]。同时，医学教育部门既要保证充足时间为医学生传授不断增加的医学知识与技能，又要重视人文社会学课程、提高医学生人文素质，两者之间在教学内容安排、学生学习精力之间存在互斥性，矛盾比较突出，需要统筹考虑。为了适应信息时代的来临，需要加强医学生信息获取、开发和利用等信息素质的培养，还应突出医学生自我学习能力与习惯的培养，以便为毕业后的"终身学习"作好准备[39]。

（五）政府对公立医疗卫生机构投入不足，医务人员薪酬制度不合理

公立医疗卫生机构是我国卫生服务体系的主力军，也是绝大多数医学生毕业后首选的工作单位。改革开放以来，我国政府对公立医疗机构的财政支持严重不足，财政补助在公立医院总收入中所占比例不到20%[40-41]。除了机构生存发展费用外，医务人员薪酬甚至部分离退休人员费用均来源于业务收入，而运营成本则不断增加，导致公立医疗机构的主要运营目标变为追求经济回报，公益性日益弱化，其行为带有私立营利性医院的明显特征[41-43]。

薪酬激励是各种激励机制中最重要的激励手段。就医务人员个人而言，其收入与医疗机构业务收入直接挂钩，不但导致大型医院与基层医疗机构之间员工收入差距过大，而且也诱导部分医务人员在诊疗过程中片面重视经济回报，过度检查、用药等过度医疗问题盛行，加重患者经济负担，成为医患关系紧张的重要根源之一[44-49]。随着我国全民医保制度的建立和不断完善，医疗保险机构作为第三方付费者的出现有可能进一步降低医生在费用控制方面的道德约束，过度医疗问题呈现越演越烈之势。与社会其他职业相比，医务人员一般教育期限成本高、受教育程度高、工作强

度和风险大，但正当薪酬水平却明显偏低，其中护理人员和基层医务人员收入与一般体力劳动者相近甚至更低[50-52]。薪酬制度不合理不但极大影响了医务人员的工作积极性和满意度，也容易导致其对患者缺乏同情心，工作态度与医德医风欠佳，责任心不强[53-55]，而且成为离职的最重要原因之一[56-58]。

根据全国医学院校 2011 级医学生的抽样调查，收入水平是医学生在选择职业时最重要的考虑因素（见表1-1）。医务人员正当收入水平不高成为医学生转行就业的重要原因之一，造成医学教育资源的浪费。同时，大型医院收入水平高于基层医疗机构的现实也促使医学生在择业时对大型医院趋之若鹜，而对基层就业兴趣不大。

表1-1 医学本专科生职业选择中最需要考虑因素的分布（%）

	临床医学 （ *n*=4002 ）	护理学 （ *n*=2108 ）	公共卫生 （ *n*=744 ）
收入水平	54.82	65.28	64.65
职业发展前景	53.32	61.34	63.84
个人兴趣与爱好	53.52	42.22	44.76
工作稳定	34.28	39.99	31.45
专业对口	24.79	24.10	16.80
社会认可度	21.84	16.22	15.86
工作地点	13.74	15.13	14.92
对社会贡献	12.92	8.97	8.20
亲友老师等的意见	6.80	5.65	5.78
其他	0.57	0.43	0.81

注：选择职业时最需要考虑的因素可选 3 项

制度环境与氛围对个体行为与选择具有重要影响。医疗卫生行业的逐利与不规范现象有可能使医学生的道德价值观念发生根本性的转变，使医德教育的效果大打折扣，医学教育面临严峻挑战。

（六）医疗卫生人才配置不均衡，社会急需人才短缺

卫生人力资源配置中存在的问题是指引医学教育改革方向的重要因素之一。虽然我国卫生人力资源建设已取得巨大成绩，但地区、城乡与专业分布极不平衡，人才短缺与过剩现象并存。

首先，基层卫生人员严重缺乏、素质较低。据统计，医疗机构拥有全国 95.7% 的卫生技术人员，其中医院卫生技术人员占 63.9%，说明我国卫生人力资源主要集

中在医疗机构，尤其是城市大医院。全科医生的培养和使用尚处于起步阶段，数量严重不足。根据规划，到 2020 年我国至少需要 27 万 ～41 万名全科医生，然而 2010 年执业范围注册为全科医疗的执业（助理）医师仅为 13 万余名，缺口非常巨大。除数量缺乏外，基层卫生人员还呈现"二低一高"现象，即学历偏低、职称偏低、年龄偏高。2011 年社区卫生服务中心医生学历仍主要局限在大专及以下，占总数的 61.4%；职称以初级职称和中级职称为主，占总数的 89.1%。乡镇卫生院无专业学历人员比例高达 18.6%。在经济最为发达的省份之一广东省，乡村医生中大专及以上学历仅占 4.8%[59]。基层卫生人员还普遍存在知识结构老化、服务能力偏低等问题，无法胜任健康守门人的角色。

其次，卫生人员城乡与地区分布不平衡。城市卫生人力资源过剩，医学毕业生中存在就业率不高或改行就业现象，而广大农村和中西部地区缺医少药问题十分突出。2007 年，城市每千人口卫生技术人员和医生数分别为 5.35 人和 2.31 人，而农村仅分别为 2.14 和 1.17 人，前者是后者的两倍多。每所乡镇卫生院平均拥有的预防保健人员不足 2 人，每人服务 2 万人口，任务艰巨。同时，城乡卫生人力学历水平差异显著，城市以大学为主，农村以中专为主。乡镇卫生院大专及以上学历仅占 22.5%，无专业学历比例则高达 18.5%。此外，卫生人才的区域分布不均衡，东部与中西部差异显著。东部卫生技术人员中本科及以上学历者占 16.7%，高出中西部 4.5 个百分点。地区差异的状况在一定时期内还将继续存在并呈扩大趋势。

再次，公共卫生、护理队伍及老年卫生人员等社会急需的医学卫生人才数量严重不足。2005—2011 年间，全国疾控中心在职人员及卫生技术人员总数与每万人口配置数均呈逐年减少的趋势，其中每万人口在职人员及卫生技术人员数分别由 1.56 人和 1.20 人降至 1.44 人和 1.08 人。我国护理队伍一直存在人才数量的短缺情况。根据世界卫生组织 1998—2002 年间的统计，我国医护比仅为 1∶0.613，而日本、泰国、英国等国家以及中国香港地区的医护比都低于 1∶4。2000—2010 年间，每千人口中护士人数仅为 1.4 人，不但远低于英国（10.3 人）、加拿大（10.1 人）、德国（10.8 人）、澳大利亚（9.6 人）、美国（9.8 人）等发达国家，而且与巴西（6.5 人）、南非（4.1）、埃及（3.5）等发展中国家也存在较大差距[60]。老年医疗卫生工作人员缺口也极大，特别是严重缺乏老年护理人员、康复医学人才、临床药剂师、营养师、心理治疗师、临终关怀专业人员等，供求矛盾非常突出[61-63]。

（七）医患矛盾加剧

近年来，我国医患纠纷频繁发生，恶性程度不断升级。中国社会科学院 2006 年全国抽样调查显示，在影响社会和谐稳定的 12 大问题中，医患关系紧张名列榜首，成为突出的社会问题[64]。全国 73.3% 的医院出现过患者及家属殴打、威胁、辱骂医务人员的现象，59.6% 的医院发生过患者围攻、威胁院长的情况[65]。2005 年中华医院管理学会调查显示，三级甲等医院每年发生的医疗纠纷中要求赔偿的平均为 100 例，二级医院每年发生医疗纠纷要求赔偿的平均为 20 例。北京市医疗事故鉴定委员会对医疗纠纷原因的分析表明，医护人员的服务态度尤其是沟通不当，是医疗纠纷的首要原因。

另一方面，医患关系的紧张十分不利于医学生进行临床实践学习。总体而言，临床教学面临的困难不断增加，愿意作为教学资源的患者日益减少，临床教学中选择典型患者或病例的难度加大，影响教学质量，也容易导致医疗纠纷[66-67]。这些对于医学生的个人能力与心理素质提出了更高的要求。然而，目前很多医学生是家庭中备受关怀的独生子女，生活条件优越，自主意识强，自控能力、人际交往与沟通能力往往不尽如人意，在繁重学习和集体式生活中可能面临巨大压力[68]。医疗纠纷的频繁发生则使医学生对职业的未来走向感到迷惘，甚至心存畏惧。医学教育部门面临患者维权和健康意识越来越强、临床教育环境日益困难，和医学生素质有所下降的突出矛盾，迫切需要在教学模式与方法、课程设置等方面积极探索创新，以确保医学教育质量，培养出合格医学卫生人才，满足社会需求。

（八）国家医药卫生体制改革与教育体制改革不断深化

随着社会经济的发展，中国政府对教育、卫生等民生工作日益重视，并于近期内发布了一系列与医药卫生人才培养相关的文件。2009 年中共中央、国务院下发的《关于深化医药卫生体制改革的意见》中，明确提出要"加强医药卫生人才队伍建设"、"调整高等医学教育结构和规模"。2010 年，先后发布了《国家中长期人才发展规划纲要（2010—2020 年）》和《国家中长期教育改革和发展规划纲要（2010—2020 年）》，提出全民健康卫生人才保障工程等 12 个重大人才工程，强调提高质量是教育改革最核心的任务。2010 年 3 月，国家发展与改革委员会等六部委联合印发了《以全科医生为重点的基层医疗卫生队伍建设规划》,计划 2020 年通过多种途径培养 30 万名全科医生。2011 年,《国务院关于建立全科医生制度的指导意见》发布,提出 2020 年基本实现城乡每万名居民有 2～3 名合格全科医生。2011 年,原卫生部发布《医药卫生中长期人才发展规划(2011—2020 年)》,认为我国卫生人员总量虽在 2009 年已达 778 万人,但总量仍然不足。因此,提出到 2020 年卫生人员总量达到 1 255 万人,人才规模才能基本满足人民群众健康服务需求。针对新时期发展的迫切需求,特别提出加强护理人员、卫生应急、卫生监督、精神卫生、儿科医师等急需紧缺专门人才的培养。到 2020 年,注册护士达到 445 万人,专业公共卫生机构人员达到 118 万人,基层医疗卫生人员达到 465 万人,完成 10 万名高等医学院校临床医学专业毕业生全科方向的住院医师规范化培训。2012 年以来,教育部、原卫生部先后颁发了《关于实施临床医学教育综合改革的意见》《关于实施卓越医生教育培养计划的意见》《住院医师规范化培训》《全科医生规范化培养标准(试行)》等文件,对于医学教育相关领域的改革做出部署与安排。

伴随医药卫生体制改革和教育体制改革的逐步深化,我国社会对卫生人力资源需求既有增加数量和提高质量,又有调整结构,强烈呼唤医学教育能够与医药卫生事业发展的需求紧密结合。医学教育系统需要加快改革进程,在招生计划、专业设置、教育资源配置等方面做出适当调整,使所培养的医学卫生人力能够在数量、质量与种类等方面满足社会发展的需要。

四、中国医学教育存在的内部问题

(一)共性问题

1. 人才培养与社会需求不完全匹配,导致人才过剩与不足现象并存

由于缺乏科学预测和规划,医学教育专业设置及招生人数的确定存在很大的盲目性。另外,受办学拨款机制的内在激励,多数医学院校不断增加招生规模,卫生人才培养质量趋于下降。与社会需求相比较,医学卫生人才培养出现了数量不少而结构性不足的怪现象,存在过剩和短缺并存的局面。虽然普通高等学校 2010 年在校学生已超过 186 万,但相当一部分毕业生没有从事所学专业,甚至没有在医疗卫生领域就业。医学专业毕业生数和卫生人员增加数之间存在巨大差距,说明医学院

校毕业生有相当一部分没有在卫生行业就业。这种情况既浪费了宝贵的医学教育资源，又不能满足社会需求[69-70]。临床医学等传统专业招生规模过大，这种愈演愈烈的专业结构失衡造成严重的结构性失业问题[71]。某知名大学公共卫生学院2008年本科毕业生中，近1/3就职于和公共卫生毫无关系的单位[72]。在一所知名的护理学院，近60.0%的学生毕业后不愿意从事护理工作[73]。医学生择业时转行现象的存在，不但造成人才培养和医学教育资源的浪费，而且对于医学卫生人才的供给也产生不利影响。

虽然我国社会发展对于基层和农村卫生人才的培养提出了极大需求，但医学院校的工作重点在传统上主要面向城市大中型医疗卫生机构培养人才，对基层和农村卫生人才的培养重视程度还有待进一步加强。医学生毕业后意愿主要集中于大型医院就业、出国、考研等方面，普遍倾向于留在大中城市发展，绝大部分医学生不愿意下基层。根据2012年对全国34所医学院校的抽样调查，5966名应届医学毕业生对于毕业后工作地点的选择主要集中于大中城市的公立大型医疗卫生机构。临床医学、护理学和公共卫生专业毕业生倾向于选择大中城市作为工作地点的比例分别占71%、58%和85%，而倾向于到基层工作的比例均不超过3%（见图1-5）。与此同时，公立大型医疗卫生机构成为医学毕业生的首选就业单位（见表1-2）。

医学院校长期以来过度注重专科医生的培养，全科医生培养的有效机制尚待建立与完善。绝大多数医学院校没有设立全科医学教学机构，也没有相应的临床实习

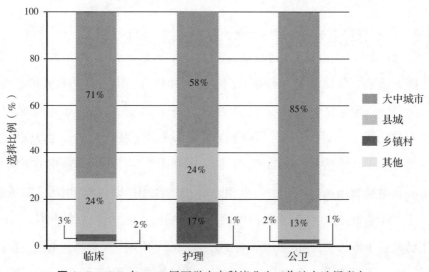

图1-5　5966名2012届医学本专科毕业生工作地点选择意向

表 1-2　2012 届医学本专科毕业生择业意向构成（%）

	临床医学 （ n=3029 ）	护理学 （ n=2216 ）	公共卫生 （ n=721 ）
公立大型医疗卫生机构	48.45	76.81	49.02
公立基层卫生机构	8.20	6.97	—
读研究生	37.68	6.01	30.11
私立机构	2.70	1.91	10.78
其他	2.97	8.30	10.09
合计	100.00	100.00	100.00

基地，全科医学师资数量和素质与实际需求有很大差距，全科医学教育发展仍然滞后[74]。此外，康复治疗、社区护理等专业人员培养缺失或招生明显不足。老年医学教育事业发展滞后，与发达国家存在巨大差距，难以应对老龄化社会所带来的严峻挑战。目前，绝大多数医学院校尚未设立老年医学教学机构，也缺乏高水平的师资队伍。只有部分医学院校在 4 年级开设老年医学选修课，但没有专门的老年病实习，绝大多数毕业生缺乏老年医学 / 护理专业知识[75]。

2. 宏观管理体制不够协调，管理力度存在不足

在医学教育领域，院校教育的主管部门为教育行政部门，毕业后教育、医疗卫生人员从业资格准入和继续教育的主管部门则为卫生行政部门。虽然两大部门对于医学教育发展与医学卫生人才培养不乏沟通与协作，但仍然存在不尽协调之处，使院校教育与正在探索建立的毕业后教育、从业资格准入之间的衔接不甚流畅。对于医学院校，我国则长期实行"宏观指导，分级管理，地方为主，条块结合"的管理模式，按医学院校所属部门和行政隶属关系进行管理，所涉及的主管部门包括国家部委、地方政府、军队武警、行业部门、民间团体等。除教育部直属和各省（市、自治区）直接管理的医学院校外，各个地市也有所属的医学院或专科学校[76]。这种管理模式虽然具有调动多方力量、多方资源举办医学教育的优势，但管理体制的条块分割导致政出多门，在医学院校办学规模、分类分层定位、专业设置、招生、学制等重要方面的宏观指导需要进一步加强。同时，不同地区间医学生的职业发展机遇与人才培养质量存在很大差异，造成了严重的公平性问题[77]。在现实中达到相同专业水平的毕业生被授予不同学位，获得同等学位的毕业生却具有不同的专业水平，造成学位授予的混乱，更带来与毕业后教育的衔接困难[78]。不同修业年限、学历、

学位的毕业生，只要通过全国执业医师资格考试就具备行医资格，都可以成为专科医生并晋升相同的专业职称，也导致人才培养和专业技术职称管理混乱[79]。

在医学教育资源配置方面，政府相关部门出台了诸多文件、标准，就医学院校师资、建筑面积、教学设备、图书藏量等基本办学条件提出一系列要求，然而执行与落实力度存在较大不足，存在"重标准制定、轻监督管理"现象，对于未达到合格标准的院校缺乏监督和整改手段，造成医学教育资源实际配置标准普遍下滑，严重影响教育质量。

3. 扩招导致师资队伍和教学资源不足

1999 年我国实施高等教育扩大招生政策之后，医学院校招生规模也迅速增加。随着教育的市场化发展，很多医学院校为了追逐经济利益出现盲目扩招现象[80]。1998—2001 年间，普通高校医学专业招生年增长速度高达 36.44%，其中 1999 年招生人数较前一年增加了 44.15%，增长速度达到最高值。2002 年，教育部提出高校扩招进入调整期，要求招生年增长率控制在 5% ~ 10%。然而，2002—2005 年间普通高校医学专业招生增长速度均超过 15%，其中 2003 年达到 24.79%。2006 年以来，扩招现象有所缓解，增长速度徘徊在 10% 左右，个别年份还出现了负增长（见图 1-6）。总体而言，1998—2010 年间全国普通高校医学专业招生数平均增长速度为 17.74%，2010 招生人数和在校生人数分别达到 53.36 万人和 186.47 万人，分别是 1998 年的 7.10 倍和 6.58 倍[5]。实施扩招政策后，新生入学标准降低，录取学生

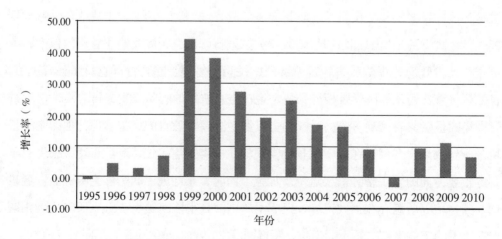

图 1-6　普通高校医学专业招生年增长率变化情况

的学习能力、自我控制和自我调节能力在总体上有所下降，学生受关注程度也下降，导致部分学生难以适应医学教育繁重的学习任务和严格训练，在客观上为保证医学教育质量制造了困难。

除招生总量增速过快外，我国医学教育招生还存在结构性问题。在医学教育各专业中，临床医学专业的培养对象为治病救人的临床医生，尤其需要实行精英教育。一般而言，普通医学院校教育质量与重点院校相比有一定差距，应适当控制临床医学专业的招生规模。然而，实际情况与上述预期正好相反。据调查，2001—2011年间，"211"院校临床医学专业平均招生人数呈明显下降趋势，由405人降至284人；同期内，非"211"院校招生人数呈明显上升趋势，由313人增至434人（见图1-7）。此种情况在部属院校和地方院校之间同样存在。除校均招生数量较多外，普通院校的数量也远超重点院校，说明临床医学专业过度招生主要是由于普通院校扩招造成的，对我国临床医学整体教育质量产生不利影响。

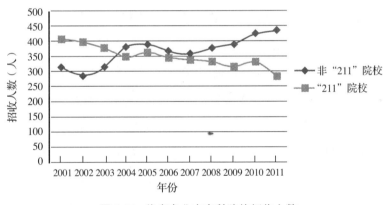

图1-7 临床专业本专科院均招收人数

部分医学院校招生规模不断扩大，但基础教学设施、临床实践基地、师资队伍建设等未能同步跟上，导致了教学质量的严重滑坡。扩招后生均教育资源占有量有了较大幅度的下降，相对匮乏的教育资源难以与不断扩张的办学规模相匹配。以普通高院校医学类在校生人数和专任教师数为基础计算，生师比不断增长，1998年为7.9：1，2012年增至20.0：1。同期内，校均在校生人数由1597人，增至3566人（见图1-8）。由于学生数量多，师资队伍有限，在理论课教学时往往多个班级学生一起上，很难保障教学质量。同时，实验条件差、设备与课时少，教学基地建设滞后。普遍

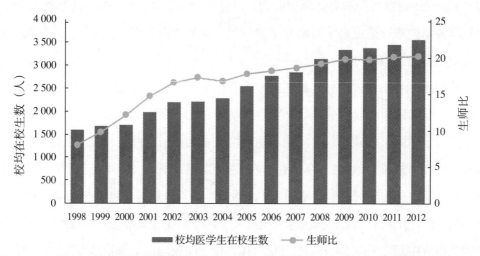

图1-8　1998-2012年普通高校校均医学在校生数及生师比（资料来源：中华人民共和国教育部）

存在重视理论教学、忽视实践课教学现象[70, 81-82]。学生数量的快速增长也导致教师超负荷工作，正常进修和培训受到影响。扩招还造成学生后勤管理压力骤增，学生公寓超员、教室紧张、食堂拥挤、运动场地受限、水电供应不足等问题渐趋严重。

4. 医学教育资源地区分布不均衡，办学投入仍然不足

我国医学院校的经费来源通常包括财政性教育经费、教育事业收入、社会捐赠经费及其他教育经费。我国高等教育管理体制实行中央和地方两级政府分级管理，以省级政府统筹为主的模式。由于全国各地区的经济和社会发展不平衡，使得地区之间不同级别政府管理的高校存在投入差距[83]。76所教育部直属院校的经费来源以政府拨款为主，占50%，学杂费仅占30%；而地方院校，尤其是经济欠发达地区的院校，经费来源以学杂费为主[84]。中央财政从2008年开始，将中央部委所属高校医学本科生的生均拨款标准提高到1.15万元，中央财政在安排有关专项资金时对中央部委所属高校的医学教育予以倾斜。地方政府对地方医学院校的拨款标准大多与理科院校同等对待或低于理科院校，并未充分考虑医学教育的特殊性。根据教育部有关部门2005年对14省医学教育经费投入情况的调查，生均拨款平均0.5万元，部分院校不足0.5万元，个别院校不足0.3万元。由于对医学教育成本高的特点认识不足，外部投入与实际需求之间相差较大，导致部分教学手段和措施不到位，一些教学环节被简化甚至被省略，并制约学科建设与发展。此外，由于拨款和投入机制的作用，投入不足刺激招生规模增长，又造成新的资源不足，形成恶性循环。

作为保证教育质量的重要指标，生师比过大会造成教师超负荷工作和相对短缺现象。根据 2009 年河北省 6 所独立设置高等医学院校的调查，有 4 所院校生师比未达到合格标准，其中 2 所院校聘请校外教师数超过了专任教师的 1/4，1 所学校在聘请校外教师超标的情况下生师比仍未达到合格标准。此外，4 所院校生均教学行政用房面积和 3 所院校生均宿舍面积未达到合格标准。4 所院校生均图书馆藏书量和 3 所院校生均年进书量未达到合格标准[85]。在新疆全部 5 所高等医学院校中，2009 年生师比仅 1 所院校符合要求，各校普遍存在教师匮乏状况。按照教师中拥有硕士学历者在本科和高职高专院校分别不低于 30% 和 15% 的要求，仅 2 所院校达标，且 5 所学校均有大专或中专学历教师。就教师中具有高级职称者所占比例而言，5 所院校中有 2 所未达标[86]。

不同地区间医学教育资源和发展水平不均衡。从院校设置看，地区经济越发达，举办医学教育的院校数越多。东部地区医学院校最多，占全国的 43.7%，中部、西部分别占 32.4% 和 23.9%。全国目前共有 171 所能培养临床医学本科学生的院校（不包括军队院校），其中东部地区每千万人口拥有 1.38 所，中部为 1.32 所，西部仅为 1.07 所。从培养规模看，东部地区医学本科生年培养量为每万人口 6.6 人，中部为 5.4 人，西部为 5.0 人。从培养层次看，东部地区培养了全国近一半的医学本科生，而西部地区以培养医学专科生为主，其医学本科在校生数量占全国的比例从 2000 年的 25.8% 下降至 2010 年的 23.8%。

5. 规范统一、有质量保证的毕业后教育体系尚有待完善

在医学教育三个阶段中，毕业后医学教育承上启下，是提高医生临床素质、培养独立工作能力的重要阶段。目前，我国毕业后医学教育主要有住院医师规范化培训、全科医师规范化培训以及近几年开展的专科医师培训等几种形式。受各方面原因影响，我国毕业后医学教育起步较晚，与院校教育脱节严重，是医学教育三个阶段中最为薄弱的一环。缺乏经费保障、不合理的人事制度等因素严重制约着毕业后教育的开展。政府部门，特别是中央政府部门，对于毕业后教育尚未建立规范的投入机制。医疗卫生机构缺乏开展毕业后教育的专项经费保障，导致培训基地建设、培训项目开展、师资队伍建设等发展缓慢。参加培训的年轻学员，特别是没有工作单位的"社会化学员"，收入较低、待遇差、社会保障得不到落实。上述情况的存在，使得刚毕业的医学生缺乏参加毕业后培训的兴趣和动力，多选择去攻读更高的学历。

此外，现行毕业后教育缺乏统一的培训与评价考核标准，评估机制不完善，临床技能考核流于形式现象严重，培训质量无法保证[87]。以上问题虽然已被相关方面广泛认识到并尝试解决，但是统一规范、合理可行的制度建设仍需时日。

6.教学理念、模式、方法和课程设置、教学评价需要改进

在教学方法方面，以教师为中心、课堂讲授为主的方法存在很大弊端，学生仅是大量知识与信息的被动接受者，也限制了学生的创新思维。欧美发达国家早已纷纷摒弃此种教学方法，探索使用更为先进的方式。然而，我国医学教育仍主要采用教师课堂集中讲授、学生被动学习的陈旧教学方式，不少教师更采取灌输式和填鸭式方法，脱离实际灌输大量知识，培养出来的是应试式学生，缺乏自主学习、批判性思维及创新能力，出现高分低能现象[88-89]。在PBL教学（problem-based learning）、模拟教学等先进教学模式引进方面，我国还有大量工作要做。据2009年对23所医学院校教学管理人员及教师的调查显示，93.6%的被调查者认为需要适当引入PBL教学方法。但现实中，我国PBL教学仍属起步阶段，至今没有在全国范围全面铺开。模拟教学作为现代医学教育的主流，我国虽有少数院校建立了医学模拟教学设施，但是在教育投入、政策环境等方面还缺乏支持，也缺乏明确的指导思想和成功模式。科学技术的进步和信息化时代的到来为医学教育提供了现代化教学技术与手段。然而，我国医学教育在相关软硬件建设、师资培训等关键环节存在不足，在应用远程教学、模拟仿真教学、网络信息交互式平台、移动学习平台等先进教学手段方面还存在较大差距[90-92]。

课程设置不合理，并且更新不及时。部分课程内容忽视了当前我国居民健康状况、健康威胁及医疗卫生保健需要的实际变化情况，课程更新严重滞后。此外，课程设置未能适应医学模式的转变，过于强调生物医学知识的传授。已为国际医学教育界所广泛接受的一个观点是，仅为医务人员提供生物医学训练远远不能满足现实需要[93]。如果医生仅仅接受了生物医学训练，而在健康的社会、经济、行为、环境等影响因素方面训练不足，其诊疗行为可能仅限于生物技术方面。

然而，长期以来，我国医学教育课程体系依然主要基于生物医学模式，采取"以疾病诊治为中心"的医学教育理念和培养模式，过于关注疾病治疗，偏重自然科学和专业知识教育，对于健康影响因素复杂性的重视程度不够，医学生能力培养不全面，忽视预防、康复、服务意识的培养。很多医学生对国家医疗卫生体制几乎完全

不了解，更谈不上对问题的理解。

总之，医疗教学内容与社会实际需求不相适应[94-95]。在总学时数方面，医学基础课所占比重大，人文社会类课程所占比重过低，与发达国家存在较大差距。人文社会类课程内容也存在明显不足，课程设置的随意性较强，规范性差，缺乏科学论证[96-98]。调查显示，大约 90% 的教师认为我国医学教育课程体系中应加强社会人文素质教育内容[99]。由于医学教育中人文社会素质教育薄弱，医学院校及医学生中普遍存在重专业知识、轻人文素质教育的错误倾向，导致医学生在人性关怀、团队精神、沟通技巧等方面的素质或能力培养不足，全人成长薄弱，不利于提高医疗服务质量和形成和谐的医患关系，甚至引发医患冲突[100-102]。

教学评价是教学活动不可分割的一部分，对于学生成长和发展具有重要的导向作用。我国现有的教学评价体系存在诸多问题，对于医学生能力培养与教学产生不利影响。首先，评价方式单一。长期依赖于终结性评价方式，只重视对学习结果的评价，忽视了对学习过程的评价，造成学生中存在应付考试的短期行为。其次，评价内容不合理。过于重视书本知识掌握程度的评价，忽视分析解决问题能力、职业态度、创新精神、沟通能力与综合素质等的评价，导致学生死记硬背书本知识。最后，评价方法落后。过于注重纸笔闭卷考试、理论考试与教师对学生的评价，口试、学生间评价和实践能力考察少[103-104]。

总体而言，一次性终结期闭卷笔试的考试方式仍然在医学院校教学评价中占据统治地位，不但无法准确诊断教与学两方面存在的问题，而且难以全面地评价医学生知识、能力与素质，不利于医学教育目标的实现。我国医学教育界还需要进一步学习借鉴形成性评价[105-106]、客观结构化临床考试（objective structured clinical examination, OSCE）[107-108]、标准化患者（standardized patient, SP）[109-110] 等评价理念与方法，以不断完善评价体系和内容，促进教学质量的提高。

7. 综合性大学对于医学教育的管理模式有待完善

1990—2013 年间，全国涉及医学院校的合并共有 76 次，合并各级各类医学院校 98 所，其中原卫生部 11 所直属重点医科大学有 9 所并入综合性大学。医学院校合并为医学教育的跨越式发展提供了可能。然而，医学教育与理工科教育间存在很大差异，具有独特特点。如果院校合并后，不遵循医学教育的独特规律，有可能对于其发展产生不利影响[111]。第一，院校合并后医学教育的管理模式尚未理顺，对于不同模式的优缺点需要认真研究总结，以避免不合理管理模式损害医学教育的发展。第二，医学教育课程多、总课时量大、学制长。部分院校为了加强统一管理，沿用理工科管理办法和经验来规划医学教育，提出降低医学教育总学时以逐步与理工科学制、学时并轨的观点，有违医学教育规律[112-113]。第三，医学教育实践性强，必须有较高水平的附属医院和教学基地[114]。然而，部分医学院校在合校后，对于附属医院缺乏人事、经济等方面管理权限，出现附属医院不"附属"的现象，严重影响了医学生见习实习及教学改革的开展。第四，医学教育属于精英教育，在设定生师比、科研编制时不能按普通高等教育同样标准划定。如果采取不合理的统一定编制度，有可能产生不利影响[115]。第五，由于医学实验与实践消耗材料较贵，医学教育办学成本高、教学投入大。在国外综合性大学中，医学院经费占学校总经费的比例相当高。然而，目前我国绝大多数综合性大学还没有做到对医学教育的高投入，部分医学院经费甚至比合并前减少1/3左右[116-117]。总体而言，医学院校并入综合性大学后，存在受重视程度下降、资源配置不合理和投入不足、管理模式与理念不当等问题。部分医学院甚至被边缘化，无人事、经济、招生自主权，导致生源质量下降，第一志愿报考者锐减，出现教学质量下滑等令人担忧的现象[118]。根据对全国医学院校2011级医学生的抽样调查，实行统一招生代码的综合性大学临床医学专业本科生中非第一志愿录取比例高达16.60%，显著高于实行单独招生代码的综合性大学医学部和单独设置医学院校，而志愿不坚定是学习效果差、毕业后不从医的重要因素。

（二）临床医学教育存在的主要问题

1. 学制学位管理欠规范，设置不合理

我国临床医学教育中存在三年至八年等多种学制，人才培养规格过于复杂。其中，三年制医学生的培养内容高度简化，学生知识结构狭窄，严重缺乏人文社会科学以及其他自然科学基本素养，必然对提高医疗技术水平和医疗服务质量产生不利影响。就五年制本科生而言，扩招问题严重，导致医学教育质量下滑。始于1988年的七年制临床医学教育，近年来办学规模也迅速扩大，开办院校由最初的15所发展至超过50所，年招生人数也由数百人增至近万人，造成生源质量参差不齐、生均教学资源下降，对教学质量产生不利影响[119]。目前，12所院校设立了八年制临床医学专业，目的在于培养授予博士学位的高素质临床医学人才。然而，部分院校

八年制课程设置存在基础理论课程过多、临床技能训练课程偏少的问题。个别院校对临床技能培训重视不够，资金投入不足，缺乏教学场地和必要设施。因此，八年制临床医学教育体制迫切需要加以规范，改进培养模式和培养目标[120-121]。部分七年制和八年制培养模式还缺乏与其他专业的兼容性，不利于学生的合理流出或流入。此外，在学位管理方面需要不断完善。虽然建立了专业学位（应用型）和科学学位（学术型）制度，但缺乏操作层面的具体目标与规章，对不同类型学位培养目标的理解不一，培养单位与用人单位对学位所反映职业资格的认知也不一致，两种学位体系的分化在部分院校也不清晰[122]。

2. 基础与临床脱节，理论与实践脱节，实践能力不强

长期以来，我国临床医学教育一直采用从苏联引进的基础课程学习、临床课程学习和医院实习三段分离式教学模式，造成临床医学生在理论与临床相结合及临床思维、实际工作能力方面都存在一定的差距，存在很大弊端。首先，基础医学理论学习过于集中，与临床医学脱节。学生要在一至两年的时间内学习所有的基础医学理论课程，负担过重。在此阶段又往往不能接触临床实际工作，只能抽象地学习理论知识，造成理论学习与临床实践脱节，影响了实践能力的培养。社会人文科学教育主要限制在医预阶段。这种方式也把理论与实践割裂开来，减少了医学生在诊治患者时所能感知到的社会人文科学训练的相关性。

其次，临床教学体制不够完善。长期以来，临床教学基地所需要的费用主要由教学基地和派送单位自筹解决，缺乏政府经费支持。教学基地普遍面临管理体制机制不顺、带教教师积极性不高且水平参差不齐、教学设备不完善、医学生规范性操作训练不够等各种困难，导致教学和实习效果不够理想[79]。急剧扩招的医学生人数使本来就薄弱的教学基地更显不足。目前，部分医学院校尝试在低年级开设临床医学导论、早期接触临床、后期临床回归基础，或者尝试问题、病例或器官系统为中心的教学方式等。对于这些经验需要尽快总结推广，以促进基础与临床、书本与实践的有效衔接。

3. 临床教学基地单一，主要为三级医院

我国临床医学教育中存在一个普遍性问题，即实习教学场所主要局限在大型医院，理论课程和实践内容均侧重于三级医疗环境下诊疗技能的培养，重视专科和疑难危重病的实习，基本不涉及基层医疗卫生服务内容[123]。造成我国临床医学专业的

出发点主要在于为大型医院培养专科医生。然而，由于大型医疗卫生机构在人员聘用方面已趋饱和，给予医学毕业生的就业机会越来越少。如果医学毕业生不能到大型医疗卫生机构工作，而医学教育又没有为他们进入基层医疗卫生机构工作的作好准备，加重了毕业生就业率低和基层医疗卫生机构人才缺乏的双重问题[124]。

4. 公共卫生与预防医学教育未得到足够重视

近年来，国内外专家学者均强烈建议加强临床医学与公共卫生的整合。作为未来的第一线医务人员，临床医学生的疾病预防知识与应对能力对于成功处置突发性公共卫生事件至关重要。不论是为了提供医疗服务质量，还是确保患者与医护人员的安全，任何专科的医生都需要掌握一定的公共卫生与预防医学知识。因此，对医学生开展群体健康、疾病预防等知识的教育十分必要[125-126]。在基层卫生人员的培养中，更需要重视临床医学教育与公共卫生与预防医学教育的有机整合。

受传统生物医学模式的影响，我国临床医学教育中教学双方对公共卫生与预防医学知识的学习不够重视。部分院校将针对临床医学生的公共卫生课程列为选修课，也不安排相应的见习或实习。某院校250名临床医学本科生调查显示，53.8%的被调查者所接受的公共卫生课程为建议选修课程或任选课程。92%的被调查者没有参加过公共卫生方面的社会实践[127]。此外，公共卫生课程的学时数偏少，在课程结构中的所占比例平均约为3%，并且与基础和临床学科严重脱节[128]。更为严重的是，我国尚没有一套针对临床医学生的预防医学教材，现有教材所涉及的卫生学知识过于简略，与临床联系不够紧密。教材内容的更新往往也不能与时俱进，有关传染病的章节被大幅度删减，缺乏新发传染病的专门章节和针对突发性公共卫生事件的培训内容。据调查，近一半的医学生和医生对所使用的公共卫生教材不满意，同时认为大学期间学习的公共卫生与预防医学知识不能满足实际需要或与实际工作需要相差太远[129]。由于预防战略思想没有贯穿于临床医学教育过程中，公共卫生教育在临床医学教学中未发挥应有的作用，临床医学生预防意识不强，在传染病学、群体健康等方面所受教育不足，导致临床医生专业技能狭隘，对疾病的认识主要集中在器官和分子水平，只关心个体疾病的诊断治疗，缺乏群体健康意识和疾病预防、健康促进等观念和知识，在考虑疾病防治辩证关系、促进人群健康、处理突发公共卫生事件等方面的能力欠缺[130-134]。同时，医务人员普遍对传染病和相关卫生法律法规了解不足，疫情报告不准确不及时、消毒隔离措施不规范等情况时有发生[135]。

（三）公共卫生教育存在的问题

1.教育模式落后，人才培养不能完全满足岗位需求

近年来，一系列突发公共卫生问题使公共卫生与疾病预防工作得到前所未有的重视，公共卫生机构迫切需要大量具有现场处置、社会动员、检验检测、公共卫生社会活动等能力的高素质专业人才，对于公共卫生教育提出了更高的要求。然而，我国公共卫生教育模式与课程设置已不能完全适应现代社会对公共卫生人才培养的需要。

我国系统的公共卫生教育始于建国后，其教学思想、办学理念、教学方法均受前苏联教育模式的深刻影响。培养框架一直没有发生实质性改变，即三段式教育——生物医学基础、临床、预防医学与公共卫生。随着健康转型以及人口和经济社会转型，课程设置和教学内容落后，难以反映公共卫生的需求变化。公共卫生教育体系需要具有很强的时代性，应与宏观经济社会发展、主要健康问题、健康决定因素、公共卫生政策和体系等相衔接。然而，我国公共卫生教材和教学方法存在更新不及时、内容陈旧、针对性不强等问题。虽然我国疾病谱已经发生较大变化，但是目前一些课程内容还侧重于老的疾病谱，对新发疾病的威胁关注不够[136]。在现有公共卫生教学模式和内容培养下，学生知识面较窄、适应能力差，所学知识的实用性和实践性差，面对复杂的群体健康问题和公共卫生事件无从下手，现场处置能力不强，难以满足社会对合格公共卫生人才的迫切需求。

2.实践教学环节薄弱

公共卫生教育需要良好的实验和现场条件，需要较大投入。然而，由于长期投入不足，我国绝大多数公共卫生学院（系）的办学条件较差，特别是实验教学、实践教学的条件较落后。主要体现在实验室设施落后、预防医学课程实验学时数少或不能开设相应实验；预防医学教学基地不易建立或不稳定，教学基地设施落后、师资薄弱，有很多院校没有预防医学实践或用社会实践、课外实践等方式取代。尤其是缺乏经费保障，使预防医学实践教学环节受到较大冲击[128]。

3.过度重视生物医学知识的传授

公共卫生教育中也存在重医疗、轻预防的现象。就课程设置而言，未能适应医学模式的转变，过度强调生物医学知识和实验室技术。部分院校预防医学课程所占比重过低,基础医学和临床医学所占比重过高。教学内容中医学专业知识过深、过专、注重分子生物学等前沿技术和实验室工作,对公共卫生所需要的人文社会科学知识和技能,如人际沟通、管理、问题或资料分析、归纳总结等方面能力缺乏培养和训练,特别是缺乏突发公共卫生事件现场处置能力的训练[137]。

4.师资队伍构成不尽合理,教师缺乏实践工作经验

公共卫生与预防医学专业的教师大部分为学术型,从大学毕业后到大学任教,脱离公共卫生一线工作,缺乏在疾病预防控制中心、卫生监督所等公共卫生机构的实践工作经验和进修经历,对公共卫生的实际工作了解不够,很难满足培养高水平公共卫生医师的需要[138-139]。在封闭式办学模式下,公共卫生教学与公共卫生机构之间的合作不够紧密,医学院校缺乏聘请公共卫生机构专家担任兼职、客座教师的机制。师资队伍构成的不合理导致理论教学与公共卫生实践相差太远,学生难以有机会了解公共卫生一线工作的实际状况及能力需求,对于公共卫生事件的认知与现场处理能力不强。

5.目前体制难以满足公共卫生与预防医学人才需求和培养的多元化

与医学、药学和护理等学科相比,对公共卫生和预防医学人才需求越来越多样化。从就业渠道来看,疾病预防控制中心已经不是就业的主渠道,其他类型的医疗卫生机构(医院、妇幼保健机构等)、卫生行政管理部门、公共卫生与预防医学研究和教育机构、卫生相关企业等,吸纳了大批公共卫生与预防医学专业毕业生。社会对公共卫生需求的多元化,为公共卫生与预防医学教育机构应当培养什么能力的人才提出了挑战。此外,我国公共卫生与预防医学办学层次丰富,各个机构办学历史不同、水平有别、环境不一,其办学宗旨和人才培养目标也有差异。对人才培养定位的差异性决定了对人才能力不同的要求。公共卫生与预防医学教育改革需要明确这种差异,提高改革的针对性。

(四)护理教育存在的问题

中国的护理人才培养已经有百年历史。近30年来通过改革开放等不懈努力,已经建设了中专大专,本科和研究生各层次的教育体系和规模。国务院学位办2011年2月最新修订的学科目录中已将护理学列为一级学科(代码1011),为护理学科的发展带来了机遇和挑战。

1. 学科发展的顶层设计尚需完善

作为一级学科的护理学，如何在新形势下定义护理学科的属性和定位，如何合理构建适合我国国情的护理学科体系是我国护理界目前面临的最重大的课题。

（1）护理学科体系建设尚不完善：学科定位和学科体系构建关系到人才培养的规划、目标、质量、效益和学科发展。经过30年的飞速发展，我国的护理教育层次有了快速的提升，临床实践水平有了很大提高，但是对护理学科的知识体系形成来源及特点的研究非常少，缺乏对护理学的定位，其内在逻辑体系和理论，学科的范围和各二级、三级学科构成，与其他医学学科体系的联系与区别等方面的研究。多年来指导学术研究、教学和临床实践的护理理论框架多借鉴西方的护理理论家的工作，我国需要开展能揭示护理本质的研究，发展出适应中国文化和社会发展需求的护理学理论和方法。

（2）护理学科发展资源匮乏：护理学的研究对象是人，研究重点是通过护理干预手段解决人的健康问题。护理科学研究对促进护理学科发展，提高临床护理质量，保证病人的舒适与安全有着重要的作用，但是目前护理学科发展的资源严重不足，影响护理科研的开展和学科建设，具体体现在缺乏课题和成果申报渠道上。国家、省部级各类科研基金项目指南中均未列护理学类。护理学者只好在医学科学门类下各类项目指南中其他医学下属一级学科中申报课题，为满足申报要求，在选题上尽量靠近其他学科的要求，在研究目的、内容和方法上与护理学研究相去甚远。在科研成果申报的问题上也存在同样的问题，各类成果申报指南中缺乏护理类，评审过程中护理学专业人员参与机会少。课题立项和成果申报困难导致护理专业获取资源的机会不均等，影响学科的发展。

（3）护理学学位授予名称未体现护理职业特征：虽然护理学科已经成为一级学科，但是在学位授予名称上未体现一级学科地位，无法体现护理专业的职业特征。护理专业毕业生仍然被授予医学士/理学士、医学硕士和医学博士学位的学位名称。这将影响护理学科各层次人才的合理使用，护理专业认同感，队伍稳定，和护理学术和人才的国际交流。建议在学位设置上重视体现职业特征，借鉴目前国际做法，增加独立的护理学科学位授予系列，授予护理专业毕业生护理学学士、护理学硕士、护理学博士学位。

2.教育规划和管理需进一步完善

（1）教育层次偏低：近年来，我国护理人员中具有高等教育学历者比例明显增加，但中专层次仍占较大比例。2012年，全国注册护士中具有中专及以下学历者占39%，具有大专及以上学历者占60.9%，其中本科及以上仅占12.5%[140]。美国、澳大利亚、日本、法国注册护士的起始学历均为大专及以上[141-142]，而我国护理人员学历结构与发达国家仍存在较大差距。受历史原因的影响，1950年我国护理教育全部改为中专，直到1980年前后才恢复本专科教育，1992年和2004年分别开始护理学硕士、博士研究生教育[143]。由于护理教育的基础薄弱，我国高层次护理人才培养力度不足，教育层次偏低。2007年全国护理本科和大专共招生11.3万名，但中专招生27.8万名，所占比例高达71%[144]。从河南省2011年护理专业的招生情况看，中等护理教育培养人数仍占总数的79.59%[145]。随着生活水平提高和护理技术的发展，社会对护理人员素质的要求也相应提高，护士的专业角色在不断扩展，除基本的健康照顾活动的提供者外，还承担着健康教育者、咨询者、管理者、多学科合作的协调者和患者代言人的责任。中等护理教育培养的人才已不能满足社会需要，护理人员的整体学历水平需要提高。

（2）学制学位管理欠规范：在学制学位管理方面，专科教育两年制和三年制并存，本科教育四年制和五年制并存[143,146]。根据《中国高等医学教育课程指南》，四年制本科毕业生授予理学学士学位，五年制本科毕业生授予医学学士学位，但现实中个别院校存在四年制护理本科毕业生授予医学学士学位的情况[147]。同时，在护理学专业硕士和博士研究生教育的招生考试、培养方向、培养类型与学位授予等方面也存在混乱局面[140]。上述不规范的状况不但影响学生毕业后的培养和发展，而且对于护理学科的长足进步和持续发展产生不利影响。

（3）专业无分化：在护理教育方面，我国一直以培养普通临床护理人才为主，没有专业方向的区分。护生需要学习各个专科的知识，没有在某个专业领域形成自己的优势技能。手术室、急诊室、ICU、肿瘤科、妇产科等临床专科护士的培养主要依赖于临床[141]。本科和卫生职业学校护理专业教育中也未开设专门的老年护理专业，缺乏对老年护理专门人才的培养[148-149]。2011年，护理学成为一级学科，专科化必将成为护理教育发展的趋势，但目前二级学科尚未确定，研究生培养中专业分化也不明确，护理特色专业不突出。

（4）层级培养目标不明确，培养模式缺乏连续性：我国尚缺乏与不同教育层次相对应的护士岗位的明确界定，各教育层次培养目标不够明确，岗位胜任力要求及专业发展路径也不够清晰。虽然护理学本、专科学位是培养能够解决临床实践基本护理问题的通用型实践人才，护理学硕士学位是培养能够解决临床实践中复杂护理问题的专科型实践人才，但在培养目标上还缺乏进阶性的明确表述。上述情况直接影响高等护理人才的合理使用，继而影响本科以上护理毕业生专业认同感和专业角色的发挥。近年来，中华护理学会带领部分医院积极开展护士分级使用的尝试，但是还没有形成合理可行的体系。临床专科护士、社区护士等岗位的设置仍不明确，专业发展方向和阶梯还没有建立。

3. 护理教育整体发展滞后

我国传统的护理教育建立在功能制护理的基础之上，导致护理人员的知识结构具有明显缺陷[150]。随着医学模式转变和护理学的不断发展，护理模式由以疾病为中心的功能制护理，转变为以患者为中心的整体护理，而目前广泛认同是以人的健康为中心的护理模式。这种转变赋予了护理职能新的内涵，护理工作内容从对患者的护理扩展到对健康的维护和促进，从个人辐射到群体，从医院延伸到社区和家庭[151-152]。护理人员需要对服务对象提供系统全面的整体护理，对护理人员的文化水平、专业实践能力、沟通技巧、责任心及职业道德等方面都提出了更高的要求，使护理教育面临新的挑战[153]。

尽管整体护理的概念自1980年就引入我国，但在护理教育中发展缓慢。绝大多数护理院校的教学内容仍停留在生物学层面，以学科为中心[154]。基础护理教学内容仍沿袭传统模式，单一讲解护理技术操作，与护理程序在课程和内容设置上相互脱节，对整体护理体系的完整性和整体护理临床教育的开展产生不利影响。同时，临床护理教育与临床实习脱节，阻碍整体护理教育体系的健康发展。教学内容与临床护理的实际情况不相适应，部分科室尚未开展整体护理或尚未规范地开展整体护理，致使护生不能按照护理程序的思维方式进行实习，影响实习效果。同时，大多数基础护理教师是在功能制护理教育模式下培养的，整体护理基础知识不扎实，缺乏相关临床经验，难以胜任整体护理理论的基础护理教学[155]。

4. 师资队伍和临床教学基地建设有待进一步加强

护理教育的师资力量相对薄弱，教师学历层次偏低，拥有中专学历者仍有一定的比例，高学历护理教师缺乏。专科护理教师多数是医学专业毕业生，虽然学历层次较高，但缺乏护理知识和临床经验，教学过程中不能体现出护理专业特色，或者虽有临床护理人员授课但缺乏教学经验，教学效果难以保证[142]。医生教护理的现象非常普遍。他们缺乏护理专业培养目标的理解，有可能把医疗和护理人为地割裂开来，导致护理教学缺乏连贯性和系统性。许多专职教师长期脱离临床，缺少临床经验和实例。临床带教师资短缺，多由有临床经验但无教学经验的高年资护理人员充当，容易出现实习和教学脱节[144]。许多院校虽然具备临床教学基地，但临床教学和实习质量不能保障。此外，专科护理教师，如社区护理和老年护理等专科护理师资严重匮乏[144]。因此加强师资队伍建设，探索理论教学与实践相结合的新途径是护理教育发展的迫切需要。

（五）医学技术专业教育存在的问题

1.医学技术类的专业设置、学位和管理制度不完善

专业名称混乱，例如营养学、医学营养、营养与食品卫生、营养保健等。学科的学位设置不合理，例如病理学与病理生理学归在一个学科，属于基础医学（一级学科）之下的二级学科。但长期以来，医院病理科的研究生培养也归在"病理与病理生理学"学科下，只能培养学术学位研究生，而不能培养临床真正需要的专业学位病理学人才。这种学科和学位的划分严重阻碍了医院病理专业人才的培养与使用。

专业设置与医疗卫生事业发展的需求脱节，例如医疗机构需要病理技师、听力测听师、助听器验配师、医疗器械维修师、放射治疗师、临床营养师、呼吸治疗师、心理咨询师等人才，他们均是临床所急需的医疗辅助专业技术人员。但教育部门没有设立相关专业或设置不规范、人力资源与社会保障部门没有设立这些专业的技术职称系列，这样不利于专业人才队伍建设。

2.医学技术类专业教育培养层次偏低，学科建设有待加强

我国医学技术教育长期以中专教育为主，后逐步过渡到专科层次，本科层次教育严重不足，研究生教育尚待进一步规划和完善。正是由于缺乏高层次的医学技术研究生教育，这些学科始终缺乏高端人才和领军人物，师资队伍匮乏，导致医学技术的各个学科发展缓慢。与欧美发达国家的医学技术教育相比，我国差距还很大。

3.医学技术类专业教育缺乏专业认证制度和质量保证体系

康复治疗师学历教育自 2002 年后发展迅速，目前 43 所本科院校、97 所大专院校及部分中专院校设置了康复治疗专业，但由于缺乏相应的教育评估体系，各院校培养的康复治疗师种类及水平参差不齐。各院校师资严重短缺，有的院校甚至在开办医学技术的某个专业时，没有一个有该专业学历教育背景的专业教师。

五、再定位中国医学卫生人才培养的思考

举办医学教育的根本目的是通过培养能满足社会需求的医学卫生人才，提升卫生系统服务能力和人民健康水平。与医学卫生人才培养相关各方应就此达成共识，在 21 世纪紧密结合社会需求的变化情况指导医学教育的规划、管理、发展和评估，并把其视为检验医学教育改革是否成功的金标准。

教育有自身固有的规律，遵循规律才能办好教育，才能保证为社会提供高质量的人才。《国家中长期教育改革和发展规划纲要（2010—2020 年）》指出："适应国家和社会发展需要，遵循教育规律和人才成长规律，深化教育教学改革。"医学教育主要是培养服务于社会的应用型人才，我们必须遵循医学教育的规律办学，进一步明确定位人才培养的模式和方法。

（一）医学教育的规划应从以疾病为中心转向以人的健康为中心，突出医学教育的综合性

随着生活水平的提高，人民群众所关心的不仅仅为是否患病，而是如何维护和促进健康、提高生命质量、延长健康生存时间。医学的最大目的应是如何保持健康，而不限于如何治疗疾病[156]。在传统生物医学模式转变为生物 – 心理 – 社会医学模式的背景下，现代医学正由以疾病为主导转向以健康为主导，以医疗为中心转向医疗、预防、保健、康复四位一体，医学功能的未来趋势是整体化、综合化、社会化。医学教育必须始终围绕培养的人才是否能够满足上述社会需求来规划和发展。

健康影响因素的复杂性和人民群众健康需求的多样性要求医学教育办学的视角不能局限于疾病诊疗知识的传授。在 21 世纪，突出综合性应成为医学教育办学的

重要规律之一，在此过程中涉及医学教育体系构成、医学卫生人才培养类型、医学生能力培养等关键环节。根据强化医学教育综合性的要求，我国需要重构医学教育体系。无论独立建制，还是合并进入综合性大学，医学教育应该自成综合性教育，应该有培养各类医学相关人才的协调整合能力。在院校层面为医学生的全面发展和学习多学科知识创造有利条件。在人才培养类型方面，应强调分层分类培养的原则，为不同类型、层次的医疗卫生机构提供适宜人才，满足社会对医学卫生人才的多样化需求。在教学方式方法、课程体系等方面应进行深刻的教学改革，强调医学学生综合素质与能力的培养。

（二）医学卫生人才培养的重点应从针对个体转向以患者为中心和以人群为中心并重

长期以来，我国医学教育存在的问题之一是重个体轻群体、重专科轻全科、重医院轻社区、重治疗轻预防，导致医学生知识面狭窄和预防意识不强、社会急需医学卫生人才短缺、医药费用飞涨和卫生系统绩效差等一系列严重问题。在新的世纪，我国应把维护人群健康作为医学教育改革的重要指导思想之一。

在院校层面，医学院校应重视科普工作，加强与人民群众的沟通。在教学层面，医学生不仅要学习个体疾病的诊断治疗知识，还应掌握从人群角度去观察分析问题的方法和群体健康服务意识，这样才能有利于从根本上提高人民的整体健康水平。在国际医学教育学会（International Institute of Medical Education, IIME）提出的"全球医学教育最低基本要求"中，也将群体健康和卫生系统列为医学生必须具备的基本能力之一，并对能力范围作出了详细界定。实践证明，临床医生是预防保健不可缺少、不可代替的重要力量。某些公共卫生工作，特别是健康教育工作完全可以由医生去承担[157]。此外，随着我国全民医保制度的完善和按病种支付、总额预算等支付方式改革，医疗卫生机构在控制医药费用方面将面临越来越大的压力。由于疾病预防、健康教育等在维护人群健康方面的成本显著低于临床治疗，所以医疗机构对具有公共卫生素养的临床医学人才的需求将日益增加，在客观上要求医学教育部门做出相应变革。

（三）适应医疗职业精神与素质要求，医学教育应从知识技能型教育转为注重实践的全人教育

以人的健康和疾病为主要研究对象的医学，并不是一门单纯的自然科学。医学的本质是对人的关怀，既具有深刻的生命与健康的自然科学属性，又具有极其丰富的人文社会属性[158]。在新的时代，医学的自然科学与人文社会属性均进一步强化。根据当代医务人员职业精神与素质的要求，医务人员除掌握临床技能和知识外，还应具备良好的沟通能力和团队合作能力，并富于利他精神、人文精神和责任心。因此，医学生不但要掌握医学知识，而且还要掌握必需的人文社会科学知识与技能[159-160]。

在医学生培养过程中，人文社会精神的培养是未来形成良好职业精神的重要内容[161]，应当放在与专业知识与技能培养同等重要的地位。然而，长期以来我国医学教育过分关注向医学生传递医学知识和医疗技术，忽略了对人的关注，出现了医学教育功利化的倾向。为了解决上述问题，为医学提供人才和智力支撑的当代医学教育需要在全人教育（holistic education）理念的指导下，进行全面改革。全人教育不仅是一种特殊的课程或方法论，而是一整套教育思想，重在强调人的整体发展。我国医学教育需要尽快从知识技能教育转到全人教育，改变过去灌输式教育方式，消除专业教育与素质教育之间的鸿沟，培养学生自动获取知识、解决问题的能力和终身学习能力。通过创新教学方法和实践活动，强化人际交流能力和团队协作等素质的培养和批判性思维教育（见图 1-9）。

不仅是	而且是
疾病治疗	健康维护
个体	群体
知识技能教育	全人教育
重课堂与书本	强实践
以疾病为中心	以病人为中心
以教师为中心	以学生为中心
高端卫生人才	基层卫生人才

图 1-9　21 世纪中国医学教育的再定位

六、建议

（一）管理层面建议

1. 促进医学教育系统与卫生系统的紧密结合，理顺医学教育管理体制与运行机制

理顺医学教育管理体制与运行机制，是保证医学教育质量的关键。我国迫切需要整合相关资源，进一步完善医学教育宏观管理，协调教育部门与卫生部门、中央与地方、政府与高校之间的关系，建立可靠的交流机制和路径，支持医学教育事业发展。加强医学教育发展的整体规划，保证医学卫生人才培养不断满足卫生系统的需求。重视医学教育改革的顶层设计，保证政策制定的权威性，确保政策制定后得到有效贯彻落实，重视政策效果评估及改进。

保持医学院校的相对独立性，确保其在医学教育的计划、实施、管理与协调中发挥应有的作用。在众多医学院校合并到综合性大学并成为我国医学教育的主体之后，应抓住学科交叉融合得到加强、产生新的学科增长点、办学实力和人才竞争力得以提升等的机遇，积极应对内部管理难度增加的挑战，遵循医学教育规律发展医学教育，逐步完善内部治理结构，巩固和加强医学教育内部各要素的有机联系，增强对医学教育改革的适应性。

2. 加强医学门类招生规划管理，控制医学院校数量和招生规模

根据预测，从 2015 年到 2020 年我国每年需净增 10.79 万执业（助理）医师，44.34 万执业护士，6 万药师，5 万公共卫生人员，1.5 万技师和 5 万其他卫生人员。每年需要补充医药卫生人员总数在 72 万 ~ 85 万（含 15% 的自然减员、退出医疗卫生行业等）。未来的 10 ~ 20 年间，我国医学教育的关键是提高办学水平和质量，控制招生规模，提高毕业生整体质量，促进国家级医学门类执业资格考试通过率的提高。目前医学门类执业资格考试通过率在 40% ~ 63%。考虑到历年未能通过国家执业资格考试的医学门类毕业生等因素，在 2020 年以前，每年医学门类的总招生规模应控制在 100 万左右，其中 20 万临床医学专业，50 万为护理专业，公共卫生、口腔、医学相关专业等总计 30 万。临床医学专业学制设置以五年制为主（70%），其次为七年制和八年制（20%），适当保持三年制（控制在 10% 以内）；护理专业学制以三年制专科为主（50%），其次为四年制本科（25%），两年制中专（20%）和护理研究生（5%）。

平均每所医学院校年招收医学门类的学生数应控制在 2000～3000 人。建议逐步取消非综合性大学、非医药院校举办医学教育的资格，争取到 2020 年全国拥有举办医学教育资格的院校总数缩减到 300 所左右。建立医学教育质量评审机制，对于医学教育资源严重不足、毕业生资格准入考试通过率太低的院校应减少招生规模或者停止招生。加强医药卫生人才执业资格考试结果应用，促进医学院校提高教育质量。一要严格审定并公布允许参加国家医师、护士、药剂师等执业资格考试学校及专业的名单，并逐步建立卫生与教育部门医学毕业生学籍信息共享制度，取缔违规办学，降低因信息不通造成的行政和社会成本；二要建立资格考试信息通报制度，授权考试机构及时公布各学校各专业毕业生资格考试通过率，引导学校改善办学条件和提高学生入学标准，发挥考试信息的服务和调控引导功能。同时，要完善法规对资格考试通过率偏低的学校和专业应提出警告、整改甚至停办等管理措施，确保医学教育机构的人才培养质量。

3. 提高并统一不同类型院校的生均投入标准，促进医学教育公平性

医学教育成本较高，属于精英教育，政府应加大教学投入。在国际上，培养一名医学毕业生的成本是 12.2 万美元，按五年制计算，平均每年 2.44 万美元；培养一名护理本科毕业生 5 万美元，按四年制计算，每年 1.25 万美元[2-3]。为了遵循医学教育规律，参照国际医学教育生均年投入标准，我国应提高并统一部属院校和地方院校医学生的生均拨款标准，将政府投入纳入医学教育资格认证的必备条件；将政府投入的生均拨款标准提高到 4 万～5 万元人民币。医学生缴纳学费标准则宜控制在 5000～10000 元人民币。

4. 建立符合国际标准的医学教育体系，适应卫生事业发展需求

医学具有国际可比性和通用性。根据国际上公认的医学人才培养的特殊规律，医学教育应包括院校教育、毕业后教育和继续医学教育三个必不缺少的阶段。与院校教育相比，我国毕业后教育和继续医学教育环节还比较薄弱、不够规范，需要重点发展。教育部门、卫生部门、医学院校和医疗卫生单位应通力合作，构建完整的医学教育体系，实现院校教育、毕业后教育与继续医学教育之间的顺畅对接。

在院校教育阶段，在借鉴发达国家医学教育实践经验的基础上，针对我国医学教育的专业设置和学制制定能力、教学和考核标准，并与国际接轨。统一规范毕业后医学教育体制，明确受教育培训主体的准入条件与资格。加强制度建设与管理，

确保毕业后医学教育规范、科学发展，制定必要的政策规范培养模式和培养基地建设，逐步形成符合我国国情的规范化培训体系。在实施住院医师和全科医师规范化培训的基础上，积极建立健全专科医师、公共卫生医师和专科护士的规范化培训制度。加强毕业后医学教育的全过程管理，确保教育质量。增加经费保障，建立政府专项经费支持毕业后教育工作。由国家卫生和教育行政主管部门牵头，制定科学性和可操作性强的毕业后医学教育考核评价体系，建立科学评估制度。同时，针对不同类型医学卫生人才，进一步完善有针对性、形式多样的继续医学教育制度，建立继续医学教育学分制与注册、年检、职称晋升管理相挂钩的制度，以促进继续医学教育效果。

5.重视教学基地建设，强化实践能力培养

医学教育具有很强的实践性，要培养一名合格的医学卫生人才不仅要求有扎实的理论基础，更重要的还必须有很强的实践操作能力。强化实践教学是由医学教育的内在规律所决定的。在世界范围内，医学教育的侧重点普遍转向实践学习或动手能力的培养。

各类教学基地在医学生实践能力培养方面发挥着不可替代的作用。没有教学基地，就无法完成医学教育的全过程，更谈不上培养高质量的医学卫生人才。我国迫切需要加强医学教学基地建设，修订完善教学基地管理规定、实习管理条例等规章制度，对教学基地建设标准、师资、教学管理等方面提出明确标准和要求，使教学基地建设向规范化的轨道迈进。从政府、学校、教学基地三个层面构建稳定有序的教学基地管理与运行体系和质量监控体系，强化政府专项经费支持和教学评估。在加强附属医院、教学医院建设的基础上，根据专业和教学要求逐步把基层卫生机构、卫生监督管理机构、医药企业、食品药品监督管理机构等纳入教学基地建设范围。同时，应增加教学基地的教学编制，提高带教教师收入，明确工作职责和范围，把教学工作作为职称晋升和岗位聘任的主要指标，切实保证实践教学质量。

政府主管部门需要加大医学教育实践教学专项经费投入，加强对基础实验室、临床技能培训中心、临床教学基地等实践教学基地建设的投入，改善实践环节教学条件，提高资源利用率。完善管理与激励机制，建立健全教学管理制度，加强教师队伍建设和学生管理，切实提高见习和实习质量。在课程设置上，应减少理论课及其学时，加大实践、实习比例。在教学进程上，应安排医学生早期接触临床和患者，

提高医学生实践动手能力的培养。

6. 重视医学教育研究工作，促进医学教育管理科学化

医学教育具有知识量大、培养周期长、实践性强、人才培养质量要求高等特点。医学教育政策的制定需要尊重医学教育的独特规律，提高政策制定的科学性。医学教育研究可以为国家医学教育政策提供重要的理论支撑与科学依据，对于促进医学教育更好地服务于医药卫生事业发展需要、推动医学教育综合改革与医药卫生体制改革紧密结合具有重要意义。政府决策部门和资助机构需要重视医学教育研究工作的开展，充分发挥研究机构和专家学者在政策制定中的智力支撑作用。

当前，世界各国越来越重视医学教育的研究，美国一半以上的医学院校已建立了专门的医学教育研究机构。作为一个医学教育大国，我国迫切需要加强相关的宏观政策性研究，以科学引导医学教育事业的健康发展。然而，近年来我国医学教育研究逐渐萎缩，面临研究机构被撤并、经费缺乏、专职研究人员数量严重不足等困难。这些问题的存在必然会影响医学教育研究的发展与研究质量。我国需要有所重点地扶持医学教育研究工作的开展，在机构建设、人才培养、研究课题和经费等方面加大支持力度，逐步培养起一支稳定、高水平的研究力量，促进医学教育研究工作的繁荣开展。

7. 继续推进医学教育认证工作，强化医学教育质量保证

医学的服务对象是人，医疗服务关系到人的生命，同其他学科的教育相比，医学教育的质量要求更高。医学教育认证是保证医学教育质量的基础性工作和有效手段。近年来，我国开展了以本科医学教育标准为依据的医学教育专业认证工作。教育部先后启动了临床医学专业和口腔医学专业认证。截止到 2012 年底，已有 11 所医学院校通过了教育部临床医学专业认证，全国医学院校的首轮认证将于 2020 年结束。我国医学教育认证体系已初步建立，在与国际接轨并得到国际认可方面也取得了可喜进步。在现有工作基础上，还需要继续完善医学教育认证办法和标准，在认证理念、评价指标、认证模式、机制建设等方面进一步提高，逐步构建政府、社会和学校有机结合的医学教育质量保证体系，推动从社会和行业的角度进行专业评估和认证。建立一支真正达到行业权威水平的认证评估专家队伍，加强认证专家选择的针对性，提高专业认证的科学性、权威性和公正性。同时，应完善专业认证的制约和驱动机制，不但以认证结果作为审核医学教育招生规模的依据，而且应探索

建立认证结果与院校投入、执业医师资格考试、临床医学硕士点审批、研究生招生等挂钩制度，以推进我国医学教育认证的良性发展和国际化进程，保证人才培养目标的实现，提高医学教育质量和水平。

（二）教学层面建议

1.优化专业结构，根据卫生系统和人群健康需求培养医药卫生适宜人才

根据全国不同地区社会经济发展的不平衡性，我国既需要高端的医学卫生人才，更需要大量的基层卫生人才，当前特别要关注能服务于广大农村的基层医学卫生人才培养问题。医学院校应充分发挥在师资、教学资源与经验等方面的优势，责无旁贷地承担起多规格多层次医学卫生人才的培养。医学院校应根据社会需求统筹规划，及时调整专业设置，适当控制好各专业的培养规模，以有效解决我国医学卫生人才的结构性问题。当前，迫切需要控制传统的医学类专业招生规模，尽快完成相关专业设置，扩大全科医学、老年医学、康复医学、医药卫生管理等社会急需卫生人才的培养。应充分发挥高等医学院校的作用，鼓励优质医学教育资源参与到社会急需卫生人才的培养中。同时,国家教育主管部门应委托各专业委员会(教学指导委员会)参照国际相关专业建设标准并结合我国实际情况，尽快建立、完善我国各医学类专业的建设标准。

2.以学生为中心，改革人才培养模式与方法，提高人才的岗位胜任能力

根据现代教育观点，教师不应单纯传授知识，而且要积极指导学生对未知知识的探索和创新，培养学生的自主学习能力。我国医学教育需要尽快转变教育理念，摒弃以教师为中心的指导教学方式，倡导并优化以学生为中心的、自我指导和反思式学习的办学理念，确立医学生在教学中的主体地位，注重自我学习和终身学习能力、批判性思维能力和创新能力的培养。积极开展课程体系改革和整合，构建社会人文科学知识、自然科学知识与医学知识相结合，注重知识与综合能力协调发展的新型课程体系。在综合能力培养方面，高水平沟通能力、团队合作能力、伦理实践等在所有课程中均十分重要。

适应社会需求，调整完善人才培养模式，提高人才培养水平。在临床医学教育方面，重视临床医学教育实施精英教育的世界主流趋势，优化人才培养模式，以岗位胜任力为导向，构建医学与人文融通，基础、临床与预防相结合的课程体系。在教学方面，实现以学科为中心到以器官为中心的转变。改变忽视预防医学课程的做法，加强疾病预防、健康教育等公共卫生知识与技能培训。学习借鉴国际先进经验，探索医学博士与公共卫生硕士双学位教育的可行性与实现路径。在公共卫生教育中，以培养医学理论知识扎实、相关学科知识宽广、现场工作能力突出的公共卫生专业人才为目标，深化公共卫生人才培养课程体系建设，着力提高公共卫生现场工作能力，使公共卫生人才在职业价值、知识结构、能力结构、综合素质等方面得到全面发展。根据社会需求，将全球卫生与卫生外交、健康影响因素、新发传染病等课程纳入公共卫生课程体系。护理教育应重点面向社区基层医疗卫生机构，优化整合护理课程体系，培养掌握扎实的护理学基础理论、知识、技能和相关医学知识，融护理、预防、保健和康复为一体的高素质实用型护理人才。

3.加强师资队伍教学能力建设，提高教师的教学积极性

医学教育需要优秀的师资力量以保证教学水平和质量，医学院校应致力于建设一支结构合理、高水平的师资队伍。医学教育模式的转变与科学技术的发展，对于师资队伍建设带来了新的机遇与挑战。医学教育领域的教师不仅需要有过硬的专业知识，还应掌握教学工作所必需的教学理论、教学方法等方面知识。医学院校应不断拓展教师培养途径，完善教师培养机制。通过国内外培训进修、师资队伍规范化培训等，加强教师教育学、教学心理学、医学教育学等知识的学习，提高教师素质，更新教育思想和观念。借鉴国际成功经验，成立教师发展中心，帮助教师掌握现代教学理念、方法和手段。针对科学信息技术和教育手段的快速发展，加强相关知识培训，使教师具备使用现代化信息技术的素质和能力，以丰富专业教学内容，提高教学效果。同时，制定优惠政策，吸引优秀人才和全科医学、专业护理等急需师资，并建立有效机制和教学晋升轨道，提高教师教学的积极性。师资队伍建设是一项长期、艰巨、重要的工程，必须根据"发展教育师资先行"的原则，摆到重要的议事日程。

4.加强人文素质教育，贯彻全人教育理念

为了满足人民群众对健康的更高追求、激发新一轮医疗质量改进，应转变教育思想，把医学教育置于全人教育的理念之下，全面改革医学教育。全人教育的核心在于培养目标的转变，将学生培养成为全面发展的人。与培养目标转变相对应，办学体制、课程设置和教学内容、教育方法、考核评价等方面的制度与措施，都要围

绕实现培养完整的人的目标进行设计。

应以全人教育思想为指导进行课程设计，强调自然科学、社会科学与人文科学并重，优化人文课程结构，实现通识教育与专业教育的平衡与融合。适当增加人文社会课程科目与课时，重组医学课程体系，注重人文社会教育与专业教育相融合。把人群健康、心理伦理学知识、交流技能等人文社会科学知识融入到医学教育中，注重培养医学生的人文社科底蕴。构建有效的人文素质教育教学方法，注意教学的系统性和连贯性，通识教育应贯穿医学教育全过程。通过人文教育、社会实践等多种方式，加强医学生人文精神和利他主义精神教育，为未来打下良好的人文基础和沟通交流、团队合作能力。

全人教育要求充分发挥学生的主体性，应鼓励学生参与教育教学实践，在教学活动和实践活动中得到感悟和启发。此外，还应改革教学模式，注重隐性课程的建设，学校应强调师德师风、医德医风建设，发挥教师在全人教育中的榜样和示范作用，形成全员育人的校园文化。优化教学评价体系和评价指标体系建设，以体现全人培养思想。

5.发挥现代教育技术优势，丰富医学教育内涵

人类社会进入以计算机和网络为核心的信息化社会，多媒体技术、网络技术、远程教育技术、虚拟技术等现代教育技术极大地丰富了医学教育内涵。面对信息化的飞速发展，医学院校应利用现代教育技术，创新教学方法，突破传统的以知识传授为中心的教学模式，发挥现代教育技术优势，创新一系列以专业能力培养为核心，致力于学生信息能力和批判性思维培养的教学方法。积极开发网络教学资源，提供网络学习平台。利用校园网络环境，为师生搭建起教与学的桥梁。应积极开展远程教育，实现教育国际化和信息化，使师生能够通过卫星频道和网络同步进行远程教学活动与国外、境外大学用英文开展临床病例讨论会、医疗研讨会、远程教育会议等。应用现代教育技术打破传统课堂的屏障、延伸课堂的涵义、扩大学生的视野。在临床技能实践课程教学中，采用模拟与虚拟技术、真人实际操作网络教学相结合，让每个学生都能掌握基本的操作。医学院校还应充分应用现代教育技术，优化基础医学实验室，创建临床技能中心医学院，以建设一流实践教学基地。

6.制定并实施医学教育全球化发展战略

医学教育具有国际交流多、合作性强的特点。在 21 世纪，医学教育既要立足

于本国卫生系统和人群健康的需要，也要适应全球健康的发展趋势。随着经济、金融、贸易、旅游、知识和信息等全球化的快速发展，全球健康面临的问题日益严峻，人类疾病、健康风险、医学卫生人才和卫生服务的跨国流动速度不断加快、规模不断加大，必将对我国医学教育的内容、途径、标准和能力要求等产生深远影响。

我国教育卫生行政部门要制定并实施医学教育的全球化发展战略。通过向发达及发展中国家的学习，使我国医学卫生人才具有全球健康理念，适应服务群体对健康服务的多样化需求和文化敏感性，同时具有解决本地区健康问题的岗位胜任能力；将"全球健康和外交"（Global Health and Diplomacy）、"健康的社会决定因素"（Social Determinants of Health）等课程纳入我国医学教育课程体系；培养一批具有全球化医学教育视野和能力的师资，为培养引领世界医学发展的高层医学卫生人才打好基础、作好准备，使我国在全球医学教育领域发挥越来越重要的影响力。

（初稿日期，2013 年 5 月 10 日；定稿日期，2014 年 6 月 5 日）

参考文献

[1] 林蕙青. 新时期我国高等医学教育教学改革面临的挑战与机遇. 中国大学教学, 2002(05): 4-7.

[2] Frenk J, Chen L, Bhutta ZA, et al. Health professionals for a new century: transforming education to strengthen health systems in an interdependent world. The Lancet, 2010, 376(9756): 1923-1958.

[3] 万学红. 全球医学卫生教育专家委员会21世纪医学教育展望报告的启示. 中国循证医学杂志, 2011, 11(5): 477-478.

[4] 中华人民共和国教育部. 2012年全国分校分专业医学类学生数. 2014.

[5] 国家卫生和计划生育委员会. 2013中国卫生和计划生育统计年鉴. 北京: 中国协和医科大学出版社, 2013.

[6] 中华人民共和国国家统计局. 2011国际统计年鉴. 北京: 中国统计出版社, 2011.

[7] 李京文. 中国经济发展的长期预测(1996—2050). 中外管理导报, 1997(03): 8-10.

[8] Kwasnicki W. Logistic growth of the global economy and competitiveness of nations. Technological Forecasting and Social Change, 2013, 80(1): 50-76.

[9] 王素英. 中国高等医学教育在21世纪面临的机遇与挑战. 中国高等医学教育, 2004(5): 1-2, 9.

[10] Martin I. Medical Workforce Development: Challenges and Opportunities for the Next 25 Years. Procedia-Social and Behavioral Sciences, 2010, 2(5): 6914-6919.

[11] 保罗·米勒. 医师职业精神的教育与评估——解读美国梅奥医学中心的经验. 医院院长论坛, 2010(2): 60-61.

[12] Ross EF, Haidet P. Attitudes of physical therapy students toward patient-centered care, before and after a course in psychosocial aspects of care. Patient Education and Counseling, 2011, 85(3): 529-532.

[13] Sales CS, Schlaff AL. Reforming medical education: a review and synthesis of five critiques of medical practice. Social Science & Medicine, 2010, 70(11): 1665-1668.

[14] Datta R, Upadhyay KK, Jaideep CN. Simulation and its role in medical education. Medical Journal Armed Forces India, 2012, 68(2): 167-172.

[15] 傅华, 李洋, 彭伟霞, 等. 转变思维模式积极应对我国慢性病"井喷"的挑战. 复旦学报(医学版), 2012, 39(4): 331-334, 341.

[16] 李波, 王胜今, 葛艳萍, 等. 健康老龄化与卫生服务利用探析. 人口学刊, 2012(03): 23-30.

[17] 蔡泳. 联合国预测: 中国快速走向老龄化. 国际经济评论, 2012(01): 73-81.

[18] Cook IG, Dummer TJB. Changing health in China: re-evaluating the epidemiological transition model. Health Policy, 2004, 67(3): 329-343.

[19] Hou JW, Li K. The aging of the Chinese population and the cost of health care. The Social Science Journal, 2011, 48(3): 514-526.

[20] Chen Z, Yu J, Song Y, et al. Aging Beijing: Challenges and strategies of health care for the elderly. Ageing Research Reviews, 2010, 9, Supplement(0): S2-S5.

[21] Muszalik M, Dijkstra A, Kędziora-Kornatowska K, et al. Health and nursing problems of elderly patients related to bio-psycho-social need deficiencies and functional assessment. Archives of Gerontology and Geriatrics, 2012, 55(1): 190-194.

[22] 何耀. 我国的人口老龄化与健康老龄化策略. 中国慢性病预防与控制, 2012(05): 507-509.

[23] Mak B, Woo J, Bowling A, et al. Health care prioritization in ageing societies: Influence of age, education, health literacy and culture. Health Policy, 2011, 100(2-3): 219-233.

[24] Chao J, Li Y, Xu H, et al. Health status and associated factors among the community-dwelling elderly in China. Archives of Gerontology and Geriatrics, 2013, 56(1): 199-204.

[25] Gebbie KM. 20th century reports on nursing and nursing education: What difference did they make? Nursing Outlook, 2009, 57(2): 84-92.

[26] Saunders MJ, Yeh C, Hou L, et al. Geriatric Medical Education and Training in the United States. Journal of the Chinese Medical Association, 2005, 68(12): 547-556.

[27] Mateos-Nozal J, Beard JR. Global approaches to geriatrics in medical education. European Geriatric Medicine, 2011, 2(2): 87-92.

[28] Weiss BD, Fain MJ. Geriatric education for the physicians of tomorrow. Archives of Gerontology and Geriatrics, 2009, 49, Supplement 2(0): S17-S20.

[29] Stevens JA. Student nurses' career preferences for working with older people: A replicated longitudinal survey. International Journal of Nursing Studies, 2011, 48(8): 944-951.

[30] 李丽剑. 临床医学专业研究生预防医学教育现状与对策研究. 中华医学教育杂志, 2011, 31(1): 135-136.

[31] 赵文兰, 李浩源, 张学梅. 医学生对全科医学教育认知与需求现况调查. 昆明医学院学报, 2011(5): 135-138.

[32] 于微微, 曹高芳. 论医学生信息素养的培养. 中国医学信息教育25周年暨第五届全国医学信息教育可持续发展学术研讨会. 河南新乡, 2010: 127-129.

[33] 刘燕明. 21世纪医学教育的知识结构初探. 医学与哲学, 2001(10): 23-25.

[34] 林蕙青. 推动实现教育现代化, 着力提高人才培养质量. 中国高教研究, 2013(12): 1-2.

[35] 马学民, 杜鹏飞. 刍议医学教育中信息化对教师的影响. 包头医学院学报, 2003(02): 152-153.

[36] 林蕙青. 从战略高度认识互联网催生的高等教育深刻变革. 中国高校科技, 2013(06): 4-5.

[37] 柯杨. 技术发展挑战医患关系的另类思考. 中国卫生, 2007(3): 84-86.

[38] 向鸿梅, 李树森, 高晨光. 医学技术伦理视角下的医德研究——储备期医德情感的提升. 中国医学伦理学, 2009, 22(6): 57-58.

[39] 宁琳洪, 郭红, 郝嘉, 等. 关于加强军校医学生信息素质教育的探讨. 西北医学教育, 2011(2): 263-264.

[40] 李杰, 梅文华. 我国公立医院政策性亏损现况分析. 中华疾病控制杂志, 2012(10): 889-891.

[41] Liu G G, Li L, Hou X, et al. The role of for-profit hospitals in medical expenditures: Evidence from aggregate data in China. China Economic Review, 2009, 20(4): 625-633.

[42] 李士雪, 路阳. 谈公立医院回归公益性质. 医院院长论坛, 2012(01): 6-11.

[43] Yip W, Hsiao W. China's health care reform: A tentative assessment. China economic review, 2009, 20(4): 613-619.

[44] 高翠霞, 朵皓英. 医患纠纷原因分析与对策. 中国误诊学杂志, 2010(24): 5923.

[45] 谢枫. 浅谈医患纠纷的成因及对策. 医院管理论坛, 2005(10): 53-54.

[46] 宋国明. 公立医院应重视医疗费用控制. 中国卫生人才, 2012(05): 49.

[47] 代涛, 尤川梅, 何平. 我国公立医院的功能运行状况与改革进展. 中国卫生政策研究, 2009(8): 14-21.

[48] 王星明. 公立医院过度医疗的体制性原因及其对策. 辽宁医学院学报(社会科学版), 2012(03): 10-12.

[49] 郑大喜. 制度经济学语境下的医师行为与和谐医患关系. 现代医院管理, 2010(2): 31-34.

[50] Tian Y, Hua L J, Chao W M. Chinese doctors' salaries. The Lancet, 371(9624): 1576-1577.

[51] 赵书峰, 刘本智, 滕志香. 关于山东省公立医院护士工作满意度的调查研究. 中国卫生统计, 2012(05): 708-710.

[52] 缪晓辉. "大中小"医生薪酬之忧待解. 医药经济报, 2012年5月21日.

[53] 周伟敏. 72例医患纠纷的原因分析及对策. 现代护理, 2005(08): 647.

[54] 赵丽君. 无诊疗过失医患纠纷的分析及防范. 现代医药卫生, 2003(05): 650-651.

[55] 喻姣花, 丛丽, 刘义兰, 等. 武汉市三级甲等综合医院护士工作满意度调查与分析. 全科护理, 2011(36): 3378-3380.

[56] 孙宇, 高红霞. 公立医院人力资本流失风险影响因素分析. 医学与社会, 2010(10): 43-44, 47.

[57] 张丽佳. 某公立医院卫技人员离职情况的调查. 江苏卫生事业管理, 2012(05): 32-33.

[58] 杨秀梅. 上海市某公立医院卫生人才流失现状. 现代医院, 2012(09): 104-107.

[59] 曾志嵘, 王鹏飞, 周增桓, 等. 广东省医药卫生人才现况及其对医学教育发展的需求分析. 南方医科大学学报, 2009, 29(1): 183-184.

[60] 中华人民共和国国家卫生和计划生育委员会. 2012年中国卫生统计提要. http: //www. moh. gov. cn/mohwsbwstjxxzx/s7967/201206/55044. shtml. [2013-7-4].

[61] 刘玮玮, 贾洪波. 人口老龄化背景下老年健康支持体系. 中国老年学杂志, 2012(16): 3584-3587.

[62] 郑洁皎, 俞卓伟, 梁贞文, 等. 人口老龄化给康复医学带来的挑战. 中国实用内科杂志, 2012(09): 653-655.

[63] 陈龑, 胡秀英. 我国老年护理教育教学的研究现状分析. 中华现代护理杂志, 2012, 18(14): 1704-1706.

[64] 孙文兵. 浅议医生的人文素养. 医院院长论坛, 2007(03): 42-43.

[65] 周国朝, 金萍, 陆庆艳, 等. 医患纠纷的多重性研究与思考. 中国卫生事业管理, 2012(09): 662-664.

[66] 荆友斌, 王琦. 医学生临床实践中的几个问题及对策. 健康必读(下旬刊), 2012(5): 471.

[67] 谢明祥, 兑丹华, 杨伟明, 等. 目前医学临床教学的问题探讨. 中国现代医生, 2007, 45(15): 161-162.

[68] 吴婷. 我国护理教育存在的问题与对策. 中国实用护理杂志, 2012, 28(24): 15-17.

[69] Anand S, Fan VY, Zhang J, et al. China's human resources for health: quantity, quality, and distribution. The Lancet, 2008, 372(9651): 1774-1781.

[70] Xu D, Sun B, Wan X, et al. Reformation of medical education in China. The Lancet, 2010, 375(9725): 1502-1504.

[71] 张增学, 乔艳华, 彭伟, 等. 河北省医学教育现状分析与未来发展的战略思考和建议. 医学研究与教育, 2010(5): 84-91.

[72] 王群, 周萍, 胡敏, 等. 公共卫生专业本科毕业生就业去向分析. 中国高等医学教育, 2010(07): 3-4, 8.

[73] 苏银利, 李乐之, 周小娟. 护理专业毕业生择业意向与就业状况及影响因素调查. 护理学杂志, 2008(04): 15-17.

[74] 侯建林, 柯杨, 王维民. 我国全科医生制度面临的困难和发展建议. 医学与哲学(人文社会医学版), 2011(12): 8-10.

[75] 赵伟, 任智英. 老年医学教育. 国外医学(老年医学分册), 2000, 21(1): 44-45.

[76] 周建军, 罗萍. 尘埃落定后的审视与省思——关于我国医学院校与综合性(多科性)大学合并问题的研究. 黑龙江高教研究, 2010(9): 21-24.

[77] Wan YC, Wan YI. Delivering surgical training in the People's Republic of China: Are current mechanisms adequate. International Journal of Surgery, 2008, 6(6): 443-445.

[78] 崔爽, 段丽萍. 临床医学专业学位教育中的问题与思考. 西北医学教育, 2009(01): 35-36.

[79] 李明. 借鉴国外医学教育经验, 提高临床医学教学水平. 医学教育探索, 2005, 4(3): 190-192.

[80] 王丽平. 医学教育体系亟待变革. 中国卫生产业, 2009(6): 67-70.

[81] 马春虎, 温海青, 纪正春. 当前医学生临床技能教学问题与对策研究. 承德医学院学报, 2005, 22(4): 362-363.

[82] 肖智勇. 浅谈当前就业形势下的临床医学教育. 医学信息(下旬刊), 2009, 1(9): 282.

[83] 叶翠娟. 财政分权对中国教育支出的影响及其原因分析. 经济论坛, 2010(06): 145-147.

[84] 张丹, 姜晓璐. 我国高等教育财政投入机制分析——基于教育部76所部属院校相关数据. 教育发展研究, 2009(07): 44-46.

[85] 高艳华, 武变瑛, 王斐然, 等. 河北省高等医学院校现状调查与分析. 湖南大学学报(社会科学版), 2012, 26(2): 127-132.

[86] 姚鸣, 赵慧玲, 代亚丽. 新疆地区高等医学教育资源现况的调查分析. 中华护理教育, 2010, 07(10): 468-470.

[87] 郭晓华, 李丽芳, 谢建平. 对我国现行毕业后医学教育一些问题的思考. 继续医学教育, 2011(01): 5-8.

[88] 张凯, 李恬, 马军, 等. 美国医学教育对我国医学研究生教育的启示. 中国病案, 2011(8): 52-53.

[89] 朱锡光. 临床医学课堂授课的创新性探讨. 西北医学教育, 2005, 13(1): 16-17.

[90] 刘刊, 陶恒沂, 刘昀, 等. 移动学习平台在医学教育中的应用. 西北医学教育, 2009(03): 454-455.

[91] 谢辉, 仲向平. 医学教育中模拟仿真技术运用现状和对策. 解放军医院管理杂志, 2009(10): 997-998.

[92] 王月红. 多媒体技术在医学教育中的应用. 科技信息, 2006(12S): 11.

[93] Whitehead C. Recipes for medical education reform: Will different ingredients create better doctors? A commentary on sales and schlaff. Social Science & Medicine, 2010, 70(11): 1672-1676.

[94] Li LM, Tang JL, Lv J, et al. The need for integration in health sciences sets the future direction for public health education. Public Health, 2011, 125(1): 20-24.

[95] 黄奕祥, 李江帆. 健康需求变化与医学服务模式转变. 中州学刊, 2010(01): 114-119.

[96] 罗艺, 朱国军, 王建平, 等. 中国本科护理教育面临的问题与对策. 中国社会医学杂志, 2012, 29(2): 92-94.

[97] 任涛, 李红. 医学生人文素养培育途径初探. 中国高等医学教育, 2011(3): 12-13.

[98] 赵邦, 韦波, 王前强. 医学生人文医学技能培训的理论思考与实践探索. 中国心血管病研究, 2010, 08(11): 874-877.

[99] 毕洪然, 左天明, 孙宝志. 我国西部与东部院校医学教育改革需求比较分析. 中国高等医学教育, 2010(10): 1-2.

[100] 胡振宇, 金凌云. 医学教育中人文关怀精神培养的缺失及对策研究. 中国医学伦理学, 2008, 21(5): 99-101.

[101] 徐玉梅, 刘宪亮. 论高等医学院校学生医德素质培育体系的构建. 中国医学伦理学, 2011(2): 181-183.

[102] 易文龙. 医学生职业道德培养的探讨. 中国卫生产业, 2011(4): 119-120.

[103] 刘卫东, 李珂珂. 医学教育中形成性评价的实践与应用. 现代医药卫生, 2011(17): 2718-2719.

[104] 于晓松, 孙宝志. 现代医学生评价观念的转变. 医学教育, 2005(5): 78-80.

[105] 李金清, 李跃军, 李学拥. 形成性评价在医学本科实习教学中的应用. 西北医学教育, 2011(2): 402-404.

[106] 黄华兴, 沈历宗, 凌立君, 等. "形成性评价" 在外科学实践教学中的应用与研究. 南京医科大学学报(社会科学版), 2010(2): 170-173.

[107] 曲智. 对以PBL为基础的小组学习的医学教育、教师及学生的评价——国外医学院校现状的调查. 日本医学介绍, 2005(5): 235-237.

[108] 蔚钰琼. 客观结构化临床考试(OSCE)效果评价. 山西医科大学硕士研究论文, 2009.

[109] 韩冰, 崔淑洁, 褚艳杰, 等. 标准化病人在住院医师考核中的应用. 中国高等医学教育, 2009(10): 106-107.

[110] 李莉, 王志农, 卓冬兰, 等. 从 "标准化病人" 考评看外科研究生临床技能培养中的不足. 中国高等医学教育, 2008(3): 111-112.

[111] 柯杨. 合校10年的回顾及对医学教育特殊性的再认识. 中华医学教育杂志, 2011, 31(6): 801-803.

[112] 杨昕, 孙振球. 新合并大学的医学教育讨论. 中国现代医学杂志, 2004, 14(4): 151-154.

[113] 曹友清. 合并组建综合性大学后高等医学教育的管理模式及发展问题的再思考. 江苏大学学报(高教研究版), 2002, 24(4): 7-11, 15.

[114] 柯杨. 并入综合大学的医学教育五年实践的思考. 医学教育, 2005(5): 1-4.

[115] 许化溪, 陆荣柱. 合并高校医学教育的发展策略和措施. 医学教育, 2005(2): 5-7, 20.

[116] 安力彬, 李昆, 李文涛. 综合性大学医学教育的现状与发展趋势. 中国高等医学教育, 2007(9): 29-30.

[117] 苗乃周, 赵豫风. 综合性大学医学教育管理的现状与改革思路. 延安大学学报(医学科学版), 2004, 2(4): 65-66.

[118] 孟小捷, 谭嘉. 医学院校被合并问题不少. 健康报, 2010年6月11日.

[119] 陈淑慧, 蔡红兵. 我国七年制临床医学教育发展现状及未来. 中国高等医学教育, 2012(3): 129, 143.

[120] 罗爱静, 姜芬. 八年制医学教育的困境与出路. 中国现代医学杂志, 2011, 21(26): 3328-3330.

[121] 韩澍, 王慕, 王立明. 浅析我国八年制医学教育的不足及相关策略. 卫生职业教育, 2012, 30(5): 7-9.

[122] 法晓艳, 季晓辉. 欧美现代医学教育体系对完善我国高等医学教育体系的启示. 江苏高教, 2011(05): 147-149.

[123] 崔树起, 郭爱民, 赵亚利, 等. 医学教育在临床医学与公共卫生协调发展中的作用. 中华医院管理杂志, 2006(03): 150-152.

[124] 王素瑛. 临床医学教育中存在的问题与对策. 泸州医学院学报, 2005, 28(3): 286-287.

[125] Preston C, Almashat S, Peik S, et al. Role of Preventive Medicine Residencies in Medical Education: A National Survey. American Journal of Preventive Medicine, 2011, 41(4, Supplement 3): S290-S295.

[126] 林蕙青. 加强预防医学教育, 适应社会发展的需要. 中国高等教育, 1990(02): 22-23.

[127] 李典典, 李玲, 赵宇亮, 等. 临床医学生公共卫生教育现状及满意度调查. 现代预防医学, 2011(16): 3236-3238.

[128] 殷朝阳, 钟才高, 易露茜. 预防医学教育存在的问题及对策探讨. 湖南医科大学学报(社会科学版), 2007(02): 229-230.

[129] 王小全, 季晓辉. 本科医学教育标准体系下我校临床医学专业预防医学教育改革初探. 南京医科大学学报(社会科学版), 2010, 10(4): 337-342.

[130] 张勤, 管远志. 加强预防医学教育的必要性及对策. 基础医学与临床, 2005(01): 93-96.

[131] 柯杨. 大医学背景下基础医学教育的定位与改革的必要性. 中华医学教育杂志, 2010(5): 641-643.

[132] 陈智平, 秦雪. 治疗与预防相结合是医学发展的必然趋势. 广西医科大学学报, 1999(S2): 5-6.

[133] 郝卫东. 在临床医学生培养中应加强预防医学教育. 中华医学杂志, 2005(15): 1013-1014.

[134] 朱海江, 杨建立, 秦怀金, 等. 临床医学与公共卫生整合行动势在必行——首届中美医学与公共卫生整合行动研讨会纪要. 中国公共卫生, 2004(12): 5-6.

[135] 李善鹏, 薄涛. 浅谈临床医学与公共卫生的整合. 预防医学论坛, 2007(08): 759-761.

[136] 黄进, 李玲, 李典典, 等. 临床医学生公共卫生教育的现状与对策. 首届医学发展高峰论坛论文集. 2009: 282-286.

[137] 杜江. 公共卫生及其教育若干问题的思考. 现代预防医学, 2007(13): 2468-2469.

[138] 王维国. 转变观念走创新之路——对公共卫生教育改革问题的一些思考. 中国公共卫生管理, 2004, 20(2): 110-111.

[139] 覃益敏, 赖振屏. 浅谈公共卫生教育状况和改革思路. 广西医科大学学报(社会科学版), 2006(S1): 346-347.

[140] 赵婉莉. 我国高等护理教育的发展成就与展望. 卫生职业教育, 2012, 30(7): 78-80.

[141] 胡翠环, 黄桥, 颜巧元, 等. 一级学科背景下的高等护理教育改革探析. 护理学杂志, 2012, 27(14): 72-74.

[142] 姜小鹰. 高等护理教育不同学历层次教学改革的探索与实践(下). 当代护士(综合版), 2012(5): 4-8.

[143] 张国增, 陈静, 陈艳秋, 等. 我国高等护理教育模式的反思. 教育教学论坛, 2012(33): 115-116.

[144] 赵婉莉. 可持续发展观审视下高等护理教育面临的问题与对策. 中华护理教育, 2012, 09(7): 331-333.

[145] 赵杰刚, 史素玲. 河南省护理教育资源及三级医院护理人力需求研究. 护理学杂志, 2013, 28(2): 73-76.

[146] 郭晓霞, 赵新胜, 于彩媛. 两年制高职护理教育研究. 中国实用护理杂志, 2012, 28(z2): 194.

[147] 罗艺, 朱国军, 王建平, 等. 中国本科护理教育面临的问题与对策. 中国社会医学杂志, 2012, 29(2): 92-94.

[148] 薛丽杰. 老龄化社会下的老年护理教育探索与对策分析. 中国科教创新导刊, 2012(11): 123-124.

[149] 贾秀莲. 我国应全方位开设老年护理专业. 中国煤炭工业医学杂志, 2012, 15(2): 282-283.

[150] 张永爱, 荆亚茹, 周小兰, 等. 在护理教学中贯穿整体护理理念的探讨. 全科护理, 2009, 7(10): 924-925.

[151] 谭秀萍. 护理临床教学中如何突出以病人为中心的整体护理观. 中华护理学会全国内科护理学术交流暨专题讲座会议论文汇编, 2002: 4.

[152] 李志红. 整体护理模式下的护理教育新尝试. 天津护理, 2001, 9(3): 151-152.

[153] 田建丽. 教学中应树立整体护理教育观. 新疆医学, 2005, 35(1): 130-131.

[154] 翁新毅, 李美钦. 整体护理与护理教育改革的思考. 中国科技信息, 2005(4): 162, 166.

[155] 董薇, 宋晓波. 论整体护理教育的现状与设想. 护理学杂志, 2003, 18(1): 47-48.

[156] 乌正赉. 论临床医学与公共卫生的协调发展. 中华医院管理杂志, 2006(03): 145-147.

[157] 祖述宪. 公共卫生教育的发展及其与临床医学重整的困境. 医学与哲学(人文社会医学版), 2010(04): 1-4.

[158] 王维民, 程化琴. 全人教育理念下医学教育改革的实践探索. 中华医学教育杂志, 2013(1): 1-4.

[159] 秦燕, 苏娟. 高等医学教育与社会需求. 科技信息, 2010(29): 567.

[160] Guo L, Ke Yang. reforming medical education in China. The Lancet, 2010, 376(9753): 1637.

[161] 王维民. 实施医学生的全人教育, 塑造医师职业精神. 中华医学杂志, 2013, 93(10): 732-734.

第二篇 | 中国现代医学教育的发展与演变

汪 青，鲁映青

（本文作者单位：复旦大学上海医学院）

一、现代医学教育在中国的发端

近代西方医学传入中国可追溯到鸦片战争前后，其特点可概括为"以传教士为媒介、以医院为发端、以医科学校为延伸"[1]。晚清政府的腐败和无能给西方资本主义国家的入侵提供了机会，鸦片战争后一系列丧权辱国条约的签订更加剧了外国侵略者从政治、经济、文化等各方面对中国的扩张，一批又一批传教士和医生纷纷来到中国，通过修教堂、办医院、设学校来宣扬其文化，推行殖民主义政策。

1835 年，美国公理会传教士彼得·帕克（Peter Parker）到广州开设"眼科医局"，1959 年在此基础上创建博济医院，1866 年在博济医院内建立的南华医学校成为我国最早的西医学校，可以说是近代中国西医教育史上的里程碑，直接引发了此后一批教会医学堂和护士学校的建立，如 1896 年上海圣约翰大学设立医科、1909 年震旦大学设立医科、1913 年华西协和大学开办医科、1914 年湘雅医学专门学校建立等等 [2-4]。据统计，1900－1915 年间，先后有 323 所教会医院和医学校在我国建立 [2]，这些医学院校大多在外国注册立案，主权都掌握在英、美、德、日、法等国的教会和外国人手中，教学体制多仿照欧美模式，所用教学语言有英语、德语、法语等，毕业生可获得国外挂钩或合作大学认可的学位文凭。

西医和西医教育体系的传入，将较为先进的医学理论、医疗技术以及医学教育思想和方法引入中国，打破了封建王朝的闭锁局面，对我国医学科学的发展和近代医学教育体制的建立起到了一定的促进和推动作用。

与此同时，国人自主办西医学教育的意识开始觉醒，在教会医学院校的示范作用下，中国政府和开明之士开始了自办西医学校的努力。1927年成立的第四中山大学医学院（1932年更名为"国立上海医学院"）就是国人自己创办的第一所高水平医学院。在其后的10年里，全国各地的国人自办医学院校就达13所，另有军医学校2所[2-3]。从晚清政府时期、北洋政府时期直至南京政府成立，虽历经辛亥革命和抗日战争的动荡洗礼，在有识之士的竭诚努力之下，医学教育还是在举步维艰中得以发展，医学院校对医学人才的培养呈现出整体和规模上的优势效应，从而使西方医学教育模式被广为接纳并逐渐走入正轨。

西方医学教育制度的影响在国内的逐步扩大，对传统的中医和中医教育形成了极大的冲击，中医及其教育一度受到歧视和排斥，为拯救中医，中医学专家们在奋起抗争的同时也开始借鉴西医的办学方式，大力开办中医学校，建立中医学术团体，努力在兼收并蓄中保存和继承国粹，形成了传统中医教育和现代西医教育并存且互相渗透的格局。

二、新中国成立以来，医学教育的发展历程

1949年，新中国成立之时，卫生人力资源极度匮乏。全国名义上仅有高等医学院校44所、中等卫生学校228所，还存在设备简陋、师资短缺、招生数量少等问题，难以满足人才培养的需要。为了解决上述问题，政府先后接管了公私立医学院校，大力发展医学教育。

1950年，第一次全国卫生会议确定了我国卫生工作的三大方针，即"面向工农兵""预防为主"和"团结中西医"，医学教育实行高、中、初三级制，以发展中级医学教育为主，高等医学院校实行统一招生、统一分配，改变各自为政的办学状态。当时的主要目标是逐步改革旧体制，建立适应我国国情的新的卫生教育制度。

1952年开始，中国政府进行医学院校院系大调整，大部分医学院校从综合性大学中独立出来，高等医学院校的数量减少到32所，教学设备与师资队伍得到改善，招生人数与学校规模均有所扩大[5]。当时的医学教育办学模式主要参照苏联经验，

采用集中指导型管理体制，对专业设置、教学计划、教材出版、行政管理等都作了规定和统一，有一定积极的意义。

始于1966年的"文化大革命"使我国的高等教育走入低谷。"大鸣大放"，"破四旧"，"停课闹革命"，"揪走资派"，"大串联"等一系列政治运动使教育事业陷入灾难之中，17年教育战线所取得的成果被全盘否定，高校停止招生，知识分子受到迫害，医学教育受到严重摧残。在此期间，值得一提的是"赤脚医生"的培养，这是在毛泽东的"把医疗卫生工作的重点放到农村去"的指示指引下的"文化大革命"的标志性产物。"赤脚医生"不仅医治常见病，还承担了卫生宣传、保健咨询、计划免疫等多重任务，为解决当时农村卫生资源配置、改变缺医少药的状况发挥了重要作用。

"文化大革命"结束后，医学教育走入拨乱反正的阶段，1977年恢复全国统一高考，以及研究生招生制度，就高校工作和管理、教学计划和教学大纲、统编教材建设等修订和颁布了一系列条例和规定，使高等医学教育逐步恢复正常秩序。

20世纪90年代，政府导向的院校合并风潮席卷全国，原独立设置的医科大学纷纷并入没有医学院的大学，成为"综合性大学"。这是自1952年的院系调整之后的又一次大规模调整。据统计，1990 – 2006年间全国共有46所各级各类高等医学院校（含中医、药学、高专、职工）并入综合性大学或非医学类多科院校[6]，其中卫生部原11所直属重点医科大学有9所并入综合性大学。合并的出发点是强强联合、促进资源共享和多学科的合作，合并后的医学教育在学科建设、办学理念、育人环境、办学效益等方面确实取得了显著的成果，但同时也带来诸多问题，对综合性大学中医学教育的地位和作用、医学教育办学的独立性和特殊性、医学教育管理模式等问题的认识还存在分歧和争议。

目前，中国拥有各类高等医学院校222所，包括75所综合性大学医学院、56所独立办学的医学院校、24所中医院校、49所医学专科学校、18所独立学院等。中国现有本科层次以上的普通高等医学院校共计155所，其中由教育部主管的高等医学院校有20所，由省、市政府主管的（包括国家政府部门与地方政府共建的、民办的）达到125所，民办医学院校4所，军事或武警医学院校4所，国家民族事务委员会和国务院侨务办公室主管的医学院校各1所。

我国医学教育从学历层次上分为中专、大专、本科、研究生四种类型。其中，医学高等职业教育学校和高等专科学校主要招收二年制或三年制学生，不授予学位。普通高等医学院校各专业分为四年制与五年制、七年制、八年制，分别授予学士、硕士、博士学位。高等医学院校的招生对象为高中毕业生，根据学校的规模、专业设置、师资力量、教学设备、住房条件等确定招生数量，由上级教育主管部门审批，确定招生计划。医学院校招生形式包括全国高等学校统一入学考试、高中优秀学生保送、高校自主招生、特长生和欠发达地区特殊配额等5种方式。高考是高校招生入学考试最主要的形式，考生在相同时间参加由国家组织的统一命题考试，考试成绩作为高校录取的主要依据。1984年起，允许少数德智体全面发展、在某方面有杰出才能的学生直接进入高校学习，不必参加高等学校招生考试。2003年，教育部开始批准部分高校实行自主招生考试制度，其中经批准的具有医学专业自主招生权的院校共有北京大学、复旦大学等8所。高校自主招生考试一般在高考之前进行，学生申请参加的方式分为"校荐"和"自荐"两种，录取人数原则上不超过年度本科招生计划总数的5%。

我国医学教育的专业结构也在不断变化、完善。建国初期本科专业仅有医疗、口腔、卫生和药学4种，1954年增加到7个本科专业（医疗、卫生、口腔、儿科、药学、中医、中药），此后逐步发展到1987年的9个科类57种专业、1993年的9大类37个专业，2011年最新修订的目录为11类36种专业。专业种类的发展和结构调整为满足不同时期社会对各类医学卫生人才的需求起到了积极的保证作用，但也存在过度专科化倾向。

三、改革开放30年来医学教育的重要改革及其成效

纵观新中国成立60余年以来医学教育的发展历程，虽历经艰辛和曲折，但在一系列改革和调整之后所取得的成效有目共睹，尤其是改革开放30年来，伴随着医学模式转变所带来的观念更新，我国医学教育的改革与发展呈现出新的活力。

（一）依据医学模式的改变和医学人才的现实需求进行医学课程结构的优化调整

当代生物－心理－社会的医学模式对于未来医生的素质要求是"五星级医生"（卫

生保健提供者、医疗保健决策者、健康教育者、社区健康倡导者、健康资源管理者），为实现这一医学人才培养目标，在世界范围内，起源于20世纪初的"以学科为中心"的医学课程体系正逐步为"以问题为基础"的学习模式（problem-based learning，PBL）或"以系统为中心"、以岗位胜任力为导向的课程设置所取代[7]。在中国，随着2008年《中国本科医学教育标准》的正式颁布，在教育部积极推进临床医学专业认证的驱动下[8]，医学课程体系的优化调整也已成为医学教育改革的重心之一。

国内医学院校医学课程体系的改革，在内涵上，更加注重基础与临床课程的交叉融合，注重早期接触临床，注重临床技能及沟通能力的培养，注重医学人文与职业精神教育的全方位渗透；在形式上，各校在学习借鉴国际成熟模板和先进经验的基础上，根据自身资源条件进行探索实践，形成了多种模式，各具特色。有的学校采取分阶段整合方式，即将基础学科（或临床学科）相关课程进行整合；有的学校则以器官系统为基础，将基础学科和临床学科进行纵向整合。对新世纪所倡导的"以胜任力为导向"的课程模式也在积极开展研究[9]。

如北京大学医学部的"新途径"医学教育改革方案，贯彻教育教学一体化的理念，遵循两个融合、两个衔接、两个全程的原则，以核心课程为基本内容，按照器官系统模式构建课程体系[10]。上海交通大学医学院构建的目标导向的PRICE教学模式，倡导以问题为基础的学习、以研究为基础的学习和以临床实践为基础的学习，通过改革教学内容、方法及评价体系，以培养和提升学生综合能力为核心[11]。汕头大学医学院的医学整合课程体系打破传统的"老三段"教学模式（基础、临床、实习），在遵循各学科间内在联系和规律的基础之上，将医学基础课程及临床相关课程重新整合为十大系统模块，以临床问题带动医学专业知识与人文社会科学、基础医学知识的衔接与渗透[12]。四川大学华西临床医学院[13]、华中科技大学医学院[14]、浙江大学医学院等校的整合课程改革也具有鲜明的特色。

不可否认的是，与欧美及其他地区医学院校成熟的模式和经验相比，国内医学课程整合的改革依然面临诸多问题，包括：缺乏科学规范的顶层设计，教育目标不够明确，重形式而轻内涵；组织管理机制尚未真正理顺，跨学科协调难度大；师资培训不到位，激励政策缺乏，改革的内推力不足；对改革的效果缺乏科学的评估等。

（二）倡导以学生为中心的理念，采用多样化的学习方法

教学方法的改革一直是医学教育改革的热点，在"以学生为中心"教育理念指导下，以问题为基础的学习（PBL）、以案例为基础的学习（case-based learning，CBL）、以团队为基础的学习（team-based learning，TBL）等多样化的自主学习或研讨式学习方式逐步在国内医学院校得到广泛的应用，在一定程度上改变了传统的被动学习模式。

20世纪80年代，国内部分医学院校尝试引入PBL教学模式，如今PBL的理念已深入人心，广为接受和采纳。2012年，复旦大学上海医学院在全国范围内所做的一项有关PBL教学模式应用现状的调查显示，PBL已在85%的学校得到不同程度的应用，57%的学校表示应用效果良好，对教师教育理念的更新、学生自主学习意识和综合能力的提升等方面起到了积极的促进作用。

目前国内的PBL应用模式可分为以下三类：

（1）学科内的PBL教学：这种模式借鉴了PBL小组讨论、案例学习的理念和方法，但学习和讨论的内容局限于单一学科内部，不涉及多学科的渗透和融合。这是国内绝大多数医学院校所采取的形式，虽然因为没有打破学科壁垒、与PBL的内在精神不完全符合而时常受到诟病，但应该说是比较符合我国教育国情和学生特点的初步尝试，有其存在的合理性和不应低估的价值和意义。

（2）跨学科并行式PBL模式：将PBL教学作为独立课程单列，与原有医学课程并行和互补，病例以器官/系统为基础设计，将所有学科的知识完全融合，教学团队也由来自基础和临床不同学科的教师组成。采用这种模式的学校并不多。

（3）作为以器官系统为基础的整合课程的有机组成部分，理论授课与小组讨论相结合，这种混合模式已经在部分医学院校得到应用。

总体来说，国内的PBL教学改革已从初期的探索试行阶段进入总结反思和完善规范的阶段，在课程框架的整体设计、教师角色的转换、教学案例的设计、评价方式的匹配、跨学科协调管理等方面还有完善和提升的空间[15]。

（三）积极建立与国际实质等效的医学教育认证制度

在医学教育国际化的影响之下，教育部在2003年安排重大研究课题，研究制订中国本科医学教育标准和医学教育认证体系建设问题[8]。经过十年的努力，我国

《本科医学教育标准——临床医学专业（试行）》已正式颁布，成为我国临床医学专业教育质量监控及教学工作自我评价的主要依据。国家级认证机构也已由教育部组建完成，由"医学教育认证专家委员会"和"临床医学专业认证工作委员会"全权负责我国医学院校临床医学专业的认证工作。可以说，我国的国家级临床医学专业认证机制已经初步建立，认证工作正在稳步有序开展[16-17]。截至2013年6月，已对12所医学院校进行了临床医学专业认证。

2012年教育部《关于实施临床医学教育综合改革的若干意见》中明确指出，"进一步完善符合国际医学教育规范的我国临床医学教育专业认证标准和认证程序，建立起具有中国特色与国际医学教育实质等效的医学专业认证制度"，并且要求在2020年之前完成高等学校临床医学专业的首轮认证工作。临床医学专业认证工作已经成为保证教育质量、推进教学改革、调整教育结构和控制教育规模的有效手段和有力抓手。

（四）综合多项措施，强化医学生临床实践能力培养

医学院校招生规模的逐年扩大，使临床实践基地和资源无法满足临床教学需求，临床教学质量堪忧，这一问题已经受到各层面的广泛关注。教育部和卫生部一方面通过下发文件强调重视实践能力培养，对临床医学专业培养的生均床位数作了明确规定。另一方面，通过批准建立国家级实验教学示范中心、组织年度医学生临床技能大赛等举措，不仅为培养和锻炼医学生的临床实践能力提供有效平台，也对学校重视临床和实践技能教学起到了积极的导向作用。

学校层面则通过建立临床技能培训中心、制订更加合理的实践教学方案、严格临床教学管理等措施，使实验教学、科研训练、见习、实习等各个实践教学环节得到时间和效果上的保障。绝大多数医学院校都已建立临床技能培训中心，配备各种现代化的模型、教具、模拟人，建立模拟病房、模拟手术室等，充分利用现代化的手段保证临床能力培训。超过50所医学院校建立了标准化患者队伍，不仅用于客观结构化临床考试（objective structured clinical examination，OSCE），也用于临床教学与培训[18-19]。目前应该注意的一个关键问题是，必须处理好模拟辅助教学与床边教学的相互关系，避免走完全模拟化、虚拟化的极端[20]。

（五）多元化考核评价方式得以运用

多元化的评价手段已经在国内各高校医学教育过程中发挥重要作用，除了传统的口试、笔试等侧重于知识掌握情况的评价方法之外，侧重表现和能力的评价方式也越来越多地得到应用，如 OSCE 和标准化患者的使用、学习手册和档案袋、课堂表现评价、Mini-CEX 等。各个学校对于形成性评价在促进学生学习和改进教学等方面的反馈作用已经有了初步的认识，也在进行积极的尝试，努力调整和完善学生评价体系，但从总体上看，评价方式改革滞后于教学方法改革，终结性评价仍占主导地位，对形成性评价的理解和认识还有一定的偏差，形成性评价对促进学生学习的作用和对教育过程的修正作用还没有真正得以体现。

客观地说，现阶段我国的医学教育仍有许多方面难以适应社会的发展和需求，与国际医学教育先进水平的差距仍然不可小视。尤其需要反思的是，政府的政策导向对医学教育的影响值得重视，院校的拆分与合并、学制的加长与缩短、招生规模的扩大等，反映出的突出问题是有些政策的出台和改革的推进缺乏宏观的科学规划和顶层设计，在一定程度上阻碍了医学教育事业的健康和可持续发展。

（初稿日期，2012 年 3 月 1 日；定稿日期，2013 年 10 月 22 日）

参考文献

[1] 陈雁. 西医东渐与近代中国之医事变革. 医学与社会, 2011, 24(6): 1-3.

[2] 朱潮. 中外医学教育史. 上海: 上海医科大学出版社, 1988.

[3] 邱祥兴, 林蕙菁. 中国高等医学教育的昨天今天明天. 上海: 上海中医药大学出版社, 1999.

[4] 邓铁涛, 程之范. 中国医学通史(近代卷). 北京: 人民卫生出版社, 2000.

[5] 中华人民共和国卫生部科技教育司, 中华人民共和国教育部高等教育司. 中国医学教育改革与发展: 回顾、展望、对策. 北京: 人民卫生出版社, 2002.

[6] 黄睿彦. 我国高等医学教育转型中的困惑与思考. 中华医学教育杂志, 2010, 30(6): 801-805.

[7] Julio Frenk, Lincoln Chen. Health professionals for a new century: transforming education to strengthen system in an independent world. Lancet, 2010(376): 1923-1958.

[8] 石鹏建. 适应医学教育标准国际化, 积极推进我国医学教育改革. 中国循证医学杂志, 2005, 5(7): 505-508.

[9] 孙宝志. 世界医学课程模式百年历程与借鉴. 中华医学教育杂志, 2012, 32(1): 1-7.

[10] 王维民, 程化勤. 全人教育理念下医学教育改革的实践探索. 中华医学教育杂志, 2013, 33(1): 1-4.

[11] 黄钢, 陆斌杰, 张艳萍, 等. 构建以医学生综合能力提升为核心的医学教育新模式——上海交通大学医学院PRICE医学教育模式探索. 中国高等医学教育, 2012, (9): 1-3.

[12] 何萍, 杨棉华, 林晓珊, 等. 以系统整合为基础, 构建临床医学本科课程体系. 中国高等医学教育, 2003, (3): 5-7.

[13] 万学红, 卿平, 石应康. "从树干到树叶": 医学八年制课程整合的探索与实践. 中国循证医学杂志, 2009, 9(4): 367-370.

[14] 郑军, 马建辉, 吴雄文, 等. 医学整合课程模式的实践探索. 中国高等医学教育, 2008, (9): 7-8.

[15] 汪青. 国内医学院校PBL教学模式的应用现状及问题剖析. 复旦教育论坛, 2010, 8(5): 88-91.

[16] 汪青. 中国临床医学专业认证体系的构建与未来发展. 复旦教育论坛, 2012, 10(5): 92-96.

[17] 谢阿娜, 王维民, 蔡景一, 等. 我国临床医学专业认证制度的建立与思考. 中华医学教育杂志, 2012, 32(6): 801-804.

[18] 黄华, 陈勇, 季晓辉. 南京医科大学标准化病人队伍的建设及其应用与管理. 中华医学教育杂志, 2012, 32(4): 566-569.

[19] 劳力敏, 张向杰, 周容, 等. 标准化病人在医学生医患交流教学中应用的探讨. 中华全科医学杂志, 2009, 8(12): 895-896.

[20] 钱福华. 医学教育改革、创新与发展. 中华医学教育探索杂志, 2011, 10(1): 33-35.

第三篇 | 中国卫生人才的现状与预测

李　颖[1]，张俊华[2]

（本文作者单位：1. 中国医院协会教育培训部；2. 卫生部人才交流服务中心）

一、引言

中国的医药卫生人才培养和队伍建设是一个庞大的社会系统工程。医学教育（包含临床医学、护理、预防医学、药学等卫生相关专业）是医药卫生人才培养和卫生事业发展不可或缺的基础。做好医药卫生人才培养工作，需要教育和卫生行政部门的密切合作，共同制订医学教育的政策，确定评价考核标准，制订年度招生计划等。各级医药卫生教学研究机构、医疗卫生服务机构和医疗卫生及健康产业部门承担医药卫生人才培养、使用、继续教育、职业发展和激励等具体任务。2006 年世界卫生组织发布的《通力合作，增进健康》[1]报告中提到，卫生人力发展的目标，就是让掌握适宜技术的合适卫生人才到适宜的地方做适宜的工作。医学教育是在卫生人力"生产 – 使用 – 退出"这个"工作寿命"周期中的第一个环节，也是最关键的一个环节。

新中国成立以来，我国医学教育部门为医药卫生事业发展培养了大批医药卫生人才，为医药卫生事业改革与发展提供了人才支撑。但是，随着经济社会发展，人民群众对医药卫生服务需求的不断增长，医学教育和医药卫生人才培养也面临新形势、新问题和新挑战。例如，卫生人才培养与卫生行业用人需求之间存在"供需失衡""广种薄收"，教育培养浪费和基层卫生人才匮乏等问题，受到了社会的广泛关注[2]。

国务院《关于建立全科医生制度的指导意见》[3]和卫生部《医药卫生中长期人才发展规划（2011-2020年）》[4]等文件明确提出，要创新医药卫生人才培养开发机制，建立和完善部门间沟通协调机制，有必要以岗位需求为导向，科学调控临床医学专业招生规模和其他医药卫生人才培养规模，完善护理、药师、卫生应急、卫生监督、精神卫生、儿科医师等急需紧缺医药卫生专门人才的专业设置，使医学教育改革与发展更好地满足卫生服务需求。本文在综合考虑我国人口结构变化以及社会经济发展趋势的基础上，参照医疗机构服务效率、人民群众卫生服务需求与利用情况，借鉴国际上有关国家的历史经验，对我国2015年和2020年卫生人力资源需求情况进行预测。通过对我国卫生人力资源相关统计数据和前期研究结果的分析和讨论，了解我国卫生人才的供给和需求现状，提出发展21世纪中国医学教育的策略建议，为教育与卫生行政部门制定医学教育相关政策提供参考。

二、中国卫生人力资源现状

（一）中国卫生人力资源的数量、质量和分布

中国在卫生人力发展方面有成功的创新历史，例如，20世纪50年代，中国政府发动全国人民开展了轰轰烈烈的群众爱国卫生运动；采用"以农村为重点、预防为主、中西医结合"的卫生方针；通过培训准卫生技术人员以提高基本卫生服务能力。在1966-1976年"文化大革命"期间，在全国范围内快速培养"赤脚医生"为农村地区的人口提供基本医疗卫生服务。自1977年恢复高考以来，高等医学教育得到了较快发展。1998年开始大力发展医药卫生高等教育事业，启动了综合大学与医学院校合并，并扩大招生规模等一系列工作，促使医学、护理和公共卫生等专业教育和培养人数的快速增长。

1. 数量显著增加，总量仍需适量增长

2011年我国卫生人员（包括卫生专业技术人员、乡村医生和卫生员、其他技术人员、管理人员、工勤技能人员等）总数达861.6万，比1949年新中国成立之初的54.1万增长了15.9倍，数量显著增加。

卫生专业技术人员总数持续增长，执业（助理）医师从1949年的36.3万人升至2011年的246.6万人，增长了6.8倍。注册护士从1949年的3.3万人升至2011年的

224.4 万人，增长了 68 倍。药剂人员从 1949 年的 0.34 万人升至 2011 年的 36.4 万人，增长了 107.1 倍。每千人口卫生专业技术人员从 1949 年的 0.93 人升至 2011 年的 4.58 人，其中执业（助理）医师从 0.67 人升至 1.82 人，注册护士从 0.06 人升至 1.66 人。

目前，在全球范围内，平均每 1 万人拥有 13 名医师、28 名护士、3 名牙医和 4 名药师。表 3–1 列出了医师、护士、牙医和药师的全球分布情况，以及金砖四国和部分经济合作与发展组织（Organization for Economic Co-operation and Development，OECD）发达国家的数据 [6]。根据世界银行 WDI 和 GDF 数据库，中国 2009 年人均国民总收入为 3590 美元，属于中等偏下收入国家 [7]。中国卫生人力的配置情况与经济发展水平相符合，属于中等偏下水平，远远落后于发达的 OECD 国家。在新兴经济体和发展中国家发挥领头羊作用的"金砖四国"中，我国每千人口所拥有的卫生专业技术人员数量低于俄罗斯和巴西，仅高于印度。

2009 年，我国医疗机构执业（助理）医师日均负担诊疗人次为 7.4 人，低于 OECD 部分国家的平均水平（8.79）；医疗机构执业（助理）医师日均负担住院床日为 1.5，远高于 OECD 国家平均水平（0.66）。由此可见，尽管我国医疗机构执业（助理）医师日均负担诊疗人次略低于 OECD 部分国家的平均水平，但医疗机构执业（助理）医师日均担负住院床日数却非常高，说明与 OECD 国家相比，我国医务人员的工作量相对较大。

受人们生活方式的改变、疾病谱变化、人口增长与老龄化等因素的影响，中国的卫生系统面临新问题，公众对医疗卫生服务需求不断增长。同时，国家医药卫生工作的重点将由"以疾病治疗为中心的服务模式"逐渐转向"以健康为中心的预防保健服务模式"。遵循"保基本、强基层、建机制"的医药卫生体制改革原则，建立覆盖全体国民的基本医疗卫生服务制度。贯彻落实 21 世纪的卫生战略重点，即"以农村为重点，预防为主、中西医并重"，不断加强基层医疗卫生服务机构从业人员能力建设，强化他们提供医疗、预防、保健、康复、健康教育、计划生育指导以及老年护理等卫生服务能力。上述卫生服务模式的转变，基层医疗卫生机构、预防保健机构对医药卫生人才的需求会进一步增长。同时，传统的"生物 – 医学模式"已经转变为"生物 – 心理 – 社会医学模式"也对医药卫生人才提出了新要求。一方面对高层次、复合型领军卫生人才的需求十分迫切；另一方面，需要大量的经过系统而全面培训的医药卫生人才去基层从事基本医疗、预防保健、康复等卫生服务工作。

表 3-1 全球卫生人力资源分布

分组	国家和地区	卫生人力密度（每万人口）				
		医师（人）	护士（人）	医护比（人）	口腔人力（人）	药师（人）
部分 OECD 国家	澳大利亚	30	125	1：4.2	15	8
	加拿大	23	92	1：4.1	12	8
	法国	33	82	1：2.5	7	12
	德国	36	107	1：3.0	8	6
	英国	27	97	1：3.6	4	9
	日本	22	95	1：4.4	7	19
	韩国	19	44	1：2.2	14	11
	墨西哥	20	24	1：1.2	14	8
	土耳其	12	13	1：1.2	2	3
	美国	24	108	1：4.4	16	9
"金砖四国"	巴西	17	29	1：1.7	12	6
	印度	6	13	1：2.1	1	6
	俄罗斯	43	85	1：2.0	3	1
	中国（大陆）	18	14	1：0.8	1	3
WHO 区域	非洲区域	2	11	1：4.6	＜0.5	1
	美洲区域	23	55	1：2.4	12	7
	东南亚区域	5	11	1：2.2	＜0.5	4
	欧洲区域	33	68	1：2.1	5	5
	东地中海区域	10	14	1：1.4	2	3
	西太平洋区域	14	21	1：1.5	2	4
国别收入分组	低收入国家	4	10	1：2.7	＜0.5	1
	中等偏下收入国家	10	14	1：1.4	1	4
	中等偏上收入国家	24	40	1：1.7	7	10
	高收入国家	28	81	1：2.9	10	10
全球平均		14	28	1：2.1	3	4

注：①数据来源于 WHO《世界卫生统计 2010》，系 2000-2009 年数据，护士系护士和助产士，口腔人员包括口腔执业医师和口腔辅助人员（如牙科助理、口腔修复技师等），药师包括药师（士）和药师助理。

②中国（大陆）数据来源于《2010 中国卫生统计年鉴》，医师系执业（助理）医师（不含口腔医师），护士系注册护士，药师为药师（士）。

③ OECD 国家的医师密度、护士密度和医护比数据来源于 2010 年 OECD 卫生数据库，英国药师密度数据来源于 2009 年国际药学联合会（FIP）的全球药师人力资源报告。

④国别收入分组标准系世界银行 2009 年标准。2009 年最新收入分组标准为：人均国民总收入（GNI）低于 995 美元为低收入国家，在 996～3945 美元为中等偏下收入国家，在 3 946～12 195 美元为中等偏上收入国家，高于 12 196 美元为高收入国家。

世界卫生组织曾把决定人体健康的因素归纳为四个方面：第一是内因，即父母的遗传因素，占15%；第二是外界环境因素，其中社会环境占10%，自然环境占7%，共占17%；第三是医疗卫生服务对人们的健康贡献，仅为8%；第四则是个人生活方式，它对健康的影响达到了60%[8]。从上述决定人体健康的因素来看，加强医疗卫生服务体系建设、培养数量适宜的临床医生以及预防医学人才，可以为人民群众看病就医提供便利，发挥治病救人、预防疾病的作用。但是对促进、维持和保护人民群众身体健康最为有效的途径，应该是培养大量的卫生专业人才队伍和政府公共管理人员，共同为人民群众营造良好的社会环境（公平公正、和谐、良好教育等）、自然环境（清洁的水、清新的空气和安全生活环境），帮助人民群众建立良好的生活方式。这些卫生人才主要在公共卫生机构、基层卫生机构（二级及以下医疗机构），具有适宜的医药卫生知识和胜任能力，帮助、指导当地居民建立健康的生活方式（包括获得健康知识、健康饮食、体育锻炼、戒烟戒酒等），营造良好的生活环境，确保饮水安全，提高人们的受教育水平等等。

通过与发达国家以及发展中国家的比较，结合我国医疗卫生服务需求来看，我国现有医药卫生人才的数量和质量，均不能满足医药卫生事业发展的需要，适度增加医药卫生人才总量、提高卫生人才培养质量势在必行。

2. 质量逐步提高，基层机构卫生人员学历偏低

目前，我国卫生专业技术人员队伍已经从以中专学历为主转向中专、大专、本科多层次学历结构，学历结构有了较大改善，表现为中专学历所占比例逐年下降，本科及研究生比例在逐渐增多，学历层次逐年提高。"十一五"期间，卫生专业技术人员中大学本科及以上学历的比例从2005年的17.1%提升到2010年的24.9%，5年间增加了7.8个百分点；大专比例从2005年的29.2%提升到2010年的36.3%，5年增加了7.1个百分点；中专比例从2005年的43.3%降低至2010年的34.5%，减少了8.8个百分点；高中及以下无专业学历的人员比例从2005年的10.3%减少到2010年的4.2%，减少6.1个百分点。农村卫生人员、社区卫生人员、公共卫生人员、卫生监督人员的总体学历水平均有所提高，无专业学历人员所占比例有所下降[9]。

从不同类型（助理）执业医师的学历构成来看，临床专业的学历最高，公共卫生最低，其中2010年我国临床执业（助理）医师的学历以大学本科为主，大专及以上占到了80.7%。

临床医学专业人才系专门人才，其服务对象是人的生命与健康。"关爱生命、大医精诚"是医学人文精神的核心，因此临床医学人才属于精英类人才，应当有较高的受教育程度。随着我国社会经济、教育与卫生事业发展，人民生活水平的不断提高，国民受教育水平越来越高，我国医疗机构卫生专业技术人员学历水平也相应提高。但是相比之下，我国县级医院和基层医疗机构的卫生专业技术人员受教育程度滞后于我国教育事业、卫生事业、国民经济的发展，尚难以满足农村人口对医疗卫生服务的需求。农村地区各类卫生专业技术人员中，大学本科及以上学历比例低于全国平均水平，更低于全国公立医院平均水平；中专及以下学历人员比例均高于全国公立医院平均水平。

3. 卫生人才的地区、城乡、结构分布不够合理

　　（1）部分省市面临卫生人才匮乏并后继乏力的问题：中国医师和护理队伍的地区分布已经发生"东多西少"[10]*不平衡的现象，而近五年来，东中西部地区医疗机构的服务量都在大幅提高，尤其是西部地区住院人数增长幅度远超全国平均水平，但是就卫生人力资源的增加情况来看，其卫生人力资源的增长幅度相对于服务量的增长而言是滞后的，而且全国新增执业（助理）医师和护理人员总体呈现"向东流"的趋势，这种不平衡现象将会愈演愈烈。

　　东部地区，尤其是北京、上海、天津、浙江拥有绝对的卫生人力资源优势，每千人口所拥有的卫生专业技术人员数、注册医师数、护士数位均居全国前4位。中西部地区卫生人力资源匮乏。仅从新增执业（助理）医师数来分析，在卫生人力资源匮乏的中西部地区中，西藏、贵州、陕西和甘肃属于每万人新增医师数最少的地区（表3-2）。

　　（2）基层医疗卫生机构人员配置有待加强：长期以来，我国卫生资源的城乡分布呈倒金字塔形分布。20世纪90年代初期，20%的城市人口拥有80%的卫生人力资源，80%的农村人口拥有20%的卫生人力资源。自1978年实施改革开放政策以来，卫生人力的城乡分布不平衡状况进一步加剧，城市每千人口卫生专业技术人员持续上升，从2002年的3.41人升至2009年的6.03人，每千农业人口乡村医生和卫生员数则从1980年的1.79人降至2009年的1.26人。农村乡镇卫生院平均每院预防保

---

*根据《2013中国卫生和计划生育统计年鉴》，东部地区包括北京、天津、河北、辽宁、上海、江苏、浙江、福建、山东、广东、海南11省、直辖市；中部地区包括山西、吉林、黑龙江、安徽、江西、河南、湖北、湖南8省；西部地区包括内蒙古、广西、重庆、四川、贵州、云南、西藏、陕西、甘肃、青海、宁夏、新疆12省、自治区、直辖市。

表 3-2　全国卫生人力资源分布和新增分布情况

地区	2010年千人口卫生技术人员 数量（人）	排序	2010年千人口执业（助理）医师 数量（人）	排序	2010年千人口执业医师 数量（人）	排序	2010年千人口注册护士 数量（人）	排序	2005-2010年诊疗人次年均增长幅度（%）	2005-2010年住院人数年均增长幅度（%）	2005-2010年每万人新增医师数量（人）	2005-2010年每万人新增护士数量（人）
总计	4.37		1.79		1.47		1.52		7.90	29.60	3.59	1.47
东部	5.22		2.13		1.79		1.88		8.60	22.90	4.41	1.41
中部	3.93		1.63		1.29		1.35		6.40	32.70	3.5	1.36
西部	3.76		1.56		1.26		1.26		7.50	38.10	2.56	1.79
北京	13.58	1	5.24	1	4.9	1	5.34	1	8.60	11.10	8.87	1.57
上海	9.71	2	3.75	2	3.44	2	3.96	2	11.60	13.90	4.44	1.82
天津	7.12	3	2.92	3	2.68	3	2.45	3	10.20	15.20	3.33	1.18
浙江	6.08	4	2.54	4	2.09	4	2.1	4	10.30	14.80	6.26	1.21
新疆	5.73	5	2.27	9	1.84	9	2.06	6	5.10	25.80	3.64	1.82
山西	5.58	6	2.53	5	2.07	5	1.8	9	5.10	22.50	6.15	0.96
辽宁	5.46	7	2.28	7	2.01	6	2.09	5	5.40	16.40	1.24	2.99
广东	5.34	8	2.05	11	1.64	12	1.97	7	6.50	26.80	5.76	1.22
内蒙古	5.13	9	2.29	6	1.94	8	1.56	16	7.40	25.50	2.44	1.89
吉林	5.08	10	2.28	7	2	7	1.68	10	5.10	18.80	2.06	1.22
黑龙江	5	11	2.09	10	1.77	10	1.63	13	6.00	20.00	3.96	1.17
山东	4.71	12	1.94	12	1.61	14	1.64	11	8.10	27.70	4.73	1.32
陕西	4.68	13	1.7	17	1.38	18	1.6	15	9.50	25.50	1.54	4.07
宁夏	4.66	14	1.91	14	1.71	11	1.61	14	7.20	20.40	2.74	1.76
青海	4.53	15	1.92	13	1.62	13	1.52	18	11.30	29.10	3.77	0.92
海南	4.41	16	1.61	20	1.26	21	1.82	8	8.10	24.50	3.12	2.06
江苏	4.4	17	1.73	16	1.54	15	1.64	11	10.10	23.20	2.64	2.07
湖北	4.16	18	1.62	19	1.36	19	1.53	17	7.40	32.60	1.75	2.43
福建	4.05	19	1.66	18	1.43	16	1.52	18	10.20	32.10	3.96	1.35
河北	4	20	1.84	15	1.39	17	1.2	23	8.60	29.10	4.05	1.16
湖南	3.81	21	1.56	22	1.16	23	1.31	21	7.60	44.00	2.85	1.78
甘肃	3.65	22	1.45	24	1.18	22	1.1	28	4.80	30.30	1.59	1.83
四川	3.62	23	1.61	20	1.28	20	1.17	24	7.40	47.50	3.87	1.39
广西	3.56	24	1.33	28	1.05	28	1.32	20	6.10	47.60	3.51	1.58
河南	3.45	25	1.43	26	1.02	29	1.12	27	6.00	35.20	4.65	1.01
西藏	3.43	26	1.52	23	1.14	25	0.68	31	5.30	24.70	-0.43	-0.74
江西	3.37	27	1.32	29	1.12	26	1.24	22	5.80	45.40	2.78	1.86
重庆	3.36	28	1.45	24	1.07	27	1.14	25	7.60	46.10	3.75	1.57
云南	3.16	29	1.4	27	1.16	23	1.09	29	9.10	34.40	1.65	1.53
安徽	3.1	30	1.27	30	0.96	31	1.13	26	7.50	32.70	3.38	1.47
贵州	2.48	31	1.04	31	0.83	30	0.86	30	11.50	58.50	0.68	5.13

健人员不足 2 人，每个防保员要服务农业人口 2 万人，承担着全乡疾病预防与妇幼保健工作，任务艰巨。2010 年全国基层医疗卫生机构卫生人员 328.2 万（含村卫生室），占全国卫生人力近 40%；其中卫生专业技术人员 191.4 万，占全国卫生专业技术人员的 32.6%。但其承担了全国 61.9% 门诊服务量和 27.9% 的住院服务量，人员总量相对不足，详见表 3-3。

表 3-3　基层医疗卫生机构人员数和服务量

机构分类	卫生人员数及比例 [万人（%）]	专业技术人员数及比例 [万人（%）]	诊疗服务量及比例 [亿次（%）]	住院服务人数及比例 [万人（%）]
医院	422.7（51.5）	343.8（58.5）	20.4（34.9）	9524（67.2）
基层医疗卫生机构	328.2（40.0）	191.4（32.6）	36.1（61.9）	3950（27.9）
其他机构	69.8（8.5）	20.3（8.9）	1.9（3.2）	700（4.9）
合计	820.7	555.5	58.4	14 174

　　城乡二元经济结构影响着我国医药卫生人才队伍和整个医药卫生事业的发展，乡镇卫生院和村卫生室面临生存困难，基层医药卫生人才队伍流失严重，农村基层高学历人才比例明显低于全国平均水平，医护比严重倒置。城市社区卫生人员质量总体较全国水平为低，从发展情况来看，参加国家医学考试和护理执业资格考试的社区卫生服务人员比例较少，晋升后的人员大多不再从事社区卫生服务，人才大量流失，队伍不稳定。

　　由于城乡、地区间卫生人力分布的不合理，影响到医疗卫生服务的可及性和人民群众看病就医行为。据第四次国家卫生服务调查显示，占全国人口 2/3 的农村居民所花费的医疗费用不到城市居民的 1/3。农村 37% 应就诊患者没有就诊，65% 应住院患者没有住院。虽然农村居民无法就医并非完全是因为农村卫生人力不足的问题。但是，农村卫生人力资源缺乏所带来的"看病难"问题显而易见。与此相反，城市卫生人力资源过剩，尤其是集中在经济发达地区、大城市的大医院，而且卫生人力数，特别是医生数还在不断增加。这种扩张进一步大幅度提高了城市医疗卫生服务的供给能力，加剧了诱导消费、过度服务、奢侈服务的现象，并且加剧了城乡之间医疗卫生服务的不公平。

　　（3）部分专业类别人才极为短缺：根据《医药卫生中长期人才发展规划（2011 - 2020 年）》，护理、药师、卫生应急、卫生监督、精神卫生、儿科医师被列为国家大力扶持开发的急需紧缺专门人才。

我国每万人口护士数仅为 14 人，远低于全球平均水平 28 人。中国是世界上为数不多的医护比倒置（＜1∶1）的国家，远没有达到 WHO 所建议的 1∶2 的理想最低标准，并且低于全球平均水平（1∶2.1）。

药师数量严重不足。截止 2011 年 12 月底，全国获得执业药师资格的人数为 20 万余人，注册在药品生产、经营、使用单位的执业药师为 7.7 万千余人[11]。我国每万人拥有药师不足 2.0 人，远低于美国、英国等发达国家，也低于巴西（6.0 人／万人）和印度（6.1 人／万人）等发展中国家。从我国卫生专业技术人员的专业构成来看，药剂人员占卫生人员的百分比持续下降，从 1980 年的 8.73% 下降到 2011 年 4.22%。

目前我国 0～14 岁儿童约 2.04 亿，占总人口的 17.3%，但每千儿童仅有 0.23 名儿科医生，全国儿科专业执业（助理）医师仅为 128 106 人，占临床执业（助理）医师总数的 5.5%。中国儿童平均每年就诊为 3～5 次，儿科医师日均负担门诊量在 15 人左右。比照美国每千名儿童有 1.36 名儿科医生，我国至少还缺 20 万名儿科医生[12]。

公共卫生人员紧缺。以精神卫生为例，2005 年统计，在精神卫生专业机构工作的约有 5 万名卫生专业技术人员，包含了执业（助理）医师、注册护士、药剂人员和检验人员，远远不能满足人群日益凸显的精神卫生服务需要。同时缺少心理治疗师、社工师和职业康复师等职称系列来满足这一队伍的发展需要。

（二）我国卫生人力资源需求分析与预测

1.我国卫生人力资源需求预测

在对我国人口结构变化以及卫生服务需求进行分析的基础上，利用卫生服务需求法，我们对到 2015 以及 2020 年我国卫生人力资源需求情况进行了分析和测算[13]。

（1）卫生人力需求预测方法：利用卫生服务需求法，预测 2020 年医生需求数量，其中测算公式参照《我国及不同类型地区医疗卫生服务资源配置标准测算研究》推荐模型[14]，根据 2009 年，利用全国医院院长培训班和卫生局局长培训班机会，对 444 名院长、局长进行了问卷调查，并经过专家论证，对医生服务人次数等部分参数进行了调整[15]。其中：

门诊医生需求量 = 全年就诊人次数预测值／门诊医生人均年服务量 – 两周就诊人次数预测值 ×26/（14×250）

参数：门诊医生每日服务人次数为 14，每年服务天数为 250 天（365 天 – 52

周 ×2– 全民假 11 天）。

住院医生需求量 = 全年住院人次数预测值 × 平均住院天数 /（每全时医生平均分管床位数 × 每床年平均使用床日数）× 调整系数 – 全年住院人次数预测值 ×10.7/（10×365×81.5%）×15/8

参数：平均住院天数 10.7 天（2008 年）；住院医生分管病床数按卫生部规定 10 张，床位利用率为 81.5%（2008 年）；主任医师、副主任医师、主治医师与住院医师的配置比例为 1：2：4：8，主治及以上医师与住院医师之比为 7：8，主治及以上医师的需求量 – 住院医师 ×7/8，即调整系数为 15/8。

在此基础上，综合利用人力 / 人口比值法、结构比例法、趋势外推法以及工作任务分析等方法，分别测算护士、卫技以及公共卫生等各类人员的需求量。

（2）人口规模预测：人口预测不是一个全新的课题，国内外研究者做过很多测算模型，我国人口预测的研究主要集中在对人口预测模型的创新和实证分析上，创新模型有灰色系统预测模型[16]、BP 神经网络的预测模型[17]、逆系统方法[18]、非线性动力学方法[19] 等。本研究选用南京晓庄学院地理科学学院刘钦普的"时空回归模型"预测法[20]。

虽然我国已进入低生育率国家行列，但由于人口增长的惯性作用，当前和今后十几年，人口总量仍将持续增长。据联合国人口统计处预测，2015 年我国人口将达到 13.97 亿，2020 年将达 14.34 亿，其中 65 岁以上老年人将占到 11.8%，老龄化进程加速，并且 80 岁及以上高龄人口所占比重不断上升。同时，随着城市化进程的加快，城镇人口比例将从 2000 年的 36% 增加至 2020 年的 54%[21]。

（3）预测结果

1）卫生服务需求量预测：公共卫生服务需求主要取决于人口学变化，尤其是老年人口、孕产妇、儿童的数量以及危险人群的规模；医疗服务需求则主要取决于疾病患病人数的变化。根据卫生部统计信息中心对第四次卫生服务调查中患病率、患病就诊比例、人口老年龄化趋势以及医疗保障制度健全等因素的综合分析预测，2015 年和 2020 年两周患病人次数将达到 2.99 亿和 3.64 亿，两周就诊人次数将分别达到 2.31 亿和 2.80 亿。根据历年住院率与住院总人次数的变化，同时考虑老年化是未来住院增加的主要因素，用各年的老年化权重系数予以校正，2015 年和 2020 年住院人次数为 1.63 亿和 1.89 亿[22]。

2）医生需求量预测：利用卫生服务需求法，分别测算 2015 年和 2020 年门诊医生需求量分别为 171.6 万人和 208 万人，住院医生需求量分别为 109.93 万人和 127.47 万人，医生总需求量分别为 281.53 万人和 335.47 万人，平均每千人口医生数分别达到 2.02 人和 2.34 人，接近目前世界中上收入国家平均水平（2.4 人／千人口）。

3）护士需求量预测：结合我国护理人员实际数量，遵循逐步实现的原则，2015－2020 年分别采用 1∶1 和 1∶1.5 的医护比，计算得出 2015 和 2020 年护理人员需求量分别为 281.53 万人和 503.21 万人。如果我国的医生和护士按照上述预测量来培养、输送到各级医疗卫生机构的话，到 2015 年每千人口护士数为 2.02 人，接近目前西太平洋区国家平均水平（2.1 人／千人口）。2020 年每千人口护士数为 3.51 人，医护比达到 1∶1.5，将扭转护理人员数量短缺、医护比倒置状况。

4）药师需求量预测：2010 年，在医疗机构及药品零售机构工作的药师队伍总人数有 39 万人（其中医疗机构 35.39 万人，药店约 4 万人），平均每千人口 0.29 人，低于世界卫生组织成员国平均水平（0.4 人／千人口）。并且，我国药师机构之间的分布差异大，大型医疗机构配备多，而基层医疗卫生机构与零售企业配备少，并没有真正实现"以患者为中心"的药师专业服务模式。采用人力／人口比值法，2015 年参照目前世界各国的平均水平（0.4 人／千人口）配备药师，2020 年参照"金砖四国"平均水平（0.6 人／千人口）配备药师，到 2015 年和 2020 年我国药师数量应分别达到 56 万人和 86 万人，这样可以改善我国药师紧缺的状况。

5）其他人员需求量预测：按照 2010 年医师与各类卫生人员的比例测算，医师与技师（士）的比例（1∶0.1404），算得 2015 和 2020 年技师（士）需求量分别为 39.53 万人和 47.09 万人。按照医师与其他技术人员的比例（1∶0.1203），算得 2015 和 2020 年其他技术人员为 33.87 万人和 40.36 万人。按照医师与管理人员的比例（1∶0.1535），算得 2015 和 2020 年医疗卫生管理人员为 43.21 万人和 51.49 万人。按照 2008 年医师与工勤技能人员的比例（1∶0.2435），算得 2015 和 2020 年工勤技能人员为 68.55 万人和 81.69 万人。

6）专业公共卫生机构人员需求量预测：我国专业公共卫生人才数量不足、素质较低。每万人口中仅有 1.4 名疾病预防控制人员，相当于美国的 1/5。食品安全、健康教育、妇幼卫生、采供血等人才缺乏；卫生应急人才队伍分散，力量难以整合。院前急救人员匮乏，目前我国每名院前急救人员服务 12.6 万人口，与国际上每名从业人员服务1万人口的配置水平差距较大。各种职业危害、空气污染、水污染等公共卫生问题的解决，有赖于专业公共卫生队伍的培养和发展。而上述对卫生人员需求量的测算主要是基于门诊、住院等医疗服务量进行预测的，所得卫生人员需求量主要涉及医疗机构，而对公共卫生工作没有涉及。目前我国专业公共卫生机构人员包括疾病预防控制、卫生监督、健康教育、精神卫生、妇幼保健、应急救治、采供血以及卫生部门所属计划生育技术服务机构的人员。综合考虑不同机构的人员现状、今后工作任务分析等因素，采用人口比值法，分别提出不同机构今后10年的人员配置标准和需求量。其中，疾病预防控制机构的公共卫生人员数量（包括疾病预防控制中心和专科疾病防治机构）在2020年将达到31.15万人（0.22人/千人口），健康教育机构达到0.20万人（0.0014人/千人口），妇幼保健机构41.1万人（0.29人/千人口），精神卫生机构19.73万人（0.14人/千人口），急救中心3.5万人（0.02人/千人口），采供血机构7.3万人（0.05人/千人口），卫生监督机构14.72万人（0.1人/千人口）。到2020年，专业公共卫生机构人员总数将达到117.89万人。

7）基层卫生机构公共卫生人员需求量预测：目前，乡镇卫生院、村卫生室等基层卫生机构承担越来越多的公共卫生工作，上述测算尚未体现乡镇卫生院、村卫生室等基层机构承担的公共卫生工作。因此，对于乡镇卫生院、村卫生室承担的基层公共卫生工作所需人员数量按照每万人口3.33人[23]进行测算（2015年和2020年农村人口分别为6.99亿和6.60亿），得出农村基层卫生服务机构公共卫生人员需求量在2015年和2020年分别为23.28万和21.98万。

另外，利用趋势外推法，算得医学科学研究机构、医学在职培训机构等其他卫生机构人员需求量在2015和2020年分别为41 761和34 449人。综合上述分析和预测，得出2015和2020年我国卫生人力资源需求量分别为926.33万人和1288.62万人（见表3-4）。

2. 2012年全国卫生行业人才需求调查结果

2012年对各省（区市）卫生厅（局）的意向调查分析结果如下：

（1）存在人员短缺的机构类型：存在卫生专业技术人员短缺的机构类型主要包括：县级医院、基层医疗机构和公共卫生机构。东部地区虽然每千人口卫生专业技术人员数量高于全国平均水平，但是基层医疗机构，尤其是社区卫生服务机构，卫

表 3-4 2015 和 2020 年我国卫生人员需求量测算

类别	2010 年		2015 年		2020 年	
	总量（万人）	每千人口需求量（人）	总量（万人）	每千人口需求量（人）	总量（万人）	每千人口需求量（人）
卫生人力总量	820.75	6.13	926.33	6.63	1288.62	8.99
医疗卫技人员	587.63	4.39	658.59	4.71	971.77	6.96
执业（助理）医师	241.33	1.80	281.53	2.02	335.47	2.34
注册护士	204.81	1.53	281.53	2.02	503.21	3.51
药师（士）	35.39	0.26	56.00	0.40	86.00	0.60
技师（士）	33.88	0.25	39.53	0.28	47.09	0.33
其他卫技人员	72.22	0.54				
其他技术人员	29.02	0.22	33.87	0.24	40.36	0.28
管理人员	37.05	0.28	43.21	0.31	51.49	0.36
工勤技能人员	57.88	0.43	68.55	0.49	81.69	0.57
专业公共卫生机构人员	62.45	0.47	94.65	0.68	117.89	0.82
基层公共卫生人员			23.28	0.33	21.98	0.33
其他卫生机构人员	5.62	0.04	4.18	0.03	3.44	0.02

生专业技术人员仍然十分短缺。西部地区卫生人力相对匮乏，随着一系列新医改政策的实施，老百姓对医疗卫生需求不断增长，县级医院人才缺乏问题尤为突出。

从调查对象所反映的人员最短缺的机构类型来看，城市大中型医院仅占11%，县级医院占 24%，基层医疗机构占 65%，其中乡镇卫生院就占 31%（见图 3-1）。

（2）短缺人才的专业类型：目前全国各地医疗机构人员短缺的主要专业类

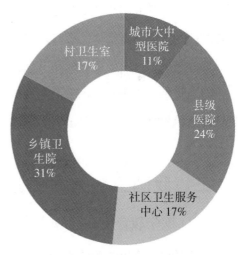

图 3-1 全国医疗机构卫技人员最短缺的机构类型

型是临床医学（65.5%），其次是护理专业（13.4%）。临床医学中的全科医学，以及其他专业中的预防医学和医学技术类，如影像、检验、病理、麻醉等，也属于普遍

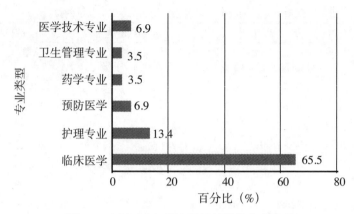

图 3-2　全国医疗机构人员最短缺的专业类型

短缺的专业（见图 3-2）。

（3）临床专业最短缺的学历层次：目前医疗机构临床医学专业最短缺的学历层次以研究生及以上（48.3%）和本科学历（41.4%）为主。虽然从医学教育的一般规律来看，临床医学专科学历还难以完全胜任医疗需求，但基层医疗卫生人员的缺乏，本科及以上学历层次人才"下不去，留不住"的现实情况使得在目前及今后一段时间内，临床医学专科学历层次还有存在的必要性。特别是中西部地区、农村、山区和边远地区，仍然需要"下得去，用得上，留得住"具有专科学历的临床医学人才，为当地人民群众提供基本的医疗卫生服务。

（4）护理专业最短缺的为具有本科学历的人才：根据调查反馈，目前医疗机构护理专业最短缺为具有本科学历的护理人才（51.7%），其次是大专学历（24.2%）。

三、我国卫生人力资源供给面临的问题与挑战

（一）医学教育规模

医学教育规模直接影响着国家卫生人力的供应和储备，包括办学规模和培养规模，前者指的是院校数量，后者却包括每年招生数、在校生数或每年毕业生数等指标。

1. 医学院校数量增长快，类型多

《中国教育统计年鉴》面向全国各级各类学校发布。医学院校的数量来自全国高等教育基层统计报表资料，即"学校性质类别"为"医学院校"的学校数。学生数量则是按照医学门类的学生均被计算在内，包括医学、药学、护理、公共卫生、

医学技术等专业的学生。以《中国教育统计年鉴2010》为例[24]，按照学校性质类别统计，医学院校数为167所；而把只要有培养医学门类学生的学校都计算在内，1998年我国举办高等医学教育的院校有177所；2002年增加到294所，2009年增加到485所，短短十年间增加了308所。在485所院校中，一些院校是通过院校合并发展成为医学院校的，有的是将高等医学专科院校合并升格为本科医学院校，由招医学专科生升格为具有招收医学本科生的资格；有的是将当地的卫生学校并入本科院校或者高职院校，一跃成为具有招收医学本科生或者医学专科生资格的院校。与世界主要国家医学人才培养状况相比较，我国的医药院校数量庞大，美国共有医学院校125所，大部分设立在综合性大学，英国有29所医学院校，澳大利亚有12所医学院校[25]，同样是人口大国的印度有约300所医学院校，但平均每所学校每年培养的临床医学生人数为100人左右[26]。

我国不论哪种性质或类别的医学院校均能够举办高等医学教育的话，医学人才培养能力和培养质量均难以得到保证。2009年在具有举办医学教育资格的485所院校中，其中专门的医药院校有171所（35.2%）、综合性大学156所（32.2%）、理工科院校90所（18.5%）、农业院校22所（4.5%），师范院校19所（3.9%）。临床医学、护理、医学技术等相关专业的学生即需要接受基础医学教育，也需要到附属医院或教学医院接受临床医学实践教育。如果举办医学教育的院校数量的迅速增加，而教学医院数量和容量未能够及时跟上的话，如何保证医学教育的质量是摆在我们面前的一个非常严峻的问题[26]。

2.招生规模大，总体供大于求

近年来我国高等教育规模逐年扩大，而医学门类招生规模增长更为快速。1999年医学门类招生总规模为42万人，到2010年达到了111.5万人，11年间增长了近3倍，研究生、本科、专科和中专的招生总量分别增加了4倍、3倍、8倍和2倍。2005－2009年，专科层次招生数占全国高校总招生数的比例从3.72%增长到3.88%，本科层次招生数占全国高校总招生数的比例从2.93%增长到3.23%[28]。不考虑每年毕业未就业的"存量"，仅以2010年111.5万人的招生规模来看，就远远超过《国家医药卫生人才发展规划（2011－2020年）》从2015年到2020年，全国每年约需净增加卫生人员60万的数量。

（二）教育资源与培养规模不匹配

除了院校的数量和招生总量增长快速外，医药院校的在校生规模也在不断攀升。1994年，我国第一次出现在校生数量为4001～5000人规模的医药院校；到2004年，5001～10 000人规模的医药院校占学校总数的60.3%；2005年开始出现了万人以上的医药院校，其中20 001～30 000人规模的医药院校所占比例为1%。2011年临床医学专业招生规模排名前50名的院校中，临床医学专业招生规模超过1000人的有17所，有些院校一年总招生规模4000多人，临床专业达到近2000人。然而这些院校中仅有3所是"211工程"院校。这17所中有6所2011年应届本科生临床执业医师考试通过率低于全国平均水平。在培养规模前十名的院校中，4所通过率低于全国平均水平。在医药院校校均在校生规模迅速扩大的情况下，如何保证教学质量，特别是临床教学质量，值得我们高度关注[29]。医院院校年招收临床医学生规模过大，降低学生录取标准和教学质量，从而导致临床医学毕业生参加国家执业医师资格考试通过率低。

（三）医学教育结构问题

1. 医学教育资源地区分布不均衡

东部地区不仅拥有绝对的卫生人力资源优势，在医学卫生人才培养上也领先于中西部地区。

从院校设置看，地区经济越发达，举办医学教育的院校数越多。东部举办高等医学教育的院校最多，占43.7%，其次是中部32.4%，最后是西部23.9%。全国目前共有171所能培养临床医学本科学生的各类型院校（不包括军队院校），平均每千万人口拥有1.28所本科医学院校。东部地区每千万人口拥有1.38所，中部为1.32所，西部仅为1.07所。

从培养规模看，东部地区每万人口每年的医学本科生培养量为6.6人，中部为5.4人，西部为5人。具体到各个省区市，每万人医学本科生培养量排名靠后的分别是青海、上海、甘肃、西藏、河南、云南和内蒙古，其中上海市虽然培养量排倒数第二，但其拥有丰富的卫生人力资源，属于对优质卫生人力资源最有吸引力的省级直辖市。

从培养层次看，东部地区培养了全国近一半的医学本科生，而西部地区主要以

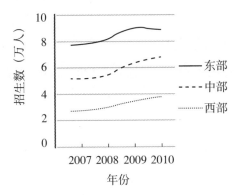

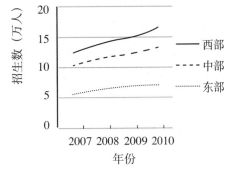

图 3-3　2007－2010 年东中西部高等医学院校本科招生数分布情况

图 3-4　2007－2010 年东中西部高等医学院校专科招生数分布情况

培养医学专科生为主，其医学本科在校生数量占全国的比例从 2000 年的 25.8% 降到了 2010 年 23.8%（见图 3-3 和图 3-4）。

2. 办学层次依然偏低、学制混乱

2001 年卫生部和教育部公布的《中国医学教育改革和发展纲要》[30] 提出，医学教育要调整规模，扩大高等医学教育规模，压缩中等医学教育规模。到 2005 年，本专科教育（含高等职业技术教育）由 1999 年的 35% 提高到 52%，研究生教育由 1999 年的近 3% 提高到 8%，中等教育由 1999 年的 62% 减少到 40%。到 2015 年，各层次医学教育招生规模所占比例：本专科教育（含高等职业技术教育）提高到 60%，研究生教育提高到 12%；中等教育减少到 28%。

通过 1999－2010 年招生数看医科各层次构成，各层次的招生比例远未达到 2001 年《纲要》提出的要求：医学研究生教育到 2010 年所占比例仅为 3.6%，未达到 8% 的目标；本专科比例在增加，但也未达到纲要设定的 50% 的目标；中等教育比例在下降，但始终维持在 50% 以上。也就是说，我国的医学教育规模大，但总体办学层次依然偏低，远未达到纲要所设定的目标。

我国现行的临床医学教育学制复杂，二、三、四、五、六、七和八年制七种学制并存。医学类、药学、护理学、公共卫生、医学技术及其他与卫生相关的十个大类专业也存在多种学制。所以，我国的医学院校教育学制设置比较混乱。从专业和学制的关系上来看，基础医学、预防医学类和法医学类以五年制本科为主；临床医学类、口腔医学类、中医学类和药学类本科比重略高于专科；护理学类和医学技术类以三年制专科为主。

3.医学技术专业教育亟待完善

除前述儿科、精神卫生、卫生应急、药剂等医药卫生专业人才急需紧缺外，目前我国医学技术类专业人才的教育培养也存在诸多问题，与医疗机构的发展需求和健康产业的市场需求脱节。

（1）医学技术相关专业设置、学制和学位等教育管理制度不完善

1）专业名称混乱。很多医学技术类专业名称不规范，混乱，有些专业名称含义不清。例如：营养学、医学营养、营养与食品卫生、营养保健等。

2）专业学制、学位设置混乱。以眼视光专业本科教育为例，一种是学制四年，理学学位，培养眼视光技师。另一种是学制五年，医学学位，培养眼视光医师。病理学与病理生理学归在一个学科，属于基础医学（一级学科）之下的二级学科。但长期以来，医院病理科的研究生培养也归在"病理与病理生理学"学科下，只能培养学术型研究生，而不能培养临床真正需要的专业型病理学人才。这种学科划分严重阻碍医院病理专业技术人才的培养与使用。

3）专业设置与医药事业发展脱节。例如教育部《学位授予和人才培养学科目录》中没有设立医学物理学科，影响了医学物理师的培养。医疗机构还需要病理技师、听力测听师、助听器验配师、康复治疗师、医疗器械维修师、放射治疗师、临床营养师、呼吸治疗师、心理咨询师等人才，他们均是临床所急需的医疗辅助专业技术人员。但教育部门没有设立相关专业，人力资源与社会保障部门没有设立这些专业的技术职称系列，只能依靠卫生行业部门去申请新职业（按技术工种对待），这样不利于专业人才队伍建设。

（2）医学技术教育培养层次偏低，学科建设有待加强：我国医学技术教育长期以中专教育为主，后逐步过渡到专科层次，本科层次教育严重不足，研究生教育尚待进一步规划和完善。正是由于缺乏高层次的医学技术研究生教育，这些学科始终缺乏高端人才，师资队伍匮乏，进而导致医学技术类专业学科发展缓慢。与欧美发达国家的医学技术教育相比，我国处于落后地位。

（3）医学技术专业教育缺乏规范的专业认证制度和质量保证体系：康复治疗师学历教育自2002年后发展迅速，目前有70多所本科院校、97所大专院校及部分中专院校等近200所院校设置了康复治疗专业，但由于缺乏相应的教育评估体系，各

院校培养的康复治疗师种类及水平参差不齐。各院校师资严重短缺，有的院校甚至没有任何一个有专业培训背景的教师[31, 32]。

（四）医学教育培养供需矛盾的原因分析

由于医学生的培养成本很高，如何保持医学教育培养数量供需平衡，提高培养效率一直是很多发达国家十分重视的问题。2012 年诺贝尔经济学奖授予给了哈佛大学埃尔文·罗斯和加州大学罗伊德·沙普利，以奖励他们在稳定卫生人才配置理论及市场设计实践上所作出的贡献。罗斯教授将沙普利的理论和计算方法，参与了一系列日常实践中的卫生人才配置制度设计，帮助医生和医院、学生和学校、器官捐赠者和接受者之间进行供需配置。美国针对医学生培养供需矛盾问题，专门成立了一个医学生预测与测算机构（Clearinghouse），开始实施全国住院医师配置研究项目（National Resident Matching Program，NRMP），采用的就是盖尔 - 夏普利测算法，从而达到有效而稳定的医学人才配置目标，避免医学教育资源的浪费。

目前我国医学门类（含临床医学、基础医学、预防医学、护理学、药学、医学相关专业等）的年培养规模已接近 120 万人，远超过《医药卫生中长期人才发展规划（2011 - 2020 年）》中设立的从 2015 年到 2020 年，全国每年约增加 60 万卫生人员的人才队伍建设目标，可见我国的医学教育整体培养规模已经出现了供大于求的问题，同时存在内部结构性短缺问题，像全科、儿科、精神卫生、药剂等专业人才紧缺。也就是说医药卫生相关专业毕业生有很大一部分将无法在医疗卫生系统找到工作岗位，而一些紧缺专业岗位有找不到对口的卫生人才，从而造成了宝贵医学教育资源的浪费。导致这一问题的原因分析如下：

1. 院校设置布局不合理

目前我国医疗机构卫生专业技术人员缺乏的省份以西部省份居多，但西部省份的医学院校数量和培养规模均远低于全国平均水平。虽然国务院坚持"劳动者自主就业、市场调节就业、政府促进就业和鼓励创业"的方针，对医学毕业生就业的原则是"学生自主择业，与用人单位双向选择相结合"，但是 2002 - 2011 年执业（助理）医师注册库每年度随机抽取 5 万名人员，对各省区市培养的本科学历临床类医学生就业流动情况进行分析，结果表明，东部省份培养的临床医学人才主要留在本省或东部省份执业（海南和辽宁省除外，近年来这两省培养的临床本科毕业生留在本省执业的仅为约50%），尤其是上海、浙江和广东，90%以上的临床专业医学生都留在本地执业。东部地区培养的临床医学毕业生即使到外省执业，大多数人还是选择东部省份，去西部地区执业的人员比例很小。

西部地区12个省（区、市）临床本科人才流失情况各异。总体来看，西部地区主要还是依赖于本省培养临床医学人才，因此院校设置与布局是否合理必将影响西部和边远地区卫生人才的供给、稳定与发展问题。世界卫生组织于2010年颁布的《吸引卫生人力到边远地区留用工作的教育和培训干预政策倡议》明确提出，在农村和边远地区设立医学教育校区，有助于农村边远地区留用卫生人才。

2. 招生规模布局不合理

不同层次医学院校的招生规模和拥有的教育资源不匹配。一方面，拥有大量优质资源的教育部部属院校招生规模普遍较少。另一方面，由于省级及以下医学院校的办学拨款机制存在政府投入不足，学校的运营要依靠向学生收取学费作为重要补充，这些医学院校扩招规模较大。特别是以经济收入为重要目标的医学类独立学院的出现，以及中等医学职业教育院校，这一问题更加突出，医药卫生人才培养质量趋于下降。

我国高等教育管理体制实行中央和地方两级政府分级管理，以省级政府统筹为主的模式。由于全国各地区的经济和社会发展不平衡，使得地区之间不同级别政府管理的高校存在投入差距。76所教育部直属院校的经费来源以政府拨款为主，占50%，学杂费仅占30%，而地方院校，尤其是经济欠发达地区的院校，经费来源以学杂费为主。中央财政从2008年开始，将中央部委所属高校医学本科生的生均拨款标准提高到1.15万，中央财政在安排有关专项资金时对中央部委所属高校的医学教育予以倾斜。地方政府对地方医学院校的拨款标准大多与理科院校同等对待或低于理科院校，并未充分考虑医学教育的特殊性。根据教育部有关部门2005年对14省医学教育经费投入情况的调查，生均拨款平均0.5万元，部分院校不足0.5万元，个别院校不足0.3万元。与医学教育的高投入、高成本相比，生均财政拨款总体偏低，且部属院校与地方院校差距偏大，制约医学教育整体水平与质量的提高。此外，中央财政对高等教育的专项资金投入，进一步拉大了部属高校与地方院校之间的生均经费的差距，尤其是"211"工程（1992年）与"985"项目（1999年）的启动，导致了两类院校之间的收入结构出现了明显的差异。2005年，国内一流高校的校均收入达到20亿元，而普通地方本科和地方高职高专院校的校均收入仅分别为1.9亿元和0.5亿元。这种财政投入机制导致部属院校、"211"和"985"综合性大学倾向于建设研究型大学，不愿意扩大医学教育规模，而地方院校为了生存，不断地扩大教育规模。在这种办学拨款机制的引导下，出现了在校生规模超2万人，每年仅临床医学招生数就达2000人的地方院校。根据教育部普通高等学校本科教学评估标准，医学院校的临床教学基地A级标准生均床位数应达到1.0张，C级标准生均床位数达到0.5张，临床在校生1万人的院校应至少有5000张病床，实际上地方院校招生规模过大达到C级标准都有困难。获得财政大力支持的"985"工程、"211"和教育部直属高校倾向于培养长学制医学生、办研究型大学，本科教育规模呈现萎缩现象。

此外，我国的医学教育总体规模大，但整体办学层次依然偏低，还远未达到2001年卫生部和教育部公布的《中国医学教育改革和发展纲要》提出的医学教育规模目标。例如护理专业，医疗机构短缺的主要是本科层次护理人才，其次是大专层次的护理人才。但目前护理中专的招生规模迅速扩大，由于中专招生没有通过全国统招，生源质量参差不齐，不利于护理队伍整体能力的提高。

3. 专业设置不能满足医疗卫生系统需求

现代医学科技发展日新月异，新的学科和交叉学科不断涌现，医学技术专业和职业领域也越分越细，涉及面越来越广，相关专业也会越来越多。由于缺乏相应的教育培训机制和平台，导致医疗机构有岗位但难以寻找的合适的人才，透析技师、麻醉技师、灌注师、超声技师、病理技师、放射技师、放射治疗技师、康复治疗师、呼吸治疗师、医学物理师等专业人员需求缺口大。卫生相关技术人员的缺失使得目前临床大批麻醉医师、病理医师、康复医师既当医师，也当医技人员，扮演多种角色，这就严重影响了临床工作的质量，对于医疗安全不利。其中很多医学技术类专业尚未纳入正规教育体系或举办的院校极少，如呼吸治疗、放射治疗技术、病理技术、听力技术等。国家不仅应该从总体规模、比例方面进行宏观调控，在医学技术专业设置方面也应该加以引导。

4.教育培养的效率低下

医学教育培养效率低下加剧了高学历、知名院校医学毕业生供不应求的问题。不同学校的人才培养质量相差太大，同为全日制应届本科生，高质量医学院校毕业生参加执业医师考试通过率是低水平医学院校的近5倍。因执业（助理）医师考试需在毕业后至少工作1年才能报考，由于作为用人单位的医疗机构在招聘医学毕业生的时候很难评估医学生的岗位胜任力，只能通过尽量招聘知名医院院校和高学历的毕业生，以保证招来的人能够通过执业资格考试，从而使人才在实际工作中"用得上"，从而导致非知名院校的医学毕业生面临就业困难等问题。

四、中国医学教育发展的远景和策略建议

（一）卫生人才队伍建设和发展的目标

理想的局面是在21世纪，我国的医药卫生人才总量能够适应居民医疗卫生服务需求；医药卫生人才素质显著提高，人才配置结构优化，城乡区域分布趋于合理，农村、社区、公共卫生领域的人才短缺局面得到明显改善；培养造就一大批拔尖创新人才，大力增强医疗卫生系统的原始性创新能力，带动整个卫生人才队伍建设；逐步建立和完善符合医药卫生人才发展客观规律的人才工作机制，造就一支知识渊博、技术精湛、符合岗位能力需求并可持续发展的医药卫生人才队伍，为人民群众身心健康水平的全面提高服务。

根据近两年国家卫生人才队伍建设相关文件精神，卫生人才队伍建设和发展的目标可概括为三个方面：一是规模适当，即卫生人力的供给（包括数量、结构和能力）与城乡居民的需求相匹配；二是相对稳定，卫生人才队伍可持续发展；三是水平适宜，卫生人力的服务水平和能力与社会经济发展需求相适应（见表3-5）。

（二）医学卫生人才培养"目标－重点透视矩阵"

通过目标－发展重点透视矩阵，即按照"目标－标准－现实－趋势－追求"的逻辑关系，综合考虑现实基础和未来趋势，将其与为达到理想标准所必须具备的条件相比较，从而得到我国医学教育未来发展的方向和重点，并以此为基础来指导、确定中国医学教育的发展重点和管理策略。

表 3–5　卫生人力和医学教育发展"目标 - 重点透视矩阵"

目　标	规模适当	相对稳定	水平适宜
理想标准	各类各层次卫生人力的城乡分布、地区分布、数量、结构配置趋于合理	各类各层次卫生人才队伍"留得住"、"提得高"、"干得好"	能力和水平能满足卫生事业发展及居民卫生服务需求
必要条件	适当的教育培养规模，教育存量充足	分配制度合理，劳动价值能得到合理体现	服务内容：与农村卫生发展需求一致
	新增卫生人力主要流向农村、基层和欠发达地区，分布不均的现状得以缓解	在不同的工作环境下都能提升工作能力，有职业发展空间	学科设置、教学内容和教学质量适应服务内容
	卫生人才队伍数量、结构（学历、职称、性别、年龄）配置不断优化	卫生服务工作得到社会认可	能力水平：与服务内容的要求相适应
现实状况	医药卫生人才供给与社会需求矛盾	卫生人才培养终身教育模式需要进一步完善	培养模式与医药卫生人才成长规律不相适应
	基层医药卫生人才、公共卫生、社区卫生、护理队伍以及卫生系统高层次人才数量不足，素质有待提高	卫生系统高层次人才流失严重，吸引困难	卫生人才培养的资源整体投入不足
	卫生人才地区之间分布不均衡，呈东强西弱	边远和农村地区难吸引和留用适宜卫生人才	卫生人才培养的管理体制没有完全理顺
发展重点	促进卫生资源配置均等化，新增卫生资源向基层和农村地区倾斜，在增量中调整分布不均的问题 做好各层次医学教育的总体规划，提高生源质量 加强卫生人才队伍相关法律法规和政策的建设	制定落实有效地吸引留用边远和农村地区、卫生高层次人才的政策措施 完善医药卫生人才培养终身教育模式 拓宽医药卫生人才职业发展通道	加强卫生人才培养和队伍建设的资源投入 建立合理有效的卫生人才执业考核模式 完善学科设置，改革教学内容，使课程设置更贴近于服务需求，加强实践性教学环节
发展趋势（PEST 分析法）	政策导向：引导卫生人才到农村和基层的优惠政策、卫生人才培养的管理体制机制不断完善 社会：医改的推进，经济的发展，老龄化、慢性病的增加，卫生服务不断向家庭、社区延伸，农村卫生服务需求的释放 技术：调整办学层次和招生规模，拓宽医药卫生人才职业发展通道		

（三）从现在到远景目标的策略建议

　　基于以上的分析，卫生人才培养和医药教育所涉及的问题形成背景比较复杂，并非一朝一夕可以解决。这些相关问题是发展中形成的问题，也必须在发展中才能解决。所以，要充分利用国家医疗卫生改革的机遇，抓住卫生人力资源和人才队伍建设这个关键，以改革建设的方式推动有关问题的解决。现就卫生人才培养和医学教育改革提出以下建议。

1. 合理调整教育资源布局，科学调控招生规模和结构

我国地域辽阔，各地经济、社会发展不平衡，医学教育现状差异很大。特别是西部地区医药院校数量较少，办学条件普遍较差，规模小，难于满足西部地区卫生事业发展的需要和人民群众日益增长的卫生服务需求，但同时这些地区又面临着卫生人才招聘、吸引和留用困难的问题，可从临床医学专业和典型地区入手，通过调整教育布局、招生规模、加强师资建设和学科建设等方式，逐步探索解决医学教育与卫生行业供需矛盾问题，促进医学教育的整体发展。为使医学生培养更加适应于医疗卫生系统的人才需求，建议建立学生信息系统，梳理整理和有效衔接教育部、卫生部、国家医学考试中心等部门的现有数据库，定期开展相关卫生人才监测研究，客观准确地分析我国卫生人力资源岗位需求、流动情况；建立科学的医学卫生人才培养规模、结构与卫生发展需求有效衔接的调控机制。建议在 2020 年以前，将我国医学院校的年度总招生规模控制在 100 万人以内，其中，临床医学本科生控制 15 万～20 万。同时，调整医学类专业结构，增加儿科、精神科、药学、应急管理、本科护理等专业的学生人数，逐步取消中专类医药卫生相关专业的学生培养。

2. 构建多层次、多类型的医学技术专业教育体系

医学技术专业教育的层次结构调整是历史发展的必然趋势，是社会、经济发展的客观要求。

（1）针对医学技术专业岗位针对性强、以实用技能型人才培养为主的特点，现阶段大批量的卫生人才教育培训工作应该由一般院校的本科及高职高专院校来完成，从而弥补我国医学技术从业人员严重缺乏的局面。

（2）要支持已经开办医学技术专业教育的院校加强现有医学专业教育的建设与发展，逐步扩大招生规模，尝试开办新的医学技术类专业，建立一套完善的适应社会发展与市场需求的人才培养模式和体制。

（3）要积极鼓励部分有实力的研究型、综合性大学充分利用其自身学科优势，积极发展教学科研类硕士、博士研究生教育，以培养"双师"（技师和教师）型人才和应用技术型高层次人才为主。为我国医学技术在学科发展、学科融合、科学研究、新专业设置、专业课程研发、师资培养等各个方面发挥引导、开发、支撑作用。

3. 发挥资格考试评价促进作用，提高教育质量

应控制医学教育规模，不断提高医学教育质量，力争朝着精英化的方向发展。

建议逐步取消非综合性大学、非医药院校举办医学教育的资格，争取到2020年全国拥有举办医学教育资格、质量较高的院校总数控制在300所左右。建立医学教育质量评审机制，对于医学教育资源严重不足，其毕业生参加资格准入考试通过率太低的院校应减少招生规模或者停止招生。充分发挥资格考试评价的促进作用，促使医学院校不断提高教育质量。一要严格审定并公布允许参加国家医师等资格考试学校及专业的名单，并逐步建立卫生教育部门医学毕业生学籍信息共享制度，严格控制违规办学，降低因信息不通造成的行政和社会成本。二要建立资格考试信息通报制度，及时公布各学校各专业毕业生资格考试通过率，引导学校改善办学条件和提高学生入学标准，发挥考试信息的服务和调控引导功能。同时，要完善法规对资格考试通过率偏低的学校和专业应提出警告、整改甚至停办等管理措施，确保医学教育机构的人才培养质量。

4. 重点培养急需紧缺、基层和高层次医药卫生人才

加强医药卫生人才整体建设，保证基本人才满足需要的同时，更要重点培养护士（专科及以上学历）、药师、儿科医师、精神科医师等急需紧缺人才，城乡社区基层医药卫生人才，以及学科带头人、领军人物和跨学科高层次复合型人才。医学院校要拓宽专业领域，明确为基层培养人才的目标，增加全科医学知识和中医药学（民族医学）的教学内容，使毕业生适应基层卫生工作的需要。理顺全科医学教育在学校教育、毕业后教育、继续教育体系中的关系，包括专业设置、教学内容的完善、教育方式的改革、承办主体的确定等；建立全科医师和住院医师规范化培训制度体系，制订关于全科医生、专科医生的执业资格认证、职称衔接、职业发展、福利待遇等一系列配套政策。

5. 引导优秀卫生人才向边远和农村地区流动的教育培养措施

为了尽快解决农村和基层卫生人力资源不足的问题，建立面向农村和基层医疗卫生人员培养的模式，特别是要关注村级医疗卫生机构人员的培养问题，加强农村和边远地区卫生人员的教育培训和吸引留用。建议，在西部农村地区设立医学院校的学生培养实习基地，促进医学人才到西部基层医疗卫生机构就业。世界卫生组织于2010年提出了吸引和留用卫生人力到边远地区工作的政策倡议，主要从以下方面提出相应的政策措施：一是教育和培训干预；二是经济补偿（包括直接和间接的物质奖励）；三是管理、环境和社会支持，其中与教育培训相关的措施值得我国借鉴，

包括：

（1）为农村和偏远地区定向培养来自当地的医学生，为其支付学费，条件是毕业后到基层工作 4～6 年。

（2）从农村和偏远地区招聘医务人员，使其在当地接受培训后开展卫生服务。

（3）修订医学教学内容，使其更符合农村地区医疗服务的要求。

（4）建立农村住院医师或实习医师制度，要求医学生到农村卫生机构实习，增进其对农村卫生工作的了解和感情。

（5）为在农村和偏远地区工作的医务人员提供更多的培训和进修机会。

（6）设立教育外展项目，通过远程教育和医学支教等项目培训农村和偏远地区的医务人员[35]。

（初稿日期，2012 年 10 月 25 日；定稿日期，2013 年 10 月 18 日）

参考文献

[1] Guilbert J J. The World Health Report 2006: working together for health. Educ Health (Abingdon), 2006, 19(3): 385-387.

[2] 李红梅. 培养医生不能"广种薄收". http: //www. people. com. cn/24hour/n/2013/0322/c25408-20874050. html [2013-03-22].

[3] 国务院关于建立全科医生制度的指导意见[国发(2011)23号]. http: //www. gov. cn/zwgk/2011-07/07/content_1901099. htm [2012-12-16].

[4] 卫生部关于印发医药卫生中长期人才发展规划(2011—2020年)的通知[卫人发(2011)15号]. 2012-02-27. http: //www. gov. cn/zwgk/2011-04/28/content_1854246. htm. 2011[2012-09-16].

[5] Anand S, Fan VY, Zhang J, et al. China's human resources for health: quantity, quality, and distribution. Lancet. 2008, 372(9651): 1774-1781.

[6] The OECD statistics. http: //stats. oecd. org/ [2013-02-27].

[7] The World Bank. http: //databank. worldbank. org/data/home. aspx. 2013[2013-02-27]   .

[8] Guilbert JJ. The world health report 2002 - reducing risks, promoting healthy life. Educ Health (Abingdon), 2003, 16(2): 230.

[9] 国家卫生和计划生育委员会. 2013中国卫生和计划生育统计年鉴. 北京: 中国协和医科大学出版社, 2013.

[10] 李朝辉, 丁晋垣, 曹立亚. 2011年全国执业药师注册分布情况分析. 中国药师, 2012(06).

[11] 李奇, 祝益民, 盛小奇等. 儿童医疗服务体系现况分析与思考. 中国医院管理, 2012, 32(6): 23-24.

[12] 张光鹏. 我国卫生人力资源需求分析与预测. 中国卫生政策研究, 2011, 4(12): 1-5.

[13] 饶克勤, 陈育德. 我国及不同类型地区医疗卫生服务资源配置标准测算研究. 中国卫生经济, 1997, 16(11): 18-21.

[14] 卫生部人才交流服务中心. 中国农村卫生人力资源常模研究报告. 2009.

[15] 郝永红, 王学萌. 灰色动态模型及其在人口预测中的应用. 数学的实践与认识, 2002, 32(5): 813-820.

[16] 尹春华, 陈雷. 基于BP神经网络人口预测模型的研究与应用. 人口学刊, 2005(2): 44-48.

[17] 王晓雪, 米红, 陈均宇. 逆系统方法在人口预测中的应用. 中国地质大学学报: 社会科学版, 2004, 4(1): 29-34.

[18] 王周喜, 胡斌, 王洪萍. 人口预测模型的非线性动力学研究. 数量经济技术经济研究, 2002(8): 53-56.

[19] 刘钦普. 时空回归模型在中国各省区人口预测中的应用. 南京师大学报(自然科学版), 2009, 32(3): 119-124.

[20] 卫生部人事司, 卫生部人才交流服务中心. 医药卫生人才队伍建设战略研究报告, 2009.

[21] 卫生部人事司, 卫生部统计信息中心. 中国卫生人力报告. 北京: 中国协和医科大学出版社, 2007.

[22] 龚幼龙. 科学制定卫生人力规划. 中国卫生人才, 2010(7): 23-25.

[23] 中华人民共和国教育部发展规划司. 中国教育统计年鉴2010. 北京: 人民教育出版社, 2011: 52.

[24] 中国医学学位体系及其标准研究课题组. 世界主要国家和地区医学学位体系概况. 北京: 高等教育出版社, 2008

[25] Frenk J, Chen L, Bhutta ZA, et al. Health professionals for a new century: transforming education to strengthen health systems in an interdependent world. Lancet, 2010, 376(9756), 1923-1958.

[26] 厉岩, 文历阳. 我国高等医学教育结构的研究. 中国高等医学教育, 2012(1): 1-4.

[27] 厉岩, 文历阳. 我国高等医学教育办学规模的研究. 中华医学教育杂志, 2011, 31(3): 321-328.

[28] 李颖, 张光鹏. 医师数量供大于求背后的失衡. 中国卫生人才, 2013, 6: 24-25.

[29] 中华人民共和国卫生部, 中华人民共和国教育部. 中国医学教育改革和发展纲要. 医学教育, 2001(05): 1-6.

[30] 贺庆军, 万学红, 卿平. 我国医学技术专业高等教育现状调查及问题分析. 中国循证医学杂志, 2013(08): 933-937.

[31] 中华医学会. 卫生相关技术人才队伍建设专题研究报告, 2010.

[32] 叶翠娟. 财政分权对中国教育支出的影响及其原因分析. 经济论坛, 2010, 478(6): 145-147.

[33] 张丹, 姜晓璐. 我国高等教育财政投入机制分析——基于教育部76所部署院校相关数据. 教育发展研究, 2009(07): 44-46.

[34] Dolea C, Stormont L, Braichet JM. Evaluated strategies to increase attraction and retention of health workers in remote and rural areas. Bull World Health Organ, 2010, 88(5): 379-385.

第四篇 | 中国医学院校本科教学现状抽样研究

续　岩，董　哲，苗　乐，王维民，柯　杨

（本文作者单位：北京大学医学部）

进入 21 世纪，人口与流行病学特征的变化、技术创新、专业分化以及人群卫生需求的增加，对卫生系统提出了更多的挑战。这使得医学教育必须有所变革，以培养出适应社会进步和卫生发展需要的专业人才。

随着国际医学教育改革浪潮的席卷，我国的医学院校在培养模式、课程设置、教学方法、评价方法、质量保证等方面进行一系列的改革探索与实践。在第三代医学教育改革之初[1]，我们期望通过对院校招生情况、教育服务、质量保证、教师队伍等管理要素的分析，了解中国医学院校临床医学专业、预防医学专业和护理学专业本科教学现状，并为医学教育改革提供指导依据。

一、研究对象与方法

（一）研究对象

1. 举办临床医学专业五年制教育的医学院（校）。

2. 举办预防医学专业五年制教育的公共卫生学院。

3. 举办护理学专业本科（四年/五年制）教育的护理学院。

（二）抽样方法

采用分层随机整体抽样方法，按照各专业举办院校总数的 10% 的进行抽样，抽样兼顾地区（分为东部、中部、西部）；管理隶属（部属、地方）；学校类别（"211"院校和非"211"院校）；中华医学基金会（CMB）资助院校。

（三）数据收集

调查问卷，采用亚洲五国（中国、泰国、越南、印度、孟加拉）联合调查项目统一使用的问卷。作为教育部委托项目，北京大学医学部项目组将调查问卷翻译成中文，待各抽样学校确定一位教务处联系人后，就问卷各级指标解读和填写注意事项等组织集中培训。此后由各院校联系人分别收集所在院校相关信息，完成问卷。

（四）统计分析方法

将各院校的信息录入 Excel 表格整理成数据库，采用描述性统计方法，了解不同专业教育的现况。

二、研究结果

（一）样本院校的基本特征（见表4-1）

表4-1　被调查医学院校的具体特征和构成比例

		医学院［所（%）］	公共卫生学院［所（%）］	护理学院［所（%）］
学校类型	部属（"211"院校）	5（29.41）	4（50.00）	5（31.25）
	地方（非"211"院校）	12（70.59）	4（50.00）	11（68.75）
地理位置	东部	6（35.29）	3（37.50）	6（37.50）
	中部	7（41.18）	3（37.50）	6（37.50）
	西部	4（23.53）	2（25.00）	4（25.00）
所有制	公立	17（100.00）	8（100.00）	16（100.00）

注：所有样本院校均设有决策机构和管理机构。

（二）样本院校与其他机构的合作情况

在本科阶段，大部分院校各专业的培养需要借助外部资源（公立医疗机构）来完成教学活动（见表4-2）。

表 4-2　被调查医学院校与其他机构合作情况

	医学院		公共卫生学院		护理学院	
	有	无	有	无	有	无
院校数量	15	2	6	2	12	4
合作机构数量（中位数）	4	/	4	/	4	/

（三）样本院校的本科生招录情况

部分被调查院校针对学生背景（如生源地和民族）制定了相应的招生政策。临床专业的招生更多（82.35%）为全国范围招生，而预防医学专业和护理专业的招生多为多省区招生（分别为75%和68.75%）。

就录取方式而言，被调查院校均依据"普通高等学校招生全国统一考试"成绩录取新生。临床医学专业的录取方式多样，还有高中优秀推荐生特招、自主招生、特长生等方式。而预防医学专业和护理专业的录取方式相对单一（见表4-3和表4-4）。

表 4-3　制定有相关招生政策的院校情况和构成比例

		医学院［所 (%)］	公共卫生学院［所 (%)］	护理学院［所 (%)］
学生背景	生源地政策	7 (41.18)	2 (25.00)	6 (37.50)
	民族政策	5 (29.41)	2 (25.00)	4 (25.00)
招生范围	全国	14 (82.35)	2 (25.00)	5 (31.25)
	多省区	3 (17.65)	6 (75.00)	11 (68.75)

表 4-4　被调查医学院校的新生录取方式和构成比例

新生录取方式	医学院 （临床医学专业） ［所 (%)］	公共卫生学院 （预防医学专业） ［所 (%)］	护理学院 （护理专业） ［所 (%)］
普通高等学校招生考试	17 (100.00)	8 (100.00)	15 (100.00)
高中优秀推荐生特招	2 (11.76)	0 (0)	0 (0)
自主招生	1 (5.88)	0 (0)	0 (0)
特长生	2 (11.76)	0 (0)	1 (7.14)
欠发达地区配额	0 (0)	1 (12.50)	0 (0)
其他：国防生	1 (5.88)	0 (0)	0 (0)
港澳生	1 (5.88)	0 (0)	0 (0)
专升本	2 (11.76)	0 (0)	0 (0)

（四）样本院校的招生（本科）情况

2001－2011 年间，17 所医学院临床医学专业年招生总数最高达 16 244 人，16 所护理学院年招生总数最高达 4555 人，8 所公卫学院预防医学招生年总数最高达 514 人。临床医学专业和护理专业的招生数，样本院校间差异很大，经 Shapiro-Wilk 检验，$P < 0.05$，为非正态分布。

2001－2011 年各专业招生总数均呈增长趋势。比如临床医学专业，除 2005 年有回落外，招生总人数逐年增长，2011 年较 2001 年增长 59.80%。护理学专业，招生人数逐年递增，并在 2010 年达到最高点，2011 年回落（较 2001 年增长 3.25 倍）。预防医学专业总招生人数波动性增长，2009 年达峰值而后有回落，2011 年招生较 2001 年增长 76.09%。

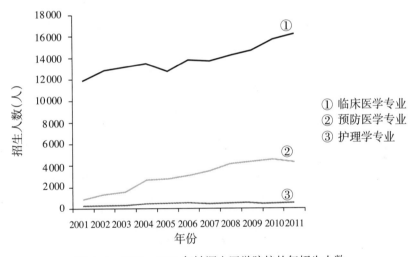

图 4-1 2001－2011 年被调查医学院校的年招生人数

（五）样本院校的课程内容

使用相同问题，对各专业培养中是否包含某些教学内容，以及包含方式（单独开课或内容整合到其他课程）进行的调研结果显示：

1. 医学院

临床决策与批判性思维、研究方法学、循证实践、健康公平、健康与疾病的社会决定因素、信息技术等 6 项内容，在被调查医学院临床专业课程中均有体现。而文化敏感性、公众意愿及参与、领导力与管理等 3 项内容在被调查院校课程中体现较少。所有的教学内容中，以"循证实践"独立开课率最高，达92.31%。而健康公平、健康与疾病的社会决定因素、人道主义与社会公正、临床决策与批判性思维、国家卫生系统比较等内容则更多以整合到其他课程的形式实现（见图4-2）。

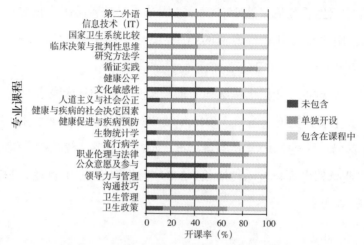

图4-2 被调查医学院校临床专业的课程情况

2 公共卫生学院

流行病学、健康促进与疾病预防、生物（医学）统计学3项内容在所有被调查院校的课程中有体现。而文化敏感性、临床决策与批判性思维、第二外语等3项内容，被调查院校课程中体现较少。所有的教学内容中，以流行病学独立开课率最高，达100%。而卫生政策、健康与疾病的社会决定因素、健康促进与疾病预防、循证实践、健康公平等内容则更多以整合到其他课程的形式实现（见图4-3）。

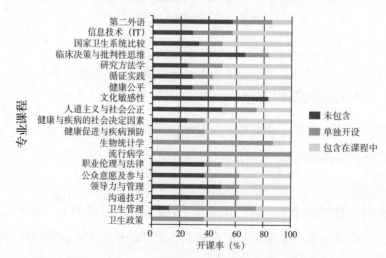

图4-3 被调查医学院校预防医学专业的课程情况

3. 护理学院

健康促进与疾病预防、职业伦理与法律、沟通技巧3项内容在所有被调查院校的课程中均有体现,而健康公平、公众意愿及参与、领导力与管理在课程中体现较少。所有的教学内容中,以健康公平独立开课率最高,达73.33%。而健康促进与疾病预防、健康与疾病的社会决定因素、卫生政策等内容则更多以整合到其他课程的形式实现(见图4-4)。

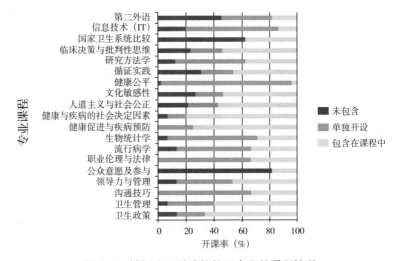

图 4-4 被调查医学院校护理专业的课程情况

(六) 样本院校的课程更新机制

被调查的医学院、护理学院课程更新频率为每1～5年一次;公共卫生学院课程更新频率为每1～4年一次,其中一所最近4年没有进行更新。课程更新的原因,主要是由于"本单位认证部门要求的强制评估"和"来自外界的强制评估(社会用人单位的要求)"。"学生要求下进行评估"的选取比例不高,在护理学院更是为"0"(见表4-5)。

表 4-5 被调查医学院校的课程更新的主要原因(单选)

原因	医学院(%)	公共卫生学院(%)	护理学院(%)
来自外界的强制评估(社会用人单位的要求)	23.5	23.6	22.6
本单位认证部门要求的强制评估	26.5	11.8	31.4
教员要求下进行评估	17.6	17.6	16.1
学生要求下进行评估	14.7	17.6	0
社会/地方政府带来的同行压力	11.8	17.6	9.8
其他	5.9	11.8	16.1

（七）样本院校双语教学的实施情况

被调查院校中，医学院双语教学的开展率最高，为88.24%，护理学院和公卫学院的开展率分别为50%和56.25%（见图4-5）。

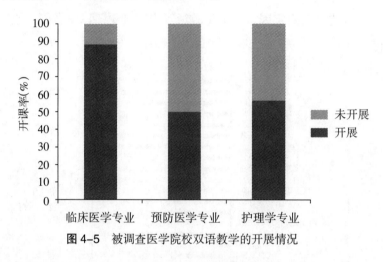

图4-5 被调查医学院校双语教学的开展情况

（八）样本院校小组讨论式学习的实施情况

100%的被调查医学院校采用了小组讨论式教学方式。

其中，在一门课程学习过程中采用小组讨论式学习的院校达到100%。几门课程的内容进行融合或整合并采用小组讨论式学习的情况则有待改善。就学院层面，公共卫生学院开展情况好于医学院和护理学院。就课程而言，基础课程开展情况好于实践课程（见图4-6和图4-7）。

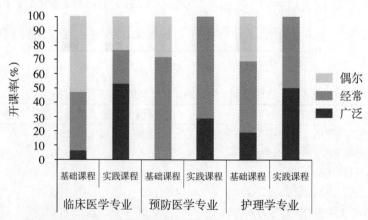

图4-6 被调查医学院校学科内开展小组讨论式学习的情况

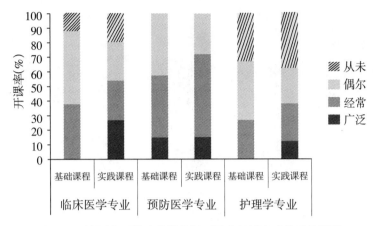

图 4-7 被调查医学院校学科间开展小组讨论式学习的情况

注：基础课程指通过课堂讲授完成的课程。实践课程指课程内容包含实践部分，如见习、实习等。

（九）样本院校 PBL 的实施情况

总体而言，100% 被调查院校在教学过程中开展了 PBL，在基础课程中开展 PBL 的情况好于实践课程，医学院和护理学院 PBL 的开展率略高于公共卫生学院。其中，临床医学专业和护理学专业教学中，PBL 在基础课程的开展率高于实践课程。而预防医学专业教学中，PBL 在实践课程中的开展率高于基础课程（图 4-8）。

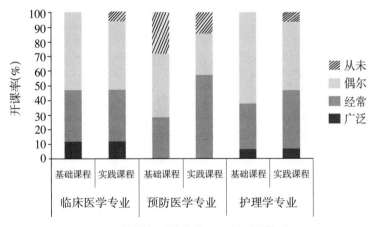

图 4-8 被调查医学院校 PBL 的开展情况

（十）样本院校对毕业生的要求

87.5% 被调查公共卫生学院要求预防医学专业学生完成小组或个人研究课题才能毕业。而对于临床专业和护理专业学生有此类要求的院校则不足 30%（见图 4-9）。

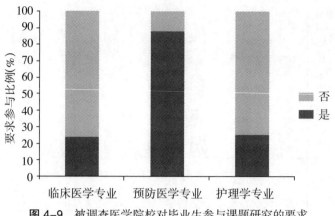

图 4-9 被调查医学院校对毕业生参与课题研究的要求

（十一）样本院校的教学方法

各院校依据实际情况在问卷所列举的教学方法中选取最常用的三种。

选用比例最高的三种教学方法，医学院依次是讲授式教学、实践能力培养式教学和问题导向式教学；公共卫生学院依次为讲授式教学、问题导向式教学、实践能力培养式教学；护理学院依次为讲授式教学、研讨式教学及实践能力培养式教学。虽然不同学院常用教学方法的排序存在些许差异，但讲授式教学是所有被调查院校的首选（见图4-10）。

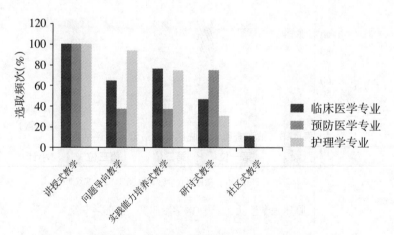

图 4-10 被调查医学院校三种主要教学方法的选取频次

（十二）不同学习方式的时间分配

依据专业教学计划，从学习时间分配上看，临床医学专业学生用于课堂学习的时间最多（占46%），其次是临床实践和实验室学习，自学时间占5.5%，用于公共卫生机构实践、社会实践的学时不足 5%。护理学专业学生的学习时间主要分配在课堂学习、临床实践、实验室（含护理实验室），均超过 30%。公共卫生专业学生除课堂学习、临床实践、实验室学习外，约有 18% 的时间用于公共卫生机构实践，在三种专业中所占比例最高（见图 4-11）。

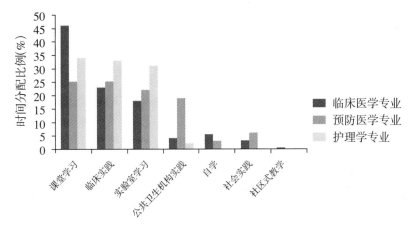

图 4-11 被调查医学院校不同学习方式的时间分配

（十三）样本院校的学业评定方法

各院校依据实际情况在问卷所列举的学业评定方法中选取最常用的三种。调查表明，闭卷考试是被调查院校首选率最高的评定方法。

院校选用频率最高的三种评定方法，医学院依次为闭卷考试、客观结构化临床考试、多项选择题；公共卫生学院依次为闭卷考试、问答题、多项选择题；护理学院依次为闭卷考试、技能操作、开卷考试（见表 4-6 及表 4-7，图 4-9）。

表 4-6 被调查医学院临床专业最常用的评估方法

	第一位	第二位	第三位	小计	百分比(%)
闭卷考试	10	2	0	12	70.59
客观结构化临床考试	1	7	4	12	70.59
多项选择题	3	1	3	7	41.18
改良式问答题	1	2	3	6	35.29
出勤率与课堂参与	0	3	2	5	29.41
问答题	1	1	2	4	23.53
整体临床表现	1	0	3	4	23.53
口试	0	1	0	1	5.88

有75%的护理学院应用新方法评价学生的能力，远高于医学院和公共卫生学院。新方法在不同学院的应用，基本都是以职业道德、对人文素养及综合素质和跨学科开展工作的综合能力等为评价内容（见图4-11，表4-8）。

表4-7　被调查医学院公共卫生专业最常用的评估方法

	第一位	第二位	第三位	小计	百分比（%）
多项选择题	3	0	1	4	57.14
问答题	0	5	0	5	71.43
案例分析	0	0	3	3	42.86
口试	0	0	0	0	0
毕业论文	0	1	0	1	14.29
闭卷考试	4	0	1	5	71.43
开卷考试	0	0	0	0	0
出勤率与课程参与	0	0	0	0	0
实验操作	0	1	1	2	28.57

表4-8　被调查医学院护理专业最常用的评估方法

	第一位	第二位	第三位	小计	百分比（%）
闭卷考试	15	1	0	16	100.00
技能操作	0	6	2	8	50.00
开卷考试	0	4	2	6	37.50
多项选择题	0	0	5	5	31.25
问答题	1	4	0	5	31.25
出勤率与课堂参与	0	0	4	4	25.00
案例分析	0	1	1	2	12.50
其他	0	0	1	1	6.25

（十四）样本院校的教师招聘标准及主要来源

被调查院校在教师职位招聘时主要考虑：应聘者的学历、学术成就和教育背景。医学院和公共卫生学院招聘教师的主要来源为本校及外校优秀毕业生，以及国外引进；护理学院招聘教师的主要来源为本校及外校优秀毕业生，以及来自临床的医生或护士。

（十五）样本院校的教师队伍

各院校的教师队伍以年轻人（＜45岁）为主，在公共卫生学院和护理学院女教师比例大，特别是护理学院。从学历构成上看，医学院和公共卫生学院的教师以硕士和博士为主,护理学院则是以本科为主。从职称构成上看,医学院呈"倒三角形",初级职称人数远远少于高级职称人数;公共卫生学院和护理学院呈"菱形",以中级职称人数为最多(见表4-9)。

表 4-9　被调查医学院校教师队伍的基本情况(%)

		医学院	公共卫生学院	护理学院
年龄	>45 岁	34	40	40
	<45 岁	66	60	60
性别	男	54	43	14
	女	46	57	86
学历	本科	22	20	58
	硕士	41	43	30
	博士	35	36	12
	博士后	2	1	0
职称	初级	7	20	20
	中级	35	45	48
	高级	58	35	32

(十六)样本院校教师流失的原因和去向

被调查医学院校教师流失的主要原因为:缺乏经济激励机制、职业升职空间小、家庭或个人原因、寻找更有挑战性的工作和工作量大等。其中医学院教师流失的首要原因为缺乏经济激励机制,而公共卫生学院和护理学院的教师流失的首要原因为家庭或个人原因。流失教师的主要去向为出国、其他学校和其他行业。

(十七)样本院校针对教师的绩效评价机制建立情况

大部分被调查院校(> 70%)设立了针对教师的绩效评价机制,其中公共卫生专业的设立率最高,达到了100%(图4-12)。绩效评级指标包括学术评价和教学评价两个方面。

(十八)样本院校的条件建设

条件建设所涉及的"房屋""图书馆服务""教学设施""基地""学生健康服务"等12项指标中,被调查院校在"教学基地"得分在4分以上,"IT设施及服务(平均分)"在2~3分,其余10项的得分均在3~4分之间(见表4-10)。

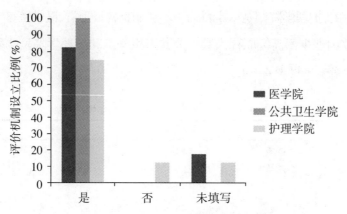

图 4-12 被调查医学院校对教师绩效评价机制的设立情况

表 4-10 被调查医学院校的基础设施评分

	医学院	公共卫生学院	护理学院
1.房屋	3.62	3.83	3.69
2.图书馆服务			
a) 图书馆及信息支持	3.75	3.43	3.80
b) 图书馆际间服务	3.56	3.50	3.20
3.教学设施			
a) 教室	3.88	4.00	3.93
b) 教学实验室（展示）	3.94	3.86	3.73
c) 互动实验室例如，基本科学模拟 / 解剖模拟等	3.69	2.83	3.14
4.IT 设施及服务			
a) 人均计算机占有量	3.62	4.00	3.4
b) 网络服务	3.56	3.71	4
c) 电话会议技术	2.56	2.00	1.93
d) 视频会议技术	2.69	2.00	1.93
e) 远程医学 / 电子图像连接	2.81	2.17	2.0
5.IT 使用培训			
a) 图书馆查阅培训课程	3.88	3.14	3.2
b) 计算机技术实验室	3.75	3.43	3.6
c) 其他 IT 培训课程，请说明	3.20	2.33	2.4
6.教学基地	4.00	4.29	4.33
7.学习资料	4.00	3.71	3.93
8.学生住宿、交通	3.62	3.71	3.67
9.学生健康服务	3.75	3.71	3.77
10.学生国际交流	3.25	2.57	2.77
11.生活设施（包括食堂、宿舍、银行等）	4.08	3.57	3.62
12.运动及娱乐设施	3.63	3.00	3.46

（十九）样本院校的质量保证体系

公共卫生专业和护理专业所属样本院校的质量保证机构设立率均达到了100%，临床医学专业所属样本院校的质量保证机构设立率为82.35%（见表4-11），机构配有专门人员和经费的保障。各院校围绕教学质量保障制定有相应的规章制度。

医学院和护理学院外部评估的开展率在50%左右，公共卫生学院为37.50%（见表4-12）。

表4-11　被调查医学院校质量保证机构的设立情况

	是	否	合计	设立率（％）
医学院	14	3	17	82.35
公共卫生学院	8	0	8	100.00
护理学院	15	1	16	93.75

表4-12　被调查医学院校外部评估的开展情况

	是	否	合计	开展率（％）
医学院	9	8	17	52.94
公共卫生学院	3	5	8	37.50
护理学院	8	8	16	50.00

三、讨论

（一）管理体制，公立院校占绝对主导地位

目前，中国医学教育的主体是公立医学院校，临床医学五年制院校155所，其中民办4所[2]。预防医学专业公立院校91所[3]，护理本科公立院校192所[4]。45所抽样院校中，44所为公立院校，1所为民办院校，回收问卷41份，均来自公立院校。

被调查院校均设有决策机构和管理机构。在制定学校战略布局、办学目标和宗旨、完善课程体系建设等过程中，对于"是否有相关利益方参与"的问题，反馈率不足20%（7所）。相关利益方包括学校领导、医学院行政管理人员、教职人员、学生、用人部门以及政府主管部门[5]。这一反馈结果表明，国内医学院校的办学和管理理念仍有待进一步更新，办学过程中对社会、地区、行业和受教育者需求的关注存在明显不足。

实践教学是医学生培养过程中的重要环节，教学基地建设与教学基地质量保障

体系建设相辅相成[6]。绝大部分被调查院校和公立医疗机构建立了合作关系，数量从几所到几十所不等，平均为4所（中位数）。对于招生规模大，教学基地较多的院校而言，如何保证实践基地教学质量的一致性和稳定性是关键。

（二）招生人数逐年递增，招生方式相对单一

1. 招生政策与方式

被调查院校中75%的预防医学专业和68.75%的护理专业为多省区招生，82%的临床医学专业为全国范围内招生。部分院校有针对于生源地（25%～41%）和民族（25%～29%）的招生政策。

目前我国招生方式相对单一，普通高等学院招生全国统一考试是医学院校录取新生的最主要方式，也是很多院校的唯一方式。

部分被调查院校在临床专业招生中采用了高中优秀推荐生特招、自主招生、特长生招生等入学选拔方式，不过推荐生特招（11.76%）和自主招生（5.88%）的比例较低。而在预防医学和护理专业，院校的招生方式更为单一，仅仅有一所公共卫生学院（12.5%）和一所护理学院（7.14%）分别有欠发达地区配额和特长生的招生形式。

在医学生的培养过程中，学生学习兴趣和动力、自身的潜质与特性都会影响到最终的教育结果。因此，教育主管部门应依照行业特色，允许并鼓励医学院校在招生方式上做出进一步尝试和探索。

2. 招生人数

经Shapiro-Wilk检验，2001–2011年，17所被调查医学院临床专业五年制招生数和16所护理学院护理专业招生数为非正态分布（$P < 0.05$），8所公共卫生学院预防医学专业招生数为正态分布（$P > 0.05$）。

17所医学院校临床专业五年制的总体招生规模，呈现递增的趋势，2011年较2001年增长了59.80%。地方院校招生数占绝大的比例，以2011年为例，5所部属院校招生总数为639人（7.82%），12所地方院校招生总数为7532人（92.18%）。2001–2011年，部属院校总体持平，而地方院校除个别年份外，呈逐年递增趋势，2011年招生人数较2001年增长了65.36%。从地域分布来看，2011年招生人数与2001年比较，中部地区增长95.0%，明显多于东部地区（58.06%）和西部地区［波

动在 10.55% 以内，2011 年甚至出现负增长（-8.95%）]。

8 所公共卫生学院预防医学专业的总体招生规模，呈现递增趋势。从 2001 - 2011 年院校年均招生数从 35 人增长至 62 人，增长了 76.09%。部属院校和地方院校出现分化：部属院校的年均招生数前期稳定，2001 年为 57 人，自 2006 年开始递减 2011 年减至 41 人；而地方院校从 14 人增为 73 人。从地域分布来看，中部地区院校 11 年来总平均招生数（86 人）明显多于东部地区（52 人）和西部地区（67 人）。

16 所护理学院护理招生总数呈现逐年递增，2010 年达高峰后 2011 年有回落，2011 年较 2001 年增长了 3.25 倍。5 所部属院校招生规模稳定，维持在 300 人左右，地方院校招生规模增加明显，从 2001 年的 268 人增长至 2011 年的 2012 人。从地域分布来看，在国家"教育大众化"的政策影响下，高等教育扩招波及医学教育。地方院校，特别在人口大省的院校，招生人数增加迅速。作为实践性学科，医学教育的质量依赖于师资和教育资源的投入和保障。近年来，由于学生规模的扩张所引起的临床实践机会减少、教学资源相对短缺导致的教育质量的下降，已经引起了国内外学者的重视 [7]。地方院校 11 年来的扩招，对医学教育的整体质量提出严峻挑战。

（三）课程内容涵盖较广泛，课程更新与评估有待学生的进一步参与

第三代医学教育改革，提出了岗位胜任力的概念，强调卫生工作者在掌握专业知识技能以外，有待培养的能力应涵盖多方面，包括以患者为中心的护理，跨学科团队、循证实践、不断提高的服务质量，新信息学的利用以及与公共卫生的融合，科研技能，其他（如政策，法律，管理和领导等）方面 [1]。因此，为了满足行业不断提高的卫生人力资源需求，医学院校教育应调整课程计划，整合新内容，全面培养学生综合素质和终身学习的能力。

我们将问卷中的 19 项教学内容分为公共卫生、科研方法、社会科学、沟通（行为科学）、语言（人文科学）五类。因不同专业的培养目标不同，这些教学内容在各自课程计划中单独开课（或包含在某一课程中）的院校数量有差异，不过"社会科学"和"语言"在三个专业的课程计划中都表现为开课（或包含在某一课程中）率较低。部属院校依托综合大学，较地方院校在社会科学、语言课程开设方面更有优势。

如 17 所被调研医学院，"文化敏感性、公众意愿及参与、领导力与管理"，部属院校选择"未包含"的频次平均为 20%，地方院校平均为 33.33%。"第二外语"

部属院校选择"未包含"的频次平均为25%，地方院校平均为50%。

新知识、新技术不断涌现，因医学科学技术的应用引发的医学哲学问题、医学社会学问题、医学伦理学问题等层出不穷。关于生命的本质，医疗目的的追踪探源，一定程度上影响着医学科学的进一步发展和医疗实践的开展。因此，新时期的卫生工作者不仅需要先进的医学科学，更需要社会学和医学人文学的知识[8]。

医学院校关注这种需要，并逐步在课程计划中设置有关公共卫生、科研方法、沟通能力、医学人文等课程。社会科学、人文科学在医学院校往往为弱势学科，与其他专业学科相比，学科建设、教师队伍建设的问题更为急迫，相关课程建设以及课程内容与专业培养需要有效衔接等都是课程体系改革的重要环节。部属医学院校，其所在综合大学的社会科学和人文科学学科优势尚未充分体现。

各院校均拥有健全的课程体系更新机制，能够根据医学教育发展的新要求，平均3年对课程进行更新。课程更新/评估的主要原因依次为：来自外界的强制评估（社会用人单位的要求）；本单位认证部门要求的强制评估；教员要求下进行评估。而"学生要求下评估"选项被选频率最高的仅为14%，护理专业甚至为"0"。结果表明，目前我国医学院校尚缺乏机制保证"以学生为中心"理念的落实，对课程体系的设计和评价缺乏学生的参与。另一方面，很多学生没有意识到，自己是学习的主人，有责任对所学习的课程提出想法和质疑，有权利要求对课程的评估和优化。

（四）多种授课方法并存，讲授式教学仍为主导

研究显示，在我国医学教育过程中已采用多种教学方法，不过讲授式教学仍然是国内医学院校的首选。

国内医学教育主体是以学科为背景的教学模式，讲授式教学作为知识传授的重要手段，仍是各院校首选教学方式。不过，现代教育理念已经被大家接受并应用，以问题为中心式学习（PBL）和研讨式学习已得到了广泛应用。不同专业依据各自特点，各有侧重。部属院校"经常"和"广泛"使用PBL的比例高于地方院校。研讨式教学在基础课程的应用高于实践课程，在单独一门课程教学中的应用，多于几门课程整合后的应用。下一步我国医学教育改革的深入，需要注重知识的整合和课程体系的重新构建。

在作为调查对象的院校中，实践能力培养式教学被近80%的医学院和75%的

护理学院列入前三位的教学方法。作为职业教育，实践能力培养的重要性得到了院校的普遍共识。

社区式教学，仅被2所院校（5%）列为第三种教学方法。可见，在各个专业，我国教学的主体在校园和医院，原因在于，一方面，目前的基层卫生医疗机构，师资和教学资源尚无法保证教学的顺利开展；另一方面，现有的课程体系设计中缺乏对全科医学和社区卫生的关注和重视。

（五）学生学习时间分配亟待优化

总体而言，在课程计划中医学生自学时间不足，临床和护理专业公共卫生实践课时不足。

临床医学专业：被调查院校的课堂教学的学时比例为46%，个别院校甚至达到70%；临床实践仅占23%，个别院校只有10%。课堂教学过多，而临床实践的重要性未在整个课程体系中得到充分的体现，实验教学学时比例为18%，与国外医学院校相比[9]，实验教学的理念与设计思路、内容、与理论教学的匹配，都有待进一步深入改革。公共卫生实践占用学时4%（有4所院校为0）和自学时间为5.5%。这些与院校招生规模、教学理念、课程设计、师资队伍和教学基地建设等都密切相关。

被调查护理专业学生学习时间分配比例如下：在课堂学习时间最多，为34.00%。其次是临床实践，比例为33%。实验室（含护理实验室）学习所占时间比例为31.00%，排在第3位。学生用于公共卫生机构实践的时间比例仅为2%。自学时间为0。

预防医学专业学时分配相对均衡，被调查医学院校，五年制预防医学专业课堂教学和临床实践的学时比例，均为25.00%。其次是实验室学习，所占时间比例为22.00%。学生用于公共卫生机构实践的实践所占比例为18.00%，为第3位。自学时间3%。

公共卫生是我国卫生体系的重要组成部分，从本科阶段培养医学生的公共卫生观念，既可以提高医生的专业素质，也有助于我国医疗卫生事业和公共卫生事业的发展[10]。公共卫生教育过程中实践是课堂教学重要的补充，在一定比例的院校尚未受到重视，相关基地建设未开展。

广泛应用 PBL 和研讨式学习，但自学时间没有保障；实践能力培养式教学得到重视，但临床实践学时仍然不足。这说明，医学教育改革已经开展，更多停留在理念上，或者只是教育过程的某个节点或截面上。教育理念的落实，学生学习时间分配的优化，根本上是需要整体课程体系的调整和重构，多种教学方法的合理应用，以及更深层次的医学教育资源和管理制度的保障。

（六）学生评价方式有待进一步完善

研究表明，被调查医学院校采用的最多的也是首选率最高的学生评价方式为闭卷考试。就考试题型而言，MCQ、MEQ、问答题和案例分析都有涉及，以 MCQ 为多。将出勤率与课堂参与作为常用评价方式的院校有 9 所，其中医学院 5 所，护理学院 4 所。将学习过程纳入评价指标，还有待进一步完善。

临床专业和护理专业的学生评价应包括临床技能（能力）。OSCE 考试已是国内外公认的较全面评价医学生临床能力的工具。被调查医学院中有 29.41% 未将此种考核方式列为常用考核方式，以地方院校为主。50% 的护理学院未将技能操作考核列为常用考核方式。可能的原因有教学评价理念陈旧、教学资源不足，或因招生规模大、动用资源过多，院校不愿或难以承受有关。

三分之一的院校开始关注到跨学科开展工作的综合能力、职业道德、循证实践、新信息学运用能力，这些都是医生岗位胜任力中的一部分。第三代医学教育改革的理念已经逐步被国内院校认识并接受，围绕岗位胜任力的一系列教学改革必将推动中国医学教育长足的进步与发展。

（七）质量保证体系建设进一步加强

医学院校质量保障机构的设立，是其内部科学化、常态化的监控和评价体系建设中的必要环节。研究显示，90.24% 的被调研院校有此类机构设立，有专职人员以及经费的保证，二分之一的院校明确提出未来五年的教学质量保障规划。

此外，48.78% 的被调研院校接受过外部评估工作。未来，外部认证，如专业认证，是国际医学教育认可的评价方式之一。院校需要理解外部认证对办学的整体促进作用，以自我发展和提高为主旨，主动参与并接受更多的外部评估。

（八）教师队伍建设

被调查院校均有明确的教师招聘标准，目前教师的来源主要是优秀毕业生、国外人员引进或医院工作人员转行。

现任教师队伍，我们可以看到，各院校均以年轻人为主，学历较高。相比较而言，护理学院因职业特点女教师比例占到86%，学历构成与医学院和公卫学院相反，以本科为主，硕士学历者比医学院和公卫学院少25%左右，博士学历者则少65%左右，引进人才很少。

师资队伍建设是人才培养的重要保障，医学院校教师队伍呈现年轻化。特别是护理学院，高级护理人才已被国家列为紧缺人才，加快护理人才培养是国家人才培养的发展战略。护理师资队伍学历偏低[4]，改善和提高师资水平更为迫切。

由于近几年高校迅速扩招，为保持一定的师生比，高校教师已从相对过剩变为相对不足。高等教育的持续性发展和人才竞争的日益加剧，使高校师资队伍建设面临数量不足、结构性短缺以及引才不易留才难的多重压力。如何建立以人为本的管理制度，建立公平、公正、公开的学术评价和人才竞争的机制，从而营造有利于人才生存、发展的环境，尽快构筑高层次人才高地，增强国内国际竞争力，是高校师资队伍建设的重点和难点。

（九）进一步加强医学院校条件建设

12项指标中"教学基地"分值，最高为4.21，"IT设施及服务"分值最低，为2.83，其余10项分值均在3~4分。不同指标，各专业院校的分值互有高低，不过分值相差大于0.5分的，有"IT使用培训"和"学生国际交流"两个指标，医学院分值高于护理学院和公共卫生学院。

"IT设施及服务"分值最低，主要由于国内大型开放性网络教学平台还未建立，目前网络教学往往局限于各自校园（学院）内部。远程联络的技术还未能为教学服务。

研究显示，医学院校条件建设总体能满足现有教学需要。不过，在招生规模过大的医学院校，有限的教学资源已是深化教学改革的瓶颈之一。

四、对策和建议

医学教育是国家教育体系的重要组成部分，也是医疗卫生事业的重要基础。在医药卫生体制改革攻坚阶段，医学教育作为教育事业和医疗卫生事业的重要结合点，面临难得的发展机遇。医学教育新的发展趋势，又对医学教育提出了新的挑战。

在此形势下，无论是中央还是地方财政对教育经费投入须继续加大。尊重大学的办学自主权，允许学校在招生方式上进行更多的探索；坚持招生规模的总体和结构性调控，力求与卫生人力资源需求相吻合；鼓励院校进行教育教学改革的试点和探索，进一步加强教育质量监控，全面推进专业认证工作。

与此同时，医学院校必须更新观念，在办学过程中引入现代医学教育理念，在课程体系建设，教学模式、教学方法、评价方式、教学管理等方面做出有效的优化和调整，加强师资队伍建设，加快质量保障体系建设。在部属院校，教学的主体地位需要进一步明确和落实，国家对部属院校的生均教育投入远大于地方院校，在国家卫生人力资源建设进程中，部属院校示范和引领作用应进一步加强，而优质教育资源下的适宜培养规模值得进一步研究。

五、结束语

医学教育工作关系着卫生人才培养，影响着国家卫生事业的总体质量和发展。在国际化的背景下，中国医学教育任重道远，吸收先进教育理念的基础上，立足本土，才能培养出高质量的医学人才。

（初稿日期，2013 年 7 月 22 日；定稿日期，2014 年 7 月 17 日）

（感谢 41 所调查院校的联络人对本研究的支持与配合。感谢参与数据收集、整理工作的楚合玉和范丽君同学，感谢医学教育研究所侯建林老师对本研究的支持。）

参考文献

[1] 国际医学教育专家委员会. 新世纪医学卫生人才培养:在相互依存的世界为加强卫生系统而改革医学教育. 柳叶刀中文版, 2011, 5(4):286-321.

[2] Wang D. Current status and reform trends of medical education in China. WFME Executive Council Meeting and Forum on New Trends in Medical Education. Beijing, 2007(6):6-9.

[3] 西安华禹文化传播有限责任公司. 华禹教育网. http://www. huaue. com/[2012-02-16].

[4] 郑修霞. 我国本科护理教育发展的概况、面临的机遇与挑战. 中华护理教育, 2009, 6(3):139-141.

[5] 教育部临床医学专业认证工作委员会. 临床医学专业认证指南. 北京:北京大学医学出版社, 2008.

[6] 续岩, 王维民, 辛兵. 临床教学管理改革的初步探索与实践. 北京大学教育评论, 2007(5):259-263.

[7] 王宗海, 向焱彬, 陈俊国. 从教育质量观看医学教育改革. 西北医学教育, 2004, 12 (2):109-110.

[8] 中国自然辩证法研究会医学哲学委员会. 关于加强高等医学院校人文社会医学教学与学科建设的建议. 医学与哲学, 2003, 24(3):1-3.

[9] 孙宝志. 中国与美国医学课程详细比较及重要借鉴. 医学教育, 2002(4):16-19.

[10] 李典典, 李玲, 赵宇亮. 临床医学生公共卫生教育现状及满意度调查. 现代预防医学, 2011, 38(16):3236-3238.

第五篇 | 中国高等医学院校发展现状研究

陶立坚[1]，吴健珍[2]

（本文作者单位：1. 中南大学湘雅医学院；2. 中南大学湘雅三医院）

　　进入 21 世纪，全球卫生系统面临新的挑战：新发传染病增加、环境不断恶化、慢性非传染性疾病负担不断加重、全球卫生人力资源分布不均等。而医学教育必须适应新的严峻形势。为此，21 世纪全球医学卫生人才教育专家委员会提出了"以系统导向学习（systems-based learning）为主要特征的医学教育改革"[1]，并在某些国家和地区开展医学教育机构、医学教学、医学教育产出等现状的调研项目。

　　高等医学院校是培养卫生人力资源的摇篮，其布局结构也是它能否积极地为卫生系统服务的关键因素之一。目前，我国对教育机构布局结构的研究主要集中于高等教育机构[2-4]、师范院校[5]、职业教育机构[6]、特殊教育机构[7]、中小学教育机构[8]；而对于中国大陆地区所有高等医学院校布局结构，有研究从院校类型结构分布、区域分布、体制结构分布进行了报道[9]，但未进行有关人口分布、医学种类分布、地域（各省市）分布情况的分析。

　　至于管理体制，我国高等医学院校自新中国成立以来经历了四阶段的改革[3-4]。尤其是第四阶段改革——高校合并，标志着高等教育机构实现了由数量发展向质量发展的转变。目前仅见到有陈维嘉等（2005 年）[10]、徐凌霄（2005 年）[11]、冀松等（2001 年）[12]、曹友清（2002 年）[13] 分别归纳了 13 所教育部直属高等医学院校、26 所合并高等医学院校等的内部管理体制类型及其特点。目前尚未见有资料从全国角度来调研我国高等医学院校（综合性大学）内、外管理体制现状，包括高等医学院校名称、治理结构及其管理职能等。

受"21世纪中国医学教育改革理念创新项目"的委托，本研究将对中国高等医学院校发展现状进行全面调研，重点阐述高等医学院校的结构布局、综合性大学医学院/部/中心管理体制、师资发展及临床教学资源的现状，为新世纪医学教育改革提供参考。

一、中国高等医学院校布局

（一）现状

本研究中所调研的高等医学院校仅限于中国大陆地区的举办临床医学专业本科及以上层次的高等医学院校。根据教育部提供的有关资料和华禹教育网（http://www.huaue.com/gx02.htm）的资料，以及国家统计局提供的第六次（2010年）人口普查的数据[14]，课题组对中国高等医学院校的结构布局进行梳理，结果如下。

1. 地域分布

中国共有156所培养医学本科学历的高等医学院校（除此之外，中国还有69所医学专科院校，31所医科独立学院），其具体分布见表5-1。由表5-1可知，中国拥有高等医学院校数量最多的是湖北省、广东省（11所），最少的是海南省、宁夏回族自治区、青海省（1所）。而分布于省会城市的有82所，分布在地级市的为74所，没有高等医学院校分布在地级以下城市。

表5-1　中国高等医学院校的布局结构

省/市/自治区	分布于省会城市（所）	分布于地级市（所）	分布于地级以下城市（所）	总计（所）
北京市	5	0	0	5
天津市	4	0	0	4
河北省	1	5	0	6
黑龙江省	2	3	0	5
吉林省	2	3	0	5
辽宁省	4	3	0	7
河南省	3	4	0	7
内蒙古自治区	1	3	0	4
陕西省	3	2	0	5
山西省	2	2	0	4

省/市/自治区	分布于省会城市（所）	分布于地级市（所）	分布于地级以下城市（所）	总计（所）
山东省	2	6	0	8
甘肃省	3	0	0	3
宁夏回族自治区	1	0	0	1
新疆维吾尔自治区	1	1	0	2
西藏自治区	2	1	0	3
青海省	1	0	0	1
江苏省	4	5	0	9
浙江省	3	6	0	9
安徽省	2	3	0	5
上海市	5	0	0	5
福建省	2	2	0	4
广东省	6	5	0	11
海南省	1	0	0	1
湖北省	5	6	0	11
湖南省	4	3	0	7
江西省	2	4	0	6
广西壮族自治区	2	2	0	4
四川省	3	3	0	6
云南省	2	1	0	3
贵州省	2	1	0	3
重庆市	2	0	0	2
合计	82	74	0	156

表 5-1　中国高等医学院校的布局结构 （续表）

2. 人口分布

不同省市，其人口总数不同[14]，每千万人口拥有的医学院校数量也不同。表 5-2 为各省/市每千万人均医学院校数量。省/市每千万人均医学院校数量以西藏最高，约为 9.99 所，其次是北京、天津、上海，分别约为 2.55、2.32、2.17 所；最少的是云南省，约为 0.65 所。

3. 类别分布

中国共有 76 所综合性大学开展医学教育，55 所独立办学医学院校、25 所中医学类大学（见表 5-3）。这些医学院校中，主要开展西医学教育的有 131 所，其中有 2 所高校同时提供了西医学和蒙医学医学教育，有 1 所提供了西医学和藏医学医学教育，主要开展中医学教育的有 24 所、藏医学教育的 1 所，共计 156 所（表 5-4）。

表 5-2　中国各省 / 市每千万人均医学院校数量

省 / 市 / 自治区	高等医学院校总数（所）	总人口数（人）	每千万人均医学院校数量（所）
北京市	5	19 612 368	2.55
天津市	4	12 938 224	2.32
河北省	6	71 854 202	0.83
黑龙江省	5	38 312 224	1.30
吉林省	5	27 462 297	1.82
辽宁省	7	43 746 323	1.60
河南省	7	94 023 567	0.74
内蒙古自治区	4	24 706 321	1.62
陕西省	5	37 327 378	1.34
山西省	4	35 712 111	1.12
山东省	8	95 793 065	0.84
甘肃省	3	25 575 254	1.17
宁夏回族自治区	1	6 301 350	1.57
新疆维吾尔自治区	2	21 813 334	0.92
西藏自治区	3	3 002 166	9.99
青海省	1	5 626 722	1.77
江苏省	9	78 659 903	1.14
浙江省	9	54 426 891	1.65
安徽省	5	59 500 510	0.84
上海市	5	23 019 148	2.17
福建省	4	36 894 216	1.08
广东省	11	104 303 132	1.05
海南省	1	8 671 518	1.15
湖北省	11	57 237 740	1.92
湖南省	7	65 683 722	1.07
江西省	6	44 567 475	1.35
广西壮族自治区	4	46 026 629	0.87
四川省	6	80 418 200	0.75
云南省	3	45 966 239	0.65
贵州省	3	34 746 468	0.86
重庆市	2	28 846 170	0.69

而 76 所综合性大学举办医学教育的主要途径：合并医学院校、增设临床医学专业（全日制本科及以上）。通过合并医学院校举办医学教育的有 64 所，占 84.2%，其中合并本科院校、医专、卫校的分别为 39、18、7 所，各占 51.3%、23.7%、9.2%；而通过增设临床医学专业的有 12 所，占 15.8%（表 5-5）。

表 5-3 中国高等医学院校类别分布

种类	数量（所）
综合性大学	76
独立办学医学院校（本科）	55
中医学类大学	25
合计	156

表 5-4 中国高等医学院校医学类别分布

医学	数量（所）
西医学	131
中医学	25
合计	156

注：一所高校同时举办西医学和中医学类医学教育，但以西医医学教育为主，将其归类到"西医学"类，如青海大学等。

表 5-5 中国综合性大学举办医学教育的途径情况

途径	数量（所）	构成比（%）
合并本科医学院校	39	51.3
合并医学专科学校	18	23.7
合并中等卫生学校	7	9.2
增设临床医学专业	12	15.8
合计	76	100.0

（二）讨论

1. 中国高等医学院校的分布不均衡

中国高等医学院校地域分布不均衡，与各省/市人口分布也不一致，且主要集中于省会城市和直辖市，与卫生人力资源城市多、偏远地区少的情况相一致[15]。可见，中国高等医学院校的分布与卫生系统需求不十分一致。这是国家和地区政治、经济、文化、人口分布等长期演变发展的结果。

中国的高等医学院校类别分布呈现新的特点，越来越多的综合性大学举办高等医学教育。156 所举办高等医学教育的医学院校中，76 所是综合性大学、55 所是独立医学院校、25 所是中医学类大学。这是中国高等医学教育管理体制改革的结果，与世界发达国家的医学教育发展历程和趋势一致。因此，国家应重点关注如何提升综合性大学举办高等医学教育的质量和水平。

传统的"地方特色"和区域差异与高校布局结构密切关联[16]。依托区域资源优势和医疗市场，实现区域医学教育资源的合理配置，形成了带有地方特点的空间布局。中医学、藏医学、蒙医学是中国的特色医学和传统医学，也是中华民族长期同疾病作斗争的经验总结和智慧结晶。其中中医学（Chinese traditional medicine）和印度伟达养生（Ayurveda）、美国的脊椎按摩疗法（chiropractic）、顺势疗法（homeopathy）、优那尼医学（Unani）已被世界卫生组织纳入补充医学和替代医学（complementary and alternative medicine，CAM），并应用于临床服务。据世界卫生组织的报道，全球发达国家三分之二的人、发展中国家50%~80%的人在使用补充医学和替代医学治疗[17]，目前，不少国家的医学教育（包括毕业后教育）设置了CAM课程，如美国的德克萨斯大学[18]等。中国某些区域拥有中医学、藏医学或蒙医学的医疗市场及特色教育资源，各地政府、高校应根据本地实际，开展有特色的高等医学教育，形成具有地方特色的高等医学院校布局和医学人才培养模式。

2. 中国高等医学院校（综合性大学）举办医学教育途径多样化

通过调研发现，76所综合性大学举办医学教育，其举办途径为增设临床医学专业（全日制本科及以上）、合并本科院校、合并医学专科学校、合并中等卫生学校，以合并本科院校途径为主。可见，越来越多综合性大学意识到了举办医学教育对其发展的重要性。而对于通过增设临床医学专业、合并低层次的医学院校来举办医学教育的综合性大学来说，保证医学教育质量至关重要。积极开展临床医学专业认证，是保障医学教育质量的关键措施。

二、中国高等医学院校（综合性大学）管理体制现状

体制是指国家、企业和事业单位机构的设置和管理权限划分的制度。教育管理体制包括两个方面的含义：一方面是各级各类学校内部的领导与管理体制，规定学校内部各部门的组织结构、职责范围和相互关系，即内部管理体制；另一方面是国家政府机关对各级各类学校实行统一领导和分级管理的制度，规定学校外部的行政隶属关系，即外部管理体制。本文根据各高等医学院校的校园网、各高校发表的相关文献提供的信息，将重点分析阐述中国高等医学院校的外部、内部管理体制现状。

（一）中国高等医学院校外部管理体制现状

高等医学院校外部管理主要涉及政府和社会两个方面，这里主要介绍中国政府与高等医学院校的关系，详见表5-6。由教育部主管的高等医学院校有20所，占12.9%；由卫生和计划生育委员会主管的高等医学院校有1所，占0.6%；由解放军总后勤部/武警部队后勤部主管的是3所军医大学及1所武警医学院，占2.6%；由国家民族事务委员会、国务院侨务办公室主管的分别是西北民族大学、暨南大学，各占0.6%；由地方政府主管（包括国家政府部门与地方政府共建）的达到128所，占82.1%，由新疆生产建设兵团主管的是石河子大学，占0.6%；而民办医学院校有4所，分别是黄河科技大学、辽宁何氏医学院、长沙医学院、山东万杰医学院，占2.6%。

除此之外，教育部与卫生和计划生育委员会（原卫生部）共建北京大学医学部、北京协和医学院（清华大学医学部）、吉林大学白求恩医学部、复旦大学上海医学院、上海交通大学医学院、浙江大学医学部、华中科技大学同济医学院、中南大学湘雅医学院、中山大学医学部、四川大学华西医学中心等10所高校医学院（部、中心）[19]。卫生和计划生育委员会（原卫生部）与辽宁省政府共建中国医科大学[20]。此外，中央和地方政府还共建了河南大学、河北大学、河北联合大学、南华大学、延安大学、内蒙古民族大学、新疆医科大学、石河子大学、西藏民族学院、延边大学、宁波大学、南昌大学、九江学院、广州中医药大学等。

表5-6　中国高等医学院校外部管理体制情况

主管部门	数量（所）	构成比（%）
教育部	20	12.9
卫生和计划生育委员会（原卫生部）	1	0.6
解放军总后勤部/武警部队后勤部	4	2.6
国家民族事务委员会	1	0.6
国务院侨务办公室	1	0.6
地方政府	128	82.1
（民办/民营）	（4）	（2.6）
新疆生产建设兵团	1	0.6
合计	156	100

（二）中国高等医学院校（综合性大学）内部管理体制现状

目前中国 156 所举办高等医学教育的院校包括综合性大学（76 所）、独立办学医学院校（55 所）、中医学类大学（25 所）。鉴于独立办学医学院校、中医学类大学已有相对固定的内部管理模式，而大多数综合性大学的医学院 / 部 / 中心是中国新一轮高等教育管理体制改革后出现的，本文主要介绍综合性大学医学院 / 部 / 中心的内部管理体制。

综合性大学医学教育机构的名称各有不同，70 所高校设有医学部 / 院 / 中心；2 所高校设为临床医学系；4 所高校没有设医学部 / 院 / 中心或临床医学系，其医学教育（临床医学专业）由基础医学院、临床医学院共同承担。

综合性大学举办医学教育，其内部管理体制较为复杂，详见表 5-7。医学部 / 院 / 中心作为综合性大学的二级学院，其领导班子都由学校任命，其中有校领导兼任的共有 14 所，没有校领导兼任的为 62 所。38 所医学院 / 部 / 中心管理或部分管理附属医院，37 所医学院 / 部 / 中心与附属医院平行，1 所民办医学院校没有附属医院。

3 所大学的医学院 / 部 / 中心，如北京大学医学部、上海交通大学医学院、内蒙古科技大学医学院，拥有较全面的管理职能，包括招生、教学管理、科研管理、学科建设、学生管理、国际交流、人事管理、资产管理、财务管理等。67 所大学的医学院 / 部 / 中心拥有的管理职能不尽相同，准确统计十分困难，大多数拥有教学管理职能，部分还拥有科研管理、研究生培养、学科建设等职能，少数只拥有校区管理职能。

其内部管理体制也主要存在三种类型：实体型、虚体型、拥有部分管理权限型[10]，分别如图 5-1 至图 5-3 所示。实体型中，其他医学相关院系、附属医院隶属于医学院 / 部 / 中心；虚体型中，其他医学相关院系、附属医院与医学院 / 部 / 中心相互平行；而拥有部分管理权限型中，部分医学相关院系与医学院 / 部 / 中心平行，部分医学相关院系则隶属于医学院 / 部 / 中心。

表 5-7　中国综合性大学医学院 / 部 / 中心的治理结构情况（所）

领导班子是否有校领导兼任		与附属医院的关系		
是	否	管理	不管理	无
14	62	38	37	1

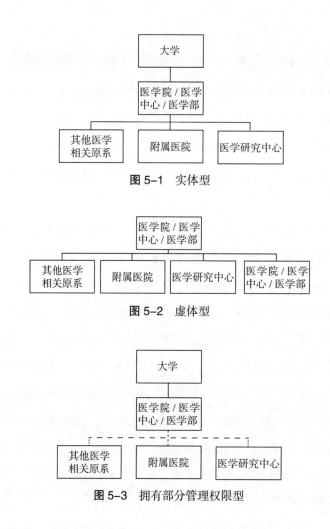

图 5-1　实体型

图 5-2　虚体型

图 5-3　拥有部分管理权限型

（三）讨论

1. 中国高等医学院校（综合性大学）外部管理体制多样化

中国高等医学院校的外部管理渠道是多样的，教育部、卫生和计划生育委员会、解放军总后勤部／武警部队后勤部、国家民族事务委员会、国务院侨务办公室、新疆生产建设兵团、地方政府、民间团体等都参与了举办高等医学教育的高校管理，其中以地方政府为主。这是国家充分调动多方力量、多方资源来举办医学教育的体现。

然而，如何进一步完善医学教育宏观管理协调机制是关键。遵循高等医学教育规律，明确国家卫生系统需求和区域发展目标，加强中央和地方等高等医学教育发展的整体规划，落实国家提出的高等教育管理改革"八字方针"——"共建、调整、合作、合并"，创建国家各部门、国家与地方政府、政府与高校、高校与高校之间的交流机制和路径，以保证高等医学院校能不断满足卫生系统的需求。

2. 中国高等医学院校（综合性大学）内部管理体制多样化

随着社会的发展，以学科为中心的知识体系不断地发生分化与融合，由此产生诸多的分支与交叉学科，科技的综合化趋势逐渐凸显[21]。在"共建、调整、合并、合作"八字方针指导下，我国高等医学院校的结构变革也呈现"综合化"趋势——在20世纪末、21世纪初，许多不同层次的医学院校纷纷合并到了综合性大学，并成为我国高等医学院校的主体。

作为主体的综合性大学，通过合并各层次医学院校或增设临床医学等专业，来举办医学教育。这既有机遇——学科交叉融合得到加强，产生不少新的学科增长点，办学实力和人才竞争力得以提升等；也有挑战——内部管理难度增加，如多校区办学、如何在遵循高等教育规律的基础上兼顾医学教育的特点等。至今，形成了多样化的内部管理体制，存在三种类型。这与美国高等医学院校的内部管理体制基本一致。美国高等医学院校的内部管理体制也主要存在3种类型：集中型、分散型、部分集中型[22]。

正如教育部文件《教育部直属高校基本建设管理办法》（教发[2012]1号）所指出的，"直属高校医学教育管理体制尚未完全理顺，治理结构亟待完善，医学教育内部各要素的有机联系机制有待进一步巩固和加强"。同时，该文件也指出："各直属高校应保障医学院/部/中心在教学管理、学科建设、科研管理、人事招聘和任免、国际合作交流等方面的权益。"目前，各高校按照教育部要求在积极探索医学教育内部管理体制和运行机制的改革。

三、师资发展

教育的三要素为教育者、受教育者、教育影响。这三要素中任一要素均可影响到教育效果。医学教育师资队伍的数量、结构与高等医学院校培养的医学人才的质量相关。根据中国教育统计网提供了1999年到2008年的分学科在校学生数、分学科教师数[23]，本研究分析了中国高等学校师资发展状况。本研究还抽取了14所高等医学院校，其中综合性大学有7所，独立建制的医学院校有7所；教育部直属高校5所，地方院校9所；来自中国大陆南方的1所，来自东部的2所，来自中部的2所，来自东北的2所，来自西南的4所，来自西北的3所，分别收集它们的师资资料，并结合中国高等学校师资发展状况，分析14所高等医学院校师资发展状况。

（一）中国高等医学院校师资现状

1. 中国高等医学院校师资的规模

1999年，中国高等教育从精英教育进入大众教育阶段。表5-8显示，1999年到2008年期间，中国高等医学院校的在校学生规模、专任教师数逐年增长，至2008年校学生规模增长了将近4.7倍，专任教师数增长了约2.3倍。衡量教师规模是否合适的指标之一为生师比，是许多国家及国际教育组织采用的一个教育统计指标，其定义为学校的学生人数与教师人数之比，表明了平均一个教师负担的学生人数。我们以普通高等医学院校全日制本专科在校生人数为基础，在假设不同高校的生师比计算口径一致、教育质量具有同质性和以在册教职工人数为基础等前提下[24]，计算分析表5-8的生师比；发现生师比由1999年的9.16：1增长至2008年的17.87：1。抽取的14所高等医学院校的临床医学专业的生师比在3.02：1～13.53：1，平均为6.72：1。

表5-8　1999－2008年间我国高等医学院校在校医学生、专任教师规模、生师比

年份	1999	2000	2001	2002	2003
在校生（人）	329 200	422 869	529 410	656 560	814 741
专任教师（人）	35 958	36 266	37 915	41 203	49 666
生师比	9.16：1	11.66：1	13.96：1	15.93：1	16.40：1
年份	2004	2005	2006	2007	2008
在校生（人）	976 261	1 132 165	1 268 587	1 386 289	1 515 045
专任教师（人）	61 802	72 837	5 460	80 921	84 795
生师比	15.80：1	15.54：1	16.81：1	17.13：1	17.87：1

（注：在校生包括本科生和专科生，资料来自中国教育统计网。）

2. 中国高等医学院校师资的结构

对中国教育统计网提供的中国普通高校专任教师结构进行分析，结果见表5-9。中国普通高等院校拥有教师1 237 451人，其中高级职称比例占教师总数的38.12%；中级职称占教师总数的35.20%；初级及无职称专业人员占教师总数的26.68%；≤35岁的青年教师占47.78%，36～55岁的教师占47.42%，56岁及以上的教师占

表 5-9　中国普通高校教师的结构及人数（人）

	总计	年龄结构			学历结构		
		35 岁及以下	36 ~ 55 岁	56 及以上	博士	硕士	本科及其他
总计	1 237 451	591 255	586 784	59 412	151 907	400 820	684 724
正高级	128 966	944	7 792	27 078	49 344	29 792	49 830
副高级	342 699	26 644	100 944	19 055	55 266	81 798	205 635
中级	435 640	255 019	175 155	26 223	42 521	164 746	22 837
初级及无职称者	330 146	308 648	20 853	645	4 776	124 484	200 886

表 5-10　14 所高等医学院校师资队伍结构及人数（人）

项目	职称结构				学历结构			年龄结构		
	正高	副高	中级	初级及无职称者	博士	硕士	本科及其他	35 岁以下	36 ~ 55 岁	56 岁以上
非临床教师	26.44	28.04%	29.58	15.94	27.86	45.04	27.10	34.15	58.63	7.21
临床教师	16.61	24.80%	35.61	15.90	48.78	34.26	45.09	50.40	22.97	4.50

4.80%；拥有博士学位的教师占 12.28%，拥有硕士学位的教师占 32.39%，拥有本科及其他学位的教师占 55.33%。

对 14 所高等医学院校的师资结构进行分析，结果见表 5-10。14 所高等医学院校平均拥有非临床教师（从事医学基础教学的教师）634 人，其中高级职称比例占非临床教师总数的 54.48%；中级职称占非临床教师总数的 29.58%；初级及无职称专业人员占非临床教师总数的 15.94%；≤ 35 岁的青年教师占 34.15%，36 ~ 55 岁的教师占 58.63%，56 岁及以上的教师占 7.21%；拥有博士学位的教师占 27.86%，拥有硕士学位的教师占 45.04%，拥有本科及其他学位的教师占 27.10%。

而临床教学教师平均为 1521 人，其中高级职称比例占 41.41%；中级职称人员占 35.61%；初级及没定级专业人员占 22.97%。≤ 35 岁的青年教师占 45.09%，36 ~ 55 岁的教师占 50.40%，56 岁及以上的教师占 4.50%；拥有博士学位的教师占 15.90%，拥有硕士学位的教师占 48.78%，拥有本科及其他学位的教师占 34.26%。

3. 中国高等医学院校师资的管理

14 所高等医学院校均设有教师招聘标准、教师的岗前培训和岗位培训制度、不同程度的激励制度、稳定师资队伍的措施和制度、教师参与学校管理的途径和制度等。为了提高师资队伍的水平，部分高校将教师的聘任从国内转向全球，设立聘任标准、引进海外人才，或者加强国际交流，每年选派教师到国外学习交流；部分高校采取"教师博士化工程"、"名师工程"、"名医工程"等；少数高校开展教学团队建设，如"精品课程教学团队"、"器官系统教学团队"等，以加强教师队伍建设。

（二）讨论

1. 部分高等医学院校师资队伍的数量、结构不能适应高等医学教育快速发展的需要

师资队伍的数量和结构是影响教育质量的关键因素。本研究结果表明，14所高等医学院校临床医学专业的生师比范围在3.02∶1~13.53∶1，平均为6.72∶1，较中国普通高等医学院校的生师比（17.87∶1）低，但绝大部分高等医学院校的生师比都高于世界平均水平（2.73∶1）[25]。此外，本研究显示中国高等医学院校的非临床、临床师资队伍的职称、学历、年龄结构均优于全国普通高等学校；而非临床教师的职称、学历、年龄结构优于临床教师。但实际上，部分教师，尤其是部分临床教师，存在科研压力大、临床医疗任务重、对本科生的教学重视不够的现象[26]。而由于学生数量增多，教学任务加重，新教师上讲台承担教学任务，一段时间内对教学质量有一定的影响。

因此，中国高等医学院校需要进一步加强师资队伍建设，加强师资引进、师资培训、师资管理。首先，高等医学院校要拓宽进人渠道，根据学校的发展需求，在全国、全球范围内按一定进人标准引进人才；其次要建立教师发展中心，并构建各种学习交流平台，制定相应制度和激励措施，来培养新、老教师，以提高他们的教学能力和水平等；其三要制订相应制度，规范教师的教学行为，如部分学校出台相关规定"连续2年不讲授本科课程的教师，不再聘任其担任教授或副教授职务；对于达不到基本教学任务要求或学生反映意见较大且教学效果较差的教师，不能聘任高一级的职务"；"副教授以下职务的教师不能上讲台讲授大课"等。最后要整合教师团队，当今世界医学教育呈现综合化发展，即临床医学、基础医学、预防医学等的交叉融合，医学与其他学科的相互渗透，出现课程模式整合发展的新趋势；这就需要教师打破学科界限，根据新的课程模式，组建新的教师团队。对综合性大学而言，依托综合性大学平台，结合医学特色，是建设优秀师资队伍的一次机遇。

四、临床教学资源

临床教学阶段对于学生专业知识的学习、临床工作能力的培养和职业道德的形成，都是一个十分重要的时期。临床教学的开展离不开临床教学、实践基地。本研究分析了156所高等医学院校的校园网信息，收集有关临床教学资源方面的资料。

此外，本研究还抽取了14所高等医学院校，收集相关资料，分析其生均床位数。这14所大学按类别分，综合性大学有7所，独立建制的医学院校有7所；按隶属关系分，教育部直属高校5所，地方院校9所；按地域分，南方地区的1所，东部地区的2所，中部地区的2所，东北地区的2所，西南地区的4所，西北地区的3所。

（一）临床教学资源现状

1.中国高等医学院校的临床教学资源

根据156所高等医学院校校园网提供的资料，分析其临床教学资源建设情况。但由于直属附属医院、非直属附属医院、教学医院、实习基地难以区分，准确统计十分困难，所以只能粗略了解各校的临床教学资源建设情况。

绝大多数中国高等医学院校的临床教学资源主要为直属附属医院、非直属附属医院、教学医院、实习基地，且至少拥有1所三级甲等综合性大医院。但部分高校，尤其是最近由大专或中专升格为本科的高校，其直属附属医院级别还在三级甲等医院以下；甚至有的高等医学院校没有自己的直属附属医院，只有非直属附属医院、教学医院等。目前，部分院校实践基地范围扩大到了国际医疗机构、社区卫生服务机构等。14所高等医学院校的生均床位数在0.46～2.2（只统计完成全程临床医学教育的医院床位），平均为1.55。

（二）讨论

1.部分中国高等医学院校的临床教学资源紧张

中国临床医学专业认证标准要求，高等医学院校必须拥有不少于1所三级甲等附属医院，医学类专业在校学生与病床总数比应达到1∶1。但有些学校扩大招生后，附属医院和教学医院的建设没有跟进，导致生均床位数不足，临床教学资源紧张，临床实践教学难以高质量保证。目前中国的临床教学资源主要集中在大型医院内，而对基层医院和社区医院的临床教学资源的开发、应用不足，如此临床教学资源难以适应我国卫生形势的变化和需求。

因此，要加大投入，加强临床教学基地建设。首先是临床教学基地规模建设，依据国家《普通高等医学教育临床教学基地管理暂行规定》《医学教育临床实践管理暂行规定》等规定，各校应根据自己的实际情况，确保有足够的临床教学基地满足临床教学需要。其次是加强临床教学基地的质量建设，加强临床师资队伍建设，提高临床师资水平，建立临床技能训练中心，改善教学条件。

加强机构系统整合，构建临床教学体系。建立稳定的临床教学基地管理体系与协调机制，形成大学、附属医院、教学医院、实习基地的有机结合，建立和加强教学医院、实习基地的内部教学管理体系。将合适的卫生机构，如城市社区卫生服务中心、乡镇卫生院、疾病预防与控制机构等，纳入到临床教学实践体系中。在临床教学体系建设的基础上，更进一步地建设教育研究型医疗卫生系统（academic health system）。

加强国际交流与合作。有条件的医学院校应该开拓国际临床教学资源，派遣医学生到国外学习临床知识，并接纳国外医学生到国内学习临床，以扩大医学生的国际视野。

积极开展教学改革，采取以胜任力为导向的学习、临床驱动的累积学习模式（clinically-driven cumulative learning model）[27]等，促进医学教育课程的整合。通过教学改革，充分发挥医院、临床教师的教学积极性，提高临床教师的教学能力和水平。

（初稿日期，2012 年 10 月 29 日；定稿日期，2014 年 7 月 21 日）

参考文献

[1] Frenk J, Chen L, Bhutta ZA,et al.Health professionals for a new century:transformingeducation to strengthen health systems in an interdependent world.The Lancet,2010,376(12):1923-1958.

[2] 戴井冈,邱国华,杜瑛,等.我国普通高等学校布局结构分析与思考.教育发展研究,2005,25(5):5-11.

[3] 鲍林娟.社会公平视域中我国高等教育布局结构优化研究.广西师范大学,硕士学位论文,2009:1-2.

[4] 陈慧青.中国高校布局结构变革研究.厦门大学博士学位论文,2009:3-4.

[5] 张乐天.我国师范院校布局结构调整相关问题的探讨.高等师范教育研究,2001,13(6):27-32.

[6] 张家寰,郭扬.全国高职院校专业布局结构与调整策略研究.职教论坛,2006,(23):12-16.

[7] 谢永飞.中国特殊教育的布局结构特点及调整建议.现代教育管理,2010,(12):25-28.

[8] 中西部地区农村学校合理布局研究.项目赴云南调研组.云南省农村中小学布局结构调整的现状及改革建议.教育财会研究,2007,(5):13-19.

[9] 厉岩,文历阳.我国高等医学教育结构的研究.中国高等医学教育,2012,(1):1-4.

[10] 陈维嘉,张爱龙,董会泽.巩固体制改革成果推进并校各方共赢——教育部直属高校医学教育管理体制改革的调查.中国高等教育,2005,(24):9-13.

[11] 徐凌霄,陆定,金海燕,等.综合性大学医学教育院系二级管理运行模式的探索.医学与社会,2005,18(7):61-63.

[12] 冀松,曾浙仁.综合(多科)性大学医学教育改革与发展的调查及思考.中国高等医学教育,2001,(2):1-3,12.

[13] 曹友清.合并组建综合性大学后高等医学教育的管理模式及发展问题的再思考.江苏大学学报(高教研究版),2002,24(4):7-11.

[14] 中华人民共和国国家统计局.2010年第六次全国人口普查主要数据公报(第1号).http://www.stats.gov.cn/was40/gjtjj_nodate_detail.jsp?channelid=75004&record=190.2011[2012-10-12].

[15] WHO.Increase access to health workers in remote and rural areas through improved retention. Geneva:World Health Organization.http://www.who.int/hrh/retention/guidelines/en/index.html. [2012-08-12].

[16] 保罗·诺克斯,史蒂文·平奇.城市社会地理学导论.柴彦威,张景秋译.北京:商务印书馆,2005:7-8.

[17] WHO. Legal status of traditional medicine and complementary/alternative medicine, a worldwide review.http://www.doc88.com/p-181690071344.html [2013-07-11]

[18] Frenkel M,Frye A,Heliker D, et al.Lessons learned from complementary and integrative medicine curriculum change in a medical school.Medical Education,2007,41:205–213.

[19] 熊旭.教育部卫生部将共建10所高等学校医学院.http://edu.people.com.cn/GB/13113051. html[2010年11月02日].

[20] 路振富.卫生部与地方政府签订协议共建中国医科大学.中国高等医学教育,1996,(5):28.

[21] 李喜先.迈向21世纪的科学技术.北京:中国社会科学出版社,1997.16.

[22] 吴健珍,陶立坚.中美高等医学教育的比较.基础医学与临床,2012,32(11):2-9.

[23] 教育部教育管理信息中心数据处.高等教育统计数据.http://www.edu.cn/gdjy_9344/[2012-11-22].

[24] 施华昀.我国高校硕士生教育的生师比问题研究.厦门大学硕士学位论文,2006.

[25] 孙宝志.世界高等医学教育改革100年后的新呐喊.中华医学教育探索杂志,2011,10(1):1-5.

[26] 曾志励,唐安洲.新时期医学临床教学中存在的问题与对策.中国高等医学教育,2007,(4):87-88.

[27] Cooke M, Irby DM.O'Brien BC.Educating physicians.America:Jossey-Bass,2010,21-33.

第六篇 | 中国医学与卫生教育教学设计 4C 现状与展望

孙宝志，赵玉虹，闻德亮，曲 波，左天明，时 瑾，
张 阳，伦施斯，毕洪然，田 蕾
（本文作者单位：中国医科大学）

为了展望中国医学卫生教育的未来，探索和优化适合中国国情的医学卫生人才培养模式，经美国中华医学基金会（CMB）主席 Lincoln Chen、教育部部长助理林蕙青、北京大学常务副校长柯杨倡议，在中国协和医学院、中国医科大学、四川大学和中南大学四家医学教育研究所和国内十余位医学教育知名专家支持下，于 2011 年启动"21 世纪中国医学卫生教育改革理念创新项目"，建立了项目委员会。

项目基于 21 世纪全球医学卫生教育专家委员会发表在《柳叶刀》杂志上的《面向新世纪的卫生人才——在相互依存的世界为强化卫生系统而改革医学教育》报告理念，在阐述卫生系统和教育系统的关系之后，从三个方面对教育进行了审视：机构设计（阐明了教育系统的结构和功能）、教学设计（教育过程）以及教育产出（期望结果）。

体现在机构设计提出四个重要功能：①管理和领导功能；②资金使用功能；③创造资源功能，最重要的是师资队伍建设；④服务功能。

体现在教学设计上内容涉及 4 个方面，即 4C（4 个英文词组都以字母 C 开头，因此简称 4C），包括：①招生录取标准（criteria for admission），既包括学业成绩，如先前的学习表现，也包括背景因素，如社会出身、种族、性别和国籍；②胜任力（competencies），是在日常医疗服务中熟练精准地运用交流沟通技能、学术知识、技术手段、临床思维、情感表达、价值取向和个人体会，以求所服务的个人和群体受

益；③教学途径（channels of instruction），指的是教学方法、教学技术及传播介质；④就业途径（career pathway），指的是毕业生完成学业时凭借获取的知识和技术、在学期间的社会工作经历，以及对本地或全球劳动力市场机会的认知所拥有的职业选择[1]。

本文仅就全球医学卫生教育专家委员会报告提出的教学设计的4C理念，通过查阅文献、调查分析以及专家咨询等研究，对中国医学教育教学设计中4C方面的现状给予描述，并提出中国医学卫生教育改革建议和展望。

一、招生录取标准

（一）现状

1. 中国医学院校的数量和招生层次

中国现有本科层次以上的普通高等医学院校共计155所，包括综合性大学医学院、军事或武警医学院校、独立办学的医学院校、其他独立学院（含民办）四个层次，其中包含中医院校34所，具体见表6-1。高等医学院校的招生对象为高中毕业生，根据学校的规模、专业设置、师资力量、教学设备、住房条件等条件确定招生的数量，由上级教育主管部门审批，确定招生计划。普通高等医学院校的临床医学专业分为五年制、七年制、八年制，分别授予毕业生学士、硕士、博士学位。

表6-1　中国现有医学院校统计（包含中医院校）[2]

医学院校层次	数量（所）
综合性大学医学院	54
军事或武警医学院校	4
独立办学的医学院校	75
其他独立学院（含民办）	22
合计	155

此外，中国目前还继续保留有49所医学高等专科学校，主要招收三年制临床医学生，不授予毕业生学位。

2. 医学专业招生数量与层次

为满足培养更多优秀人才的需要，自1998年以来，中国政府教育主管部门要求各大学扩大招生规模。医学院校因此适当下调了录取控制线，以增加学生录取数量（见表6-2）。中国的医学院校中所设置的专业主要有临床医学、预防医学、口腔医学和其他与医学相关的专业。各专业的招生数量根据各学校的具体情况不同而有所调整。在现阶段，大多数医学院校每年招收各层次的临床医学专业学生为总额为500～1000人，其中具有八年制临床医学招生资格的学校一般将八年制学生的招生规模控制在100人以内[3]。

表6-2　普通高等学校及医科院校医学专业招生及在校学生数（人）[4]

年份	招生总数	医学专业招生人数	在校生总数	医学专业在校生人数
1996	965 812	68 576	3 021 079	262 665
1997	1 000 393	70 425	3 174 362	271 137
1998	1 083 627	75 188	3 408 764	283 320
1999	1 548 554	108 384	4 085 874	329 200
2000	2 206 072	149 928	5 560 900	422 869
2001	2 847 987	190 956	7 190 658	529 410
2002	3 407 587	227 724	9 033 631	656 560
2003	4 090 626	284 182	11 085 642	814 741
2004	4 799 708	332 326	13 334 969	976 261
2005	5 409 412	386 905	15 617 767	1 132 165
2006	5 858 455	422 283	18 493 094	1 384 488
2007	6 077 806	410 229	20 044 001	1 514 760
2008	6 656 404	449 365	21 867 111	1 673 448
2009	7 021 870	499 582	23 245 843	1 788 175
2010	7 280 599	533 618	24 276 639	1 864 655

3. 招生与录取制度

（1）招生制度：中国医学院校招生形式包括全国高等学校统一入学考试（以下简称高考）制度、免试保送生制度以及高校自主招生三种方式。绝大部分院校以高考选拔学生为主要招生形式，分别介绍如下。

1）高考：是高校招生入学考试最主要的形式。考生由省、市、自治区组织，在相同时间参加由国家组织的统一命题考试，其考试成绩作为高校录取的主要依据。考试科目为语文、数学、外语、文科综合或者理科综合。根据出题的组织者，主要分为全国统一命题和各省自主命题两种形式。由教育部学生司考试中心组织专家完成的全国统一命题是现行高考命题的主要方式。此外，国家为适应不同地区基础教育发展的不均衡特点，在部分省区下放命题权，允许部分省区对省内部分或全部考试科目自行进行组织命题和阅卷。自高校招生制度恢复以来，高考每年只举行一次，给考生造成了"一考定终身"的压力[5]。

2）免试保送生制度：1984年起，允许少数德、智、体全面发展，在某方面有杰出才能的学生可以不参加高等学校招生考试直接进入高校学习。

3）高校自主招生制度：自2003年开始，我国实施高校自主招生探索人才选拔制度改革，教育部批准22所高校实行自主招生考试制度，其中经批准的具有医学专业自主招生权的院校共有8所，分别为北京大学、复旦大学、同济大学、上海交通大学、东南大学、浙江大学、中山大学、华中科技大学[6]。同时教育部规定，高校自主招生考试一般在高考之前进行，学生申请参加的方式分为"校荐"和"自荐"两种，录取人数原则上不超过年度本科招生计划总数的5%。

每年的11月至12月期间，具有自主招生资格的大学会将本校自主招生的详细情况发布在该大学的官方网站上。

具体程序是：①考生根据所报大学要求准备书面资料，并在规定时间内寄往该大学（等待初审结果）；②大学根据书面资料从报名的考生中选出初审合格考生并在网站公布名单；③合格考生根据学校部署到大学参加笔试和面试；④大学根据笔试和面试成绩公布最后入选考生；⑤高校将入选考生名单报省级招生部门备案，考生参加全国统一的入学考试，高考成绩达到学校自行规定的合格线者即可录取。

（2）录取方法与原则：高中毕业生首先填报大学和专业志愿，然后参加全国统一高等学校招生考试；有部分省区实行考生先参加高考再填报志愿。高校招生工作人员在政府相关部门的监管下进行计算机远程网上录取工作。

在录取过程中，医学院校本着"公平、公正、公开、择优录取"的原则，在同等情况下遵循"志愿优先"的原则，按"专业顺序"和"分数高低"进行录取。若考生无法满足所报专业的成绩要求，报考大学可以根据考生分数将其调剂到相应专业。在考生思想政治品德考核和身体健康状况检查合格的情况下，高校对考生没有性别上的歧视，对少数民族考生有一定的倾向政策。

2004年，教育部批准10所医学院校开办临床医学八年制班，它们分别是：北京协和医学院、北京大学医学部、上海交通大学医学院、复旦大学医学院、南方医科大学、华中科技大学同济医学院、四川大学华西医学中心、中南大学湘雅医学院、中山大学中山医学院和浙江大学医学院。临床医学八年制班录取对象主要是两部分，

第一部分是高考成绩达到生源所在地临床医学八年制班的最低投档线的考生。第二部分是通过高校自主招生考试，个人志愿是临床医学八年制班的应届高中毕业生和从所在大学其他专业的一、二年级中选拔转入临床医学八年制班学习的学生。

我国临床医学八年制班的录取方法与高校其他各专业的录取方法基本一致。有所不同的是，近年来许多招收八年制医学生的院校在参考高考成绩的基础上实施综合评价录取，考生的高考文化成绩和综合素质能力考核成绩一并构成考生最终的综合评价成绩，依照综合评价成绩决定是否对考生进行录取[7]。

（二）存在的问题及对策

随着社会发展，我国现行招生制度的弊端日渐凸现。主要表现在以下方面：

1. 入学考试"一考定终身"

作为进入大学的唯一途径，高考对维护教育的公平性作出了非常大的贡献。然而，随着社会的发展，它越来越不能适应时代的需要。单纯对文化课程的一次考试，有时并不能正确衡量一个学生的全面素质。因此可能造成学生"高分低能"以及高校选拔中的"漏才"现象。考试的主要意义应该是有利于选拔，其基本原则亦应是兼顾公平和效率，过于强调高考选拔功能的观念和做法是不足取的。

2. 以分数为主要指标，缺少综合评价

在我国的录取体制下，考试分数是录取的决定性条件。这种评价指标忽略了对学生的个性和特长的考量。由于招生形式单一，在一定程度上破坏了考试的科学性和合理性。

3. 高校缺乏自主选择权

高校招生工作由国家有关部门统一领导，地方政府主管部门分散管理。统一考试、统一录取是其最突出的特点。教育部门既是高考的决策机构又是执行机构。自2003年起，教育部给予22所高校每年5%的自主招生名额，这并未实现真正意义上的自主招生。

4. 招生录取存在不公平的现象

（1）全国统一考试：各地区的教育质量与当地经济发展水平紧密相关。即使在同一个地区，由于地方政府对各个中学投入资源的力度不同，其教学质量也存在着很大的差异。另外，由于国家政策优先体现城市居民的利益，造成农村地区的优质中学不论在数量上还是教学质量上都与城镇中学相差甚远，导致农村学生在与城市

学生的竞争中整体处于不利地位。

（2）录取：各高校在各省的计划招生数量并不是按照当地考生总数的比例进行分配的，高校一般在其所在地区投放更多的招生指标。这进一步减少了在经济不发达、高校数量少、考生数量大的省份中的学生获得接受优质高等教育的机会。

5."扩招"给医学院校带来的挑战

医学院校扩大在培养医学生的规模的过程中出现了许多教学和管理方面的问题[8]。首先，教学资源相对不足。由于医学的实践性强，其教学投入往往大于一般文理院校。医学院校在一定程度上存在教育经费不足、教师短缺、教学设备陈旧等问题。基础学科的教学资源、师资力量较强，临床学科相对较弱；尤其是一些临床学科需要兼顾临床、教学、科研三方面的工作，无法为教学工作投入更多资源。其次，学生后勤管理压力骤增。由于高校在配置生活设施时没有充分考虑学校的发展情况，学生公寓超员、教室紧张、食堂拥挤、运动场地受限、水电供应不足等问题已经逐渐显现。

为应对这些挑战，2012年5月28日，卫生部和教育部发布《关于实施临床医学教育综合改革的若干意见》[9]，提出"十二五"期间，临床医学教育综合改革将首先优化临床医学人才培养结构，构建"5+3"（5年医学院校本科教育加3年住院医师规范化培训）为主体的临床医学人才培养体系，原则上不增设医学院校和临床医学专业点，相对稳定总体招生规模，进一步深化农村订单定向免费本科医学教育改革。同时，教育部、卫生部将共建一批地方医学院校。加强临床医学教育质量评价制度建设，两部将共同组织实施临床医学教育专业认证工作，2020年完成高等学校临床医学专业首轮认证工作，建立具有中国特色、与国际医学教育实质等效的医学专业认证制度。

二、胜任力

（一）启动现状调查

由于临床医生的工作不再仅局限于自然科学范畴内，而且早已与社会人文发展相交融，对身处医疗工作岗位的医学人才提出了更细致、更严格、更多样的要求。为了适应这种社会对健康需求格局的改变，在世界范围内，医学课程模式正在逐步由以知识结构和过程为基础的模式向以能力为基础,以岗位胜任能力为基础的方向发生演变。

胜任力模型描述的是在组织中有效充当一个角色所要求的与高绩效有关的知识、技能、自我概念、社会角色、特质和动机等胜任力要素的特殊组合,这些胜任力要素是可分级、可测评的,能够区分高绩效者和一般绩效者[10]。测量职位候选人的职业胜任力而非智力这个理念直至今日深刻影响人力资源管理。为岗位选择合适的人,为员工提供与职位要求相吻合的培训,是胜任力模型最主要的两个作用。

在 2002 年,Epstein 和 Hundert 为临床医生的胜任力作出了定义:胜任能力是在日常医疗服务中熟练精准地运用交流沟通技能、学术知识、技术手段、临床思维、情感表达、价值取向和个人体会,以求所服务的个人和群体受益[11]。

针对临床医生的岗位胜任力要求,2001 年,美国毕业后医学教育委员会(ACGME)在充分论证的基础上公布了基于能力的培训目标,要求在患者诊治、医学知识、人际沟通能力、职业素养、基于实践的学习与改进这些基于大系统的实践的六个核心能力上培训、考核住院医师[12],ACGME 提出的住院医师六大核心能力正在不断地扩大着它的影响力,成为一种重要的测评标准。加拿大皇家内科及外科医师学会(RCPSC)的学者提出对专科医生进行以胜任力为基础的测评,在 2005 年发布了最新的标准"2005 年加拿大医生胜任力架构"(CanMEDS 2005 Physician Competency Framework)提出"更高的规格,更优秀的医生,更优质的医疗"的主题。标准主要将医生的角色分成七类。专业人士、沟通者、合作者、管理者、健康促进者、学者、医学专家[13]。英国医学总会(GMC)在 2006 年推出"良好医疗实践"(Good Medical Practice)[14]并已于 2013 年完成了新一轮修订。在 2006 年的版本中,分为医疗技术服务、医疗诊疗规范、教学与培训、医患关系处理、团队合作、要求医生遵守职业道德这六个方面。在 2013 年的版本中修订为了四个核心领域:医学知识技术和表现、医疗安全与质量、沟通与合作、维护信任。综上,不难发现,各国对医生的角色定位主要是从医疗技术水平、交流交往能力、科研能力、教学指导能力、终身学习的意识、自身其他个性素质几个角度来进行定义和说明的。

(二)预实验

1.建立检核表

在 2011 年 9 月至 10 月间,针对与临床医生职业精神、职业素养、培养模式、和能力要求的相关文献进行了研究。结合中国当前社会环境中临床医生的工作特点，和国外的一些研究，在医疗技术、沟通交流能力、科研能力、教学能力、管理能力、学习意识和医生自身个性和素质这七个方面提出临床医生工作特点和要求的假设。借鉴 ACGME 六大核心能力、CanMEDS Frame Work 2005、英国医学总会"良好医疗实践"（GMP），以及合益集团（Hay Group）通用胜任特征核检表，在以上七个方面挑选合并了共计 65 个胜任特征词条，组成了中国临床医生岗位胜任力核检表问卷的内容，在中国医科大学附属的三所三级甲等医院中对指定的医生进行了调查。

2. 校标样本

邀请中国医科大学人事处以及附属医院的人力资源部的领导和工作人员对临床医生的绩效判定标准进行了一次会议讨论。讨论基本达成一致意见，即结合临床医生的学历、晋升至目前职称的时间、患者口碑进行综合衡量，同时需注意对中医科、康复科的医生的绩效标准进行适当的调整，划分绩效优秀及绩效普通的两个组群。

根据三所附属医院的职称结构、科室人员结构，总共选择了 410 名目前正在从事临床工作的医生作为调查对象。其总的 320 人参与《中国临床医生岗位胜任力核检表调查问卷》（表 6-3 及表 6-4）填写。参与调查的临床医生根据自己的工作经验

表 6-3　核检表问卷调查对象职称情况

职称	绩优组（人）	一般绩效组（人）	百分比（%）
主任医师	31	21	16.67
副主任医师	30	21	16.35
主治医师	66	43	34.94
医师	59	41	32.05
合计	186	126	100.00

表 6-4　核检表问卷调查对象专业情况

科室	绩优组（人）	一般绩效组（人）	百分比（%）
内科	62	40	32.69
外科	69	40	34.94
儿科	7	2	2.88
妇产科	17	9	8.33
其他	31	35	21.15
合计	186	126	100.00

和对临床医生岗位的理解，对调查问卷中的65项胜任特征按照其体现的重要程度，由1分至5分进行评分。按照早前设定的绩效标准，参与问卷调查的临床医生中有190人属于绩效优秀组，130人属于绩效普通组，其中女性153人，占总体的51%，男性149人，占49%。调查回收问卷312份，回收率97.5%。数据分析采用的软件SPSS 19.0。

3. 核检表问卷结果

（1）数据描述：各项目得分的均值为3.47～4.54。其中平均得分最高的五个条目是：熟练掌握医学基础知识、熟练掌握基本操作技能、沟通能力和应急能力。它们的平均得分在4.47～4.54。平均得分最低的五个条目是：合理分配卫生资源、熟悉医保政策、控制医疗费用、兴趣广泛。平均得分在3.47～3.78。

与一般绩效组相比，在65个条目中，绩优组对其中50个条目的认识情况平均分数均高于一般绩效组。对于绩优组和一般绩效组对胜任特征条目认识的平均分数进行差异检验，由于两组数据经转换后仍不符合正态分布，因此改为非参数检验。结果显示抗压能力（$U=10308.5$，$Z=-1.942$，$P=0.048$）和诚实守信（$U=10284.5$，$Z=-2.005$，$P=0.045$）两个胜任特征的差异有统计学意义。可以认为绩优组对以上两种胜任特征的重视程度高于一般绩效组。

（2）效度分析：对问卷结果进行了探索性因子分析，结果显示KMO值为0.964，大于0.7，Bartlett球型检验的χ^2值为13051.946，自由度为1326，达到了显著标准，各变量的独立性假设不成立，代表母群体的相关矩阵间有共同因素存在，适合作因素分析。采用主成分分析法，经正交旋转，提取特征值大于1，因子载荷大于0.45的因子，正交旋转后可提取特征值大于1的因子共有6个，6个因子累计方差贡献率达64.81%，因子累积方差贡献率大于60%，可以认为方差贡献率较高，问卷结构效度良好，见表6-5。根据表6-6，旋转后的因子负荷矩阵，只提取因子负荷大于0.45的因子，选出52项胜任特征，可以得到6个因素。归类为职业素养、合作与管理能力、掌握和运用知识与技能、专业思维方式、科研能力、人际交往与沟通能力。

（3）信度分析：结果如表6-6所示，在进行探索性因子分析后，将52个条目归为6个公因子，分别对问卷整体的内部一致性和6个公因子内部的一致性进行了检验。结果见表6-7。

表 6-5　胜任特征因子特征值、方差贡献率和累积方差贡献表

成分	初始特征值			提取平方和载入			旋转平方和载入		
	合计	方差（%）	累积（%）	合计	方差（%）	累积（%）	合计	方差（%）	累积（%）
1	24.83	47.75	47.75	24.83	47.75	47.75	10.80	20.76	20.76
2	2.64	5.08	52.83	2.64	5.08	52.83	6.49	12.48	33.24
3	2.12	4.07	56.91	2.12	4.07	56.91	5.31	10.21	43.45
4	1.69	3.25	60.16	1.69	3.25	60.16	4.03	7.75	51.20
5	1.24	2.39	62.55	1.24	2.39	62.55	3.56	6.85	58.04
6	1.18	2.26	64.81	1.18	2.26	64.81	3.52	6.77	64.81
7	0.92	1.77	66.58						
……	……	……	……						
49	0.13	0.25	99.37						
50	0.11	0.22	99.59						
51	0.11	0.21	99.80						
52	0.10	0.20	100.00						

表 6-6　胜任特征因素检验正交旋转后因素负荷矩阵

	成分					
	1	2	3	4	5	6
行业自律	0.77					
严谨审慎	0.75					
同理心	0.70					
合理分配卫生资源	0.69					
勤奋努力、钻研精神	0.68					
沉稳、有耐心	0.68					
具有大卫生观	0.68					
积极主动进取	0.67					
职业道德水平	0.67					
乐观、自信	0.67					
追求卓越的精神	0.66					
诚实守信	0.64					
适应环境改变	0.58					
保护患者隐私权	0.56					
思想开放、善于变通	0.56					
把握职业发展机会	0.55					
熟悉医保系统复杂问题	0.54					
计算机应用、信息搜集能力	0.53					
负责、可靠	0.52					
遵循循证医学原则	0.52					
能认识自身不足	0.48					

表 6-6　胜任特征因素检验正交旋转后因素负荷矩阵　　　　　（续表）

	成分					
	1	2	3	4	5	6
独立、自主	0.45					
健康促进意识		0.71				
平等仁爱		0.70				
医学文化背景知识		0.65				
兴趣广泛		0.57				
优质的病案及医学文书书写		0.56				
注重自我及同行评价		0.53				
法律和伦理意识		0.52				
认真指导医学生和下属		0.52				
选择检验、检查项目准确度		0.51				
与卫生系统管理人员合作		0.49				
控制医疗费用		0.49				
服从组织管理		0.48				
指导患者执行医嘱		0.47				
熟练掌握专业基本操作技能			0.75			
及时更新专业知识和技能			0.70			
诊断技巧及准确度			0.65			
自我指导和持续学习			0.61			
熟练掌握医学基础知识			0.60			
不断积累常识和经验			0.58			
批判性思维				0.63		
辩证性思维				0.62		
积极处理不确定因素				0.50		
科研能力					0.81	
科研文章					0.80	
创造性思维					0.50	
人际交往能力						0.73
敏锐的洞察力						0.66
个性化地对待患者						0.60
沟通能力						0.55
管理（科室成员、学生、患者）的能力						0.48

表 6-7　问卷 Cronbach α 系数值

构面	整体	构面 1	构面 2	构面 3	构面 4	构面 5	构面 6
α	0.982	0.968	0.937	0.881	0.812	0.786	0.780

21世纪中国医学教育改革再定位

由于调查结果显示问卷有较高的内部一致性，各条目的平均分数均较高，显示核检表调查问卷中的词汇均比较重要。

（三）正式调查

1.问卷设计

正式调查主要采用德尔菲法、里克特五级评分问卷法作为构建中国临床医师岗位胜任力模型的主要方法。

除了预实验中用到的文献之外，在问卷内容中补充了来自全球医学教育联合会（WFME）颁布的"全球毕业后医学教育标准"和IIME全球医学教育最低基本要求（GMER）的相关内容。采取德尔菲法，向医学教育行业内的30位来自全国各地的专家收集修改意见及问卷填答结果，从而进一步对问卷的形式、内容、调查对象、表述方法作出修改、最终定稿。

根据专家意见，将岗位胜任力的研究对象确认为在完成三年住院医师通科培训后的医学院校本科毕业生，以强调未来年轻临床医生"能做什么""应具备什么样的能力"为目的，探讨青年合格医生的岗位胜任能力。

在采取专家意见的基础上，问卷中共设置八个一级条目，分别为：①临床基本能力；②医生职业精神与素质；③医患沟通能力；④掌握与运用医学知识；⑤团队合作能力；⑥基本公共卫生服务能力；⑦信息与管理能力；⑧学术研究能力。

同时根据国情，根据调查对象所在医疗机构的区别，将问卷分为两类。问卷1包含二级条目103项，适用对象为在县、市二级以上医疗单位中服务的临床医生。问卷2包含二级条目118项，除了包含问卷1中103项外，另在"基本公共卫生服务能力"部分增添15项与公共卫生服务相关的条目，适用对象为城市社区卫生服务中心及乡镇卫生院的医生。

问卷采用里克特五级评分量表形式，请每位接受调查的医生对问卷中所包含的每一个条目分别就其对于接受过三年规范化培训的住院医生在工作中的重要性（不重要、不太重要、一般、重要、非常重要，对应1~5分）、其所服务的机构中目前的住院医生所能够达到的水平，以及受调查者本人目前就问卷中的条目内容在其本身工作中所能够达到的水平进行逐项的评价（极少、少部分、部分达到、大部分达到、完全达到，对应1~5分）。

问卷发放范围覆盖全国七大行政区域。在全国七大行政区域中各选择一个省份作为该行政区域代表，对服务于该省、市、区县、乡镇卫生院及社区卫生健康中心的各职称层次临床医生发放。

2. 调查结果

（1）调查情况简介：来自全国东南地区、华南地区、中南地区、东北地区、西北地区、西南地区、华中地区共 7 个地域区划的代表为上海、广西、湖北、辽宁、宁夏、贵州、山西。回收有效问卷共 1989 份。其中包含县市二级以上医疗机构的医生 1685 名，基层医疗机构医生 304 名。平均年龄 39.5 岁。职称及地域分布情况见表 6-8。

表 6-8　调查对象职称情况（人）

地区	二级以上医院				基层医院			
	初级	中级	副高级	高级	初级	中级	副高级	高级
上海	60	50	84	42	2	28	10	1
广西	76	43	75	41	8	29	5	0
湖北	61	41	68	68	7	25	2	4
辽宁	45	62	69	51	13	22	6	1
宁夏	63	48	65	64	24	4	6	1
贵州	52	93	69	56	24	19	5	2
山西	67	66	67	31	15	1	1	11

（2）效度分析：对问卷 1 及问卷 2 中重合的 103 项条目的重要性评分部分进行探索性因子分析。通过 SPSS 软件将 1989 个样本随机分成近似 50% 的两份。其中 976 个样本用于探索性因子分析，另 1013 个样本用做验证性因子分析。

1）探索性因子分析：问卷 KMO 值为 0.981，大于 0.8，Bartlett 球型检验的 χ^2 值为 66375.731，自由度为 3240，$P=0.00$ 达到了显著标准，各变量的独立性假设不成立，母群体的相关矩阵间有共同因素存在，适合做因素分析。采用主成分分析、斜交旋转法，提取特征值大于 1，因子载荷大于 0.5 的因子。问卷中各条目的共同度提取后值分布在 0.614～0.826，显示问卷各项目的共同性良好。正交旋转后可提取特征值大于 1 的因子共有 9 个，9 个因子累计方差贡献率达 71.69%，因子累积方差贡献率大于 60%，可以认为方差贡献率较高，问卷结构效度良好，共得到 81 项胜任特征。

2）验证性因子分析（confirmatory factor analysis, CFA）：为验证探索性因子分析得到的模型内容结构，采用另一部分（1013 份样本）对根据 103 个项目调查进行探索性因子分析得到的模型进行验证，检验其合理性。统计分析方法为验证性因子分析，统计分析软件为 AMOS 20（见表 6-9）。

表 6-9　模型各项拟合指标

X²/df	RMR	RFI	SRMR	CFI	RMSEA
3.97	0.02	0.84	0.04	0.88	0.05

五因素模型的 RFI、CFI 都接近 0.9 的水平。RMR 小于 0.05，卡方与自由度的比值低于 5.0，RMSEA 小于 0.08，显示本模型拟合优度较好，是可接受的模型。

（3）信度分析：81 项公共条目的信度 α 系数为 0.988。表明同质性信度非常理想。因子的信度值均大于 0.80，表明问卷具有良好的信度。总量表及各分量表的内部一致性系数如下表 6-10：

表 6-10　总问卷与各部分 Cronbach α 系数

Cronbach α	1	2	3	4	5	6	7	8	9	总体
	0.962	0.950	0.935	0.943	0.955	0.958	0.922	0.931	0.882	0.988
条目数	14	12	10	10	10	10	6	5	4	81

本研究的主要目的在于探讨临床医师胜任力模型的结构，因此，采用因子分析来检验问卷的结构效度是最常用的方法。探索性因素分析的结果显示，医师的胜任力模型由 9 个因素构成，结构清晰。因子负荷值均在 0.5 以上，因素含义明确，其总方差解释量超过 65%。验证性因子分析的结果显示，观测数据较好地拟合了构想模型，根据各因子包含的内容，可以概括出以下九个：①临床基本能力；②职业精神与素质；③医患沟通能力；④团队合作，终生学习专业知识；⑤职业核心价值观；⑥基本公共卫生服务能力；⑦公共基础知识与传播能力；⑧信息与管理能力；⑨学术研究能力。

对来自七个行政区域的各等级临床医生的调查结果进行探索性因子分析及验证

性因子分析，统计结果基本上完整地验证和支持了中国临床医生的岗位胜任能力的内容。统计学结果显示，将原归类于职业精神与素质类的一些条目区分出来，独立形成了一个类别。该类别的主要内容包括"追求卓越"、"淡泊名利"、"认识和杜绝任何与营利性利益相关的行为"以及"积极参与内部评审和外界检查"。尽管在统计学结果中将以上条目独立归为一个因子，然而究其内容而言，根据已有文献和常规认知，这些条目仍然属于职业精神与素质范畴内，而且属于职业精神类别所包含的素质中相对更高级别的素质。根据调查结果的统计学分析和调整，认为目前构成完成住院医师规范化培训的临床医生的胜任力模型由以下几方面构成：①临床基本能力；②职业精神与素质；③医患沟通能力；④团队合作，终生学习专业知识；⑤基本公共卫生服务能力；⑥公共基础知识与传播能力；⑦信息与管理能力；⑧学术研究能力。

（四）评价情况

根据回收问卷的数据做两个独立样本秩和检验，统计分析结果显示，无论在二级以上医疗机构，还是基层卫生机构中，中级及以上职称的临床医生对问卷中的胜任特征的重要性的评价结果与对其所在医院的年轻医生的相应工作表现的评价结果之间的差距均有统计学意义（$P<0.05$）。

将"本院年轻医生（三年年资以下）"所达到的水平情况，与"接受过三年住院医师规范化培训"医生的重要性的总体平均分情况分层进行对比，在二级以上医院中拥有中级以上职称的医生按照问卷中所体现的内容，对本院年轻医生目前所表现的情况进行评分，范围在3.63～4.20，二级以上医疗机构住院医生对本院年轻医生胜任力的现状判定在3.87～4.28。在基层医疗机构方面，拥有中级以上职称的临床医生对其所在的单位青年医生岗位胜任力现况评价的均分在3.14～4.24，基层医疗机构中初级职称的医生对本院年轻医生的各项岗位能力的现况评价平均分在3.03～4.15。结果显示，各个层次的临床医生对本院三年以下年资的医生的能力总体均认定在"部分达到"到"大部分达到"。其中对年轻医生目前的表现评价差异较大的前10项分别表现在（见表6-11～表6-14）：

表 6-11　二级以上医疗机构中级以上职称的医生问卷调查部分结果

	本院住院医现状	能力重要性
积极撰写发表科研文章	3.63	4.34
进行完整准确的体格检查	3.98	4.67
培养创造性思维和创新能力	3.73	4.38
积极参加本领域科研活动	3.72	4.37
运用循证医学原则，采用恰当的诊断和治疗方案	3.88	4.52
能够采集重要而准确的病史	4.07	4.68
了解患者的想法，如忧虑、对诊治的期望	3.90	4.50
医生能注意自身健康与保健	3.92	4.52
有效运用沟通技巧	3.94	4.53
熟练运用基本诊断操作规程	4.05	4.64

表 6-12　二级以上医疗机构住院医生的问卷调查部分结果

	本院住院医现状	能力重要性
培养创造性思维和创新能力	3.89	4.52
医生能注意自身健康与保健	4.02	4.61
积极撰写发表科研文章	3.89	4.47
进行完整准确的体格检查	4.11	4.64
用批判性的思维处理各种来源信息，恰当地作出决定	3.91	4.42
积极参加本领域科研活动	3.96	4.47
有效运用沟通技巧	4.09	4.60
运用循证医学原则，采用恰当的诊断和治疗方案	4.05	4.55
能翻译学术文献，传播和应用知识	3.99	4.49
具备依法行医的自我保护意识	4.22	4.72

表 6-13　基层医疗机构中级以上职称的医生问卷调查部分结果

	本院住院医现状	能力重要性
积极撰写发表科研文章	3.14	4.11
积极参加本领域科研活动	3.31	4.18
培养创造性思维和创新能力	3.37	4.21
能翻译学术文献，传播和应用知识	3.43	4.19
用批判性的思维处理各种来源信息，恰当地作出决定	3.39	4.10
开展基本的精神卫生服务（心理咨询与治疗）	3.56	4.24
组织开设家庭病床，开展家庭卫生服务	3.53	4.21
进行完整准确的体格检查	3.93	4.56
有效运用沟通技巧	3.84	4.48
主动了解社区和人群健康需求	3.59	4.21

表 6-14　基层医疗机构初级职称医生的问卷调查部分结果

	本院住院医现状	能力重要性
积极参加本领域科研活动	3.13	4.14
积极撰写发表科研文章	3.03	3.96
培养创造性思维和创新能力	3.33	4.10
用批判性的思维处理各种来源信息，恰当地作出决定	3.28	4.02
能翻译学术文献，传播和应用知识	3.37	4.09
深刻了解自己在专业技术上的不足之处，不断学习	3.72	4.42
至少掌握一门外语	3.12	3.80
不断更新临床知识和专业技能	3.68	4.37
有效利用信息技术帮助诊治，进行患者教育	3.28	3.95
积极预防化解医患矛盾	3.76	4.38

（五）讨论

根据表 6-15，此次调查的结果透露出以下一些信息：

表 6-15　各组情况汇总

项目	内容	二级以上医疗机构				基层医疗机构			
		中级以上		住院医生		中级以上		初级	
		现状	重要	现状	重要	现状	重要	现状	重要
临床基本能力	能够采集重要而准确的病史	4.07	4.68	–	–	–	–	–	–
	了解患者的想法，如忧虑、对诊治的期望	3.90	4.50	–	–	–	–	–	–
	进行完整准确地体格检查	3.98	4.67	4.11	4.64	3.93	4.56	–	–
	熟练运用基本诊断操作规程	4.05	4.64	–	–	–	–	–	–
	运用循证医学原则，采用恰当的诊断和治疗方案	3.88	4.52	4.05	4.55	–	–	–	–
		–	–	–	–	–	–	–	–
职业精神与素质	具备依法行医的自我保护意识	–	–	4.22	4.72	–	–	–	–
	医生能注意自身健康与保健	3.92	4.52	4.02	4.61	–	–	–	–
		–	–	–	–	–	–	–	–
医患沟通能力	有效运用沟通技巧	3.94	4.53	4.09	4.60	3.84	4.48	–	–
	积极预防化解医患矛盾	–	–	–	–	–	–	3.76	4.38
		–	–	–	–	–	–	–	–
终生学习	不断更新临床知识和专业技能	–	–	–	–	–	–	3.68	4.37
	深刻了解自己在专业技术上的不足之处，不断学习	–	–	–	–	–	–	3.72	4.42
		–	–	–	–	–	–	–	–

表 6-15　各组情况汇总　　　　　　　　　　　　（续表）

项目	内容	二级以上医疗机构				基层医疗机构			
		中级以上		住院医生		基层中级		基层初级	
		现状	重要	现状	重要	现状	重要	现状	重要
学术研究能力	用批判性的思维处理各种来源信息，恰当地作出决定	–	–	3.91	4.42	3.39	4.10	3.28	4.02
	能翻译学术文献，传播和应用知识	–	–	3.99	4.49	3.43	4.19	3.37	4.09
	培养创造性思维和创新能力	3.73	4.38	3.89	4.52	3.37	4.21	3.33	4.10
	积极参加本领域科研活动	3.72	4.37	3.96	4.47	3.31	4.18	3.13	4.14
	积极撰写发表科研文章	3.63	4.34	3.89	4.47	3.14	4.11	3.03	3.96
基本公共卫生服务		–	–	–	–	–	–	–	–
	主动了解社区和人群健康需求	–	–	–	–	3.59	4.21	–	–
	开展基本的精神卫生服务（心理咨询与治疗）	–	–	–	–	3.56	4.24	–	–
	组织开设家庭病床开展家庭卫生服务	–	–	–	–	3.53	4.21	–	–

1. 重视专业基本功

掌握基本的临床操作技能是临床医生职业的最基本要求，是临床医生工作性质和工作特点的重要体现。在现实工作中，利用仪器设备辅助诊断和检查，作为普遍意识中更为准确有效的手段，逐渐替代了传统的体格检查操作。体格检查作为重要一种专业操作能力，需要得到青年临床医生更多的重视。

2. 在工作中需要更多地运用沟通技巧

拥有良好的沟通能力，与护士、上级及下级医生建立良好顺畅的沟通关系，在以团队为工作形式的现代临床医疗工作中显得极为重要。在与患者及家属的沟通过程中，拥有较好的语言组织能力，能够较好地掌控交谈氛围，了解患者的想法，对于诊疗的期望，取得患者及家属的信任，避免由于误解和带来纠纷。

3. 持续学习，提升自我

终身学习的重要性和现实情况之间存在较大的差距，主要在基层医疗机构的初级医生回答中体现。医学领域的未知、人们对于健康和生命质量的渴望、现代科学技术的进步一起，推动着医学科学的发展。参与各种培训和专业交流、阅读最先进文献，是临床医生职业的一大特点。相对于二级以上医疗机构的临床医生，基层医疗机构的医生在工作中能够得到继续教育的机会不足，缺少促进他们参加继续教育学习的动力和机制。

4. 科学研究辅助临床工作

所有医疗机构中的临床医生均认为，年轻医生在学术研究能力方面，与学术研究能力在当前临床医生的工作内容中所代表的重要程度相比，有比较大的差距。尽管学术研究能力的重要性评价得分在所有组别中的平均分仅分布在 3.96～4.52，与其他特征相比在重要性评价上得到的评分相对较低，不属于最为重要的范畴，但是该类别中的所有条目在各层次医生岗位胜任力的重要性和本院住院医生目前所能达到的水平之间的差距均较大，显示出目前在岗的临床医生对于年轻医生应该具备学术研究能力的态度和期望。医学的探索无止境。临床问题提供科研主题，科研结果指导临床工作。学术研究是临床医生专业成长与技术提高的内在要求，通过学术研究，可以培养自身良好的临床思维习惯和主动学习精神。对于年轻的临床医生，熟悉临床工作、积累学习经验至少占据了工作前二三年的大部分时间。在临床工作逐渐得心应手后，则必须面向现有的社会评价体系与社会客观需求，这些是要求临床医生具备学术研究能力的外在推动力。

三、教学途径

（一）中国医学教育教学途径现状

医学教学途径（方法）（channels of instruction）是医学教学过程中最活跃的教育因素。它是师生双方为实现共同的医学教学目标，凭借一定的教学技术或手段，促进医学生成才和全面发展而采用的教学活动方式或途径。

1. 正式教学途径

我国医学教育采用的教学途径包括传统的讲授法、实验教学法、床边教学法、实践教学法。随着科技的进步以及我国医学教育改革的不断深化，新的教学方法不断涌现出来，包括以问题为基础的教学（PBL）方法、自主学习方法、启发式教学法、多媒体教学法、分层教学法、阅读法等。教师根据教学内容和学生的特点，优化并采用适当教学方法，尽可能让学生主动地参与教学活动，并要让学生能通过教师的授课获得相关的知识和技能。随着信息技术的普遍应用，多媒体技术、网络教学技术也在医学教学途径中起到了举足轻重的作用。在医学教育中根据医学院校学生的特色，把课程内容建立在网络教学平台上，充分利用这一先进的平台进行教学与管理，将相关的教学资源全部上网并免费开放，如精品课程建设，实现优质教学资源共享，扩充了课堂教学的区域，学生可以在任何时间、地点与教师保持同步或异步联系，是对课堂教学的很好补充。在这个平台上，学生可以达到自主学习的目的。

目前国内医学本科人才培养教学方式改革的趋势和突出特点是：

（1）应用与推广 PBL 教学法：我国引进 PBL 教学较欧美及日本晚，至今没有在全国范围全面铺开，仍属于起步阶段。1986 年，上海第二医科大学和西安医科大学率先引进 PBL，20 世纪 90 年代以来，湖南医科大学、第四军医大学、暨南大学、四川大学华西医学院、华中科技大学同济医学院、复旦大学医学院和中国医科大学等院校相继引进 PBL，作为传统教学模式的有益补充，培养学生多方面的能力和素质。特别是 2008 年中国医科大学成功地举办了第七届亚太地区 PBL 教学研讨会，来自 20 个国家和地区的 500 多名医学院校代表交流了 PBL 教学改革的成果。

（2）采用与推进模拟教学：模拟教学是现代医学教育的主流，四川大学、中国医科大学、北京大学等院校及其部分临床医学院都陆续建立了医学教学模拟中心、临床技能培训中心等医学模拟教学设施，应用于临床教学。但是在教育投入与政策环境方面还缺乏支持，在传统教学与现代教学关系处理上，缺乏明确的指导思想和成功模式。

（3）加强基础教学与临床教学衔接：基础与临床脱离，基础、临床、实习三段分离的传统模式是医学人才培养的长期问题。虽然国内部分医学院校尝试在低年级开设临床医学导论、早期接触临床、后期临床回归基础，或者尝试以问题、病例或器官系统为中心的教学方式等，仍无法解决基础课程枯燥、重机械记忆且易遗忘、不能有效运用到临床等问题。因此，充分发挥基础与临床优势，促进有效衔接仍是亟待解决的问题。

（4）加强临床实践能力考核与评价，构建与各阶段学习配套的考试体系：国内院校都重视考试改革，尤其是临床技能考核，从床旁考核、电视录像考试到标准化患者与客观结构化考试、计算机模拟病例考试系统等各方面都作了很多尝试。但对如何发挥考试的诊断与鉴别作用，提高教学质量上缺乏更深入的研究[15]。

2. 其他教学途径

目前医学院校主要通过第二课堂教学、科研专题讲座、早期科研、科技竞赛、导师制、开放性实验室、社会实践、名师讲坛等途径来促进医学生实践动手与科研创新能力、临床思维训练、人文素养培养等。这些都是承担课程体系所难以独立完成培养任务的重要教育手段，也是对课堂教学途径的有益补充。校园文化建设、校风校纪等隐性教学途径，对学生的心理发展起着直接或间接的影响作用。特别是教师本人的性格和作风，对学生的心理健康起着潜移默化的作用。这些教学途径虽然对医学生自主发展很有裨益，但由于对学生自身管理能力要求更高，且易受外界因素影响，仍是医学院校的弱项。

（二）中国医学教育改革中有关教学途径的问题

2009年中国医科大学承担CMB08-935"中国北方中心教育改革经验推广与师资开发"项目。为了解我国高等医学教育教学改革中存在的问题，于2009年10～11月对中国北方医学教育发展中心协作院校及西部地区医学院校，共23所院校的教学管理人员、基础教师、临床教师及公共卫生教学人员进行了问卷调查。

发放问卷1900份，收回1761份，回收率92.68%。调查对象来自23所医学院校（见表6-16）。这23所机构所在地区覆盖我国东南西北；主管机构级别覆盖了

表6-16 调查对象院校分布情况

学校	例数（人）	比例（%）	学校	例数（人）	比例（%）
首都医科大学	68	3.86	泸州医学院	64	3.63
承德医学院	83	4.71	遵义医学院	105	5.96
山西医科大学	105	5.96	昆明医学院	78	4.43
内蒙古医学院	90	5.11	西藏大学医学院	48	2.73
中国医科大学	85	4.83	青海大学医学院	76	4.32
大连医科大学	88	5.00	宁夏医科大学	60	3.41
哈尔滨医科大学	75	4.26	石河子大学医学院	75	4.26
南京医科大学	77	4.37	武警医学院	64	3.63
潍坊医学院	88	5.00	海南医学院	66	3.75
滨州医学院	88	5.00	河北医科大学	97	5.51
广州医学院	43	2.44	南方医科大学	60	3.41
广西医科大学	78	4.43			

部署、省属、市属院校；学校类型包括综合性大学及单科医学院校，具有较好的代表性。调查对象都是活跃在教学与教学研究一线具有教学热情的管理与专业人员（见表6-17）。并且通过比较我国西部地区院校与东部地区院校现有医学教育改革现状和需求，找出医学院校医学教育改革中存在的问题[16-18]。

表6-17　调查对象专业与职称情况：n=1761

项目		例数（人）	比例（%）
专业	临床教师	687	39.01
	公卫教师	212	12.04
	基础教师	742	42.14
	教学管理	120	6.81
职称	初级	325	18.46
	中级	654	37.14
	高级	782	44.41

1. 教学方法改革现状与问题

调查显示，虽然调查对象在课程整合、PBL教学方法、反思学习等先进的教学理念、方法与技术，有积极的正面认识，但尚未得以广泛实施（见表6-18）。这说明对医学教育改革还停留在认识阶段，行动不到位。

调查还发现，在对传统医学教学方法需要改革的认识程度、开展PBL教学、反思性学习与实践、整合教学，以及在互助学习、文档学习的认识上，整体来看，西部院校略低于东部院校，差异显著（见表6-19）。

表6-18　调查对象对教学改革方面有高度认识但尚未广泛实施的内容

	条目	是	比例（%）	否	比例（%）
课程整合	医学教学在学科整合方面有进一步加强的必要	1300	73.82	461	26.18
	您的学科是否已经开展整合医学教学	683	38.78	1078	61.22
以问题为基础的学习	应适当引入以问题为基础的学习（PBL）	1649	93.64	112	6.36
	PBL教学是否在您学校开展	1350	76.66	411	23.34
反思性学习	您是否了解反思性学习与实践	894	50.77	867	49.23
	您在教学中是否引入反思性学习的教学方法	865	49.12	896	50.88

表 6-19　医学院校对教学方法现状的认知

条目	东部院校同意 人数 [百分比（%）]	西部院校同意 人数 [百分比（%）]
传统医学教学方法需要改革	1288 （90.1）	367 （84.2）*
开展了 PBL 教学	1132 （78.8）	287 （67.2）*
引入了反思性学习与实践	747 （52.4）	195 （45.5）*
开展了整合医学教学	619 （44.1）	127 （29.7）*
了解互助学习	1027 （70.9）	267 （61.5）*
了解文档学习	610 （42.1）	140 （32.4）*

* 两者做卡方检验 $P<0.05$

2. 考试方法改革现状与问题

调查显示，18 所东部院校中只有 6 所使用标准化患者（SP）考试、4 所使用计算机模拟病例（CCS）考试，5 所西部院校中有 1 所使用 SP 考试、1 所使用 CCS 考试。调查对象对这两种考试方法的认识程度不够高，西部院校在对标准化患者的认识上较东部院校低，差异显著，对计算机模拟病例考试的认识无明显差异（见表 6-20）。

表 6-20　医学院校对先进考试方法的认识

条目	东部院校同意 人数 [百分比（%）]	西部院校同意 人数 [百分比（%）]
了解标准化患者（SP）考试	809 （56.5）	195 （46.2%）*
了解计算机模拟病例（CCS）考试	735 （51.3）	195 （46.2%）

* 两者作卡方检验 $P<0.05$

3. 教学资源改革现状与问题

计算机多媒体教室的使用率相对较高，调查对象对现代教学手段的使用率偏低，对校园网、文献检索系统的满意程度不够高。总体来看，西部院校教学资源现状稍差，与东部院校差距显著（见表 6-21）。

表 6-21　医学院校教学资源现状

条目	东部院校同意 人数 [百分比（%）]	西部院校同意 人数 [百分比（%）]
计算机多媒体教室充足	1208 （84.1）	316 （74.0）*
对文献检索系统满意	857 （66.8）	177 （49.7）*
对校园网满意	884 （61.0）	164 （38.2）*
运用现代教学手段	813 （56.7）	203 （47.6）*

* 两者做卡方检验 $P<0.05$

（三）建议及措施

1. 优化整合教学方法

基本知识、基本理论和基本技能训练是传统高教人才培养的目标；实践动手、科研创新、问题解决、职业技能等综合能力培养是现代高教人才培养的要求，其实质涉及传统与现代教育理念更新、传统与现代课堂教学方式转变等深层问题。随着现代教育及教育科学技术手段的发展，现代医学教学方法呈现多样化趋势，现代医学教学方法体系也逐步形成。"教无定法"，受各种因素影响，医学教学方法的选择与运用成为医学教学质量与效益得到保证的关键。当前国内医学教育教学过程中，讲授法仍是主要的方法，直观教学法、PBL教学法、床旁教学法、模拟教学法是医学教学方法必要而有益的补充，其作用均不可替代。教学方法的优化整合是现代教学方法改革发展的重要趋势，如何根据医学生群体及个体差异，灵活运用各类医学教学方法，实现医学教学方法使用的优化整合，提高医学教育教学质量与效益，仍是现代医学教学面临的重要课题和任务[19-32]。

目前而言，关键是树立学生主体和能力本位的教育理念，鼓励教师更新教育观念，在传统教学基础上锐意创新，推进PBL教学方式与适宜教学手段的应用，实行教育创新。促进学生学习由被动接受变为主动探究、由集体听课变为自主学习、由知识掌握为主到能力培养为主、由被动建构系统和逻辑性知识体系变为围绕问题自主建构知识体系，实现全面素质和综合能力提高。

2. 深化医学考试改革

医学院校由于课程繁多，特殊性强，考试内容及方法的选择成为一个值得深入探讨的问题。建议要根据各门课程的教学特点、教学目标和教学内容，科学地选择考试内容、形式和方法，充分发挥考试特有的评定、检测、诊断、反馈、激励五大功能，真正发挥考试指挥棒的作用。而且，高等医学院校要与时俱进，尽快改革各类考试内容及考试题型，改变过去传统的单一以考查学生的知识记忆为主的考试形式，注重综合运用多种不同的考试方法测试学生应用知识的能力。

综合运用多种不同的考试方法可以克服单独使用某种评价方法固有的缺陷，实现在不同的临床情境下，不同的评价内容领域中，广泛地考核各方面的能力。这些考试方法包括以客观多选题为主的笔试、上级医生评价、直接观察或录像观察、临床模拟（如标准化患者、医学模型）等。同时积极探索一些发达国家已经应用多年，但我国还可能处于起步阶段的新评价方法。例如，计算机模拟病例考试（computer-based case simulations, CCS）、档案评价（portfolios）以及电子档案评价（e-portfolios）、360度评价等等[18]。

3.建设和充分利用医学教学资源

近年来，随着教育体制改革的进一步深化，高校扩招、在职继续教育的发展，医学生人数急剧增加，教学要求的教学资源越来越多，相应各专业教学任务加重，可供教学的资源相对不足的矛盾日益尖锐。同时随着网络化的快速发展及信息技术在教育领域的不断深入，各高校的校园网建设和教育信息化，多媒体教学资源建设逐渐成为高校及教育相关机构争相投入的热点。

推进医学教育教学资源建设，加强信息技术环境下教育教学资源的开发与应用，已成为医学教育技术工作者的当务之急。教育教学资源的建设和共享具有相当重要的地位，其核心问题是提升教育资源的质量与数量以及促进教育资源在教学中的有效利用。因此，推进优质医学教育教学资源建设；促进信息技术与课程深层次整合；加强教师的信息技术教学能力的培训；同时引导教师在应用信息技术的教学实践中，应用教育教学资源进行教学设计、学习环境设计和学生学习活动设计，是探索推进我国医学教育教学资源建设与应用的有效途径[33]。

四、就业途径

（一）中国医学教育供给与社会对卫生人员需求的现状

1.我国医学院校的数量和规模

我国医学院校层次繁多，结构较复杂，共包括中等医学（二年）、高职医学专科（三年）、本科（五年）、研究生（硕士、博士）教育四个层次，分别培养乡村医师、技师、助理医师和护士，以及培养具备学士、硕士和博士学位的不同层次的医师。其中普通高等医学院校155所，规模大小不一，总体规模较大，学校规模在5001~10000人的学校占到所有医学院校近一半左右（见表6-22）。

2.医学毕业生供求状况

由于国家招生政策的调整，从1998年开始，医学专业大学生开始扩招，至今为止，

表 6-22　医学普通高等院校规模

在校生数（人）	500 及以下	501-1 000	1 001-1 500	1 501-2 000	2 001-3 000
数（所）	0	2	2	3	15
在校生数（人）	4 001-5 000	5 001-10 000	10 001-20 000	20 001-30 000	共计
数（所）	13	73	28	3	155

全国每年医学类毕业生近 100 万人，并且呈现逐年上升的趋势。至 2009 年，我国卫生人员总量已超过 778 万，卫生技术人员总数为 553 万，其中执业医师 147.52 万，助理医师 46.6 万。但是，医学毕业生的数目和卫生人员的增加数目之间有巨大的差距，2008 年卫生人员总数为 725 万，2009 年卫生人员数仅增加了 53 万，与此同时，2009 年全国医学专业共 88.38 万，卫生中专毕业生 42.84 万 [2]。这就意味医学院校培养的毕业生有相当一部分没有进入我国卫生人员队伍。这种情况既浪费了宝贵的院校教育教育资源，又没有满足社会卫生需求，见表 6-23 及图 6-1。

表 6-23　我国卫生人员数与毕业生数（人）比较

年份	卫生人员数	卫生人员增加数	医学专业毕业生			
			总数	普通高校	中等职业学校	研究生
1998	6 863 315	29 353	193 668	61 379	127 608	4 681
1999	6 894 985	31 670	204 170	61 545	137 255	5 370
2000	6 910 383	47 068	195 916	59 857	129 893	6 166
2001	6 874 527	−35 856	218 341	69 630	141 989	6 722
2002	6 528 674	−345 853	256 320	88 177	161 151	6 992
2003	6 216 971	−311 703	437 944	123 563	302 174	12 207
2004	6 332 739	115 768	526 997			
	170 315	340 554	16 128			
2005	6 447 246	114 507	575 088	221 982	331 183	21 923
2006	6 681 184	233 938	656 782	279 667	350 700	26 415
2007	6 964 389	283 205	725 879	332 842	360 584	32 453
2008	7 251 803	287 414	855 552	408 983	409 167	37 402
2009	7 781 448	529 645	883 827	428 422	420 776	34 629
2010	8 207 502	426 054	955 063	483 611	435 870	35 582

（二）医学毕业生就业现状及问题

医学毕业生人数的增加，满足了社会对医学高层次人才的需求，但也带来了新

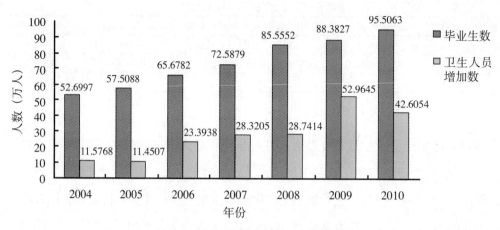

图6-1　我国医学院校毕业生就业情况

的矛盾和问题——"医学毕业生供需矛盾"。

1.地区之间供需差距

从国际调查的比例来看，中国医生人群占有的百分比还很低，社会对医生的需求量很大，但是由于城市和农村生活水平的差距，造成医学人才的地区分布极其不平衡：城市医学人才呈饱和趋势，而广大基层社区和农村缺医少药问题却十分突出。毕业生就业趋向于大医院、出国、考研，大部分医学生不愿意下基层。

从卫生人力资源分布来看，卫生技术人员主要集中在城市大医院，2000年统计，44%的城市人口享受63%的卫生人力资源；56%的县及以下人口仅拥有卫生人力资源37%。城市每千人口医生2.31人，县及以下为1.17人，且农村医护人员学历极低，基本都是中专学历以下，无学历人员占相当大比例。大量未经医学教育培训的人员从事卫生技术工作，从而使卫生队伍素质总体偏低，不适应经济发展与人民身心健康的需求。

另外，毕业生倾向于去东部、中部发达地区，由表6-24可以看出，大部分卫生人员集中在东部和中部较发达地区，西部不发达地区卫生人员数较少。医学毕业生就业就形成了中小医院和偏远地区医院难以招到优秀人才的现状，与大城市大医院门庭若市呈鲜明对照。中小医院、偏远地区医院对医学本科生有很强烈的需求，但由于条件相对较差，很多本科医学生不愿意去这些医院，因此出现了一边抱怨工作难找、一边抱怨人才难求的状况。

表 6-24　我国 2010 年各地区卫生人员地区数（人）

类型	东部	中部	西部	总计
合计	3 548 585	2 576 739	2 072 178	8 207 502
卫生技术人员				
小计	2 605 973	1 791 708	1 468 477	5 876 158
执业（助理）医师	1 061 089	743 524	608 646	2 413 259
执业医师	893 594	588 721	490 525	1 972 840
注册护士	940 153	614 459	493 459	2 048 071
药师（士）	161 908	110 719	81 289	353 916
技师（士）	149 531	108 739	80 485	338 755
其他	293 292	214 267	204 598	722 157
乡村医生和卫生员	383 946	403 556	304 361	1 091 863
其他技术人员	134 950	94 527	60 684	290 161
管理人员	160 546	116 763	93 239	370 548
工勤技能人员	263 170	170 185	145 417	578 772

2. 医学不同专业之间供需差距

从就业情况来看，临床医学类（包括临床医学、麻醉学、医学影像学、医学检验学、口腔医学）的需求较旺盛；一些新兴专业如全科医学，也随着医改政策的不断深入发展越来越快，就业空间也越来越大；护理学专业由于本科教育发展较晚，现行的教育规模还不能满足临床的需求；法医学毕业生就业需求量有限；药学专业也随着市场经济体制多元化发展，就业面也在逐步扩大。各专业的大致排名为：医学影像学、医学检验学、口腔医学、麻醉学、护理学、药学、临床医学、法医学[34-35]。

3. 学历层次供需差距

由于医院及医学生培养方式的发展，各层次医学毕业生形成研究生供不应求，本、专科生供过于求的现状。其中，重点院校比普通院校就业率要高。据 2001 年招生统计，研究生占 3.75 %，本专科生占 43.90 %，中专生占 52.35 %，这说明中等医学教育规模明显偏大，导致卫生人才结构失衡，造成低学历医学生结构性失业[36]。

（三）建议及措施

积极贯彻党中央"以农村为重点""加强农村三级卫生服务网络和城市社区卫生服务体系建设""建立基本医疗卫生制度，提高全民健康水平"政策，加强医学生就业指导，引导他们树立正确择业观，对解决现有问题具有十分重要的意义[37-39]。

1.对毕业生进行就业指导

对毕业生进行就业指导，并进行政策上的支持，可以适当缓解医学生的就业压力。医学是一个特殊的行业，工作对象是人，医学生将来所从事的工作是治病救人，就需要更大的社会责任感和良好的个人素质。医学院校在学生入学后就应该加强医学生正确择业观的教育，有意识地引导学生认识自我；学会适应环境；掌握扎实的专业知识；要引导学生适时调整自身的心理，培养良好的心理素质，为就业作具体的准备。这样，在学生毕业时，就能成为一名合格的医学人才，在未来的工作中作出巨大的成绩[40]。

2.加强教育，引导医学生向基层就业

鼓励学生向基层就业，一方面可以缓解现在医学生就业难的现状，另一方面主要是缓解基层及边远地区卫生医疗人才的紧缺现状。统计资料显示，我国仅城市社区卫生服务机构对全科医生的需求就有近10万人的缺口，农村缺口更为巨大。随着国家医改政策的不断推进，国家对基层医院的扶持会日渐加大，基层单位对人才的需求也会进一步增加。医学院校要鼓励医学生转变观念，到基层就业，可采取宣传基层就业典型、到基层医疗单位社会实践等多种形式，让医学生了解和适应基层环境。要让毕业生认清当前就业形势，同时要让他们树立"先就业，后择业"的观念。

同时，作好支援西部建设的宣传工作，积极鼓励学生到"西部"去。老、少、边、穷地区是国家通过宏观调控，鼓励毕业生流向的地方，也许正是毕业生大展宏图、建功立业的场所。我们要在宣传政策的同时，积极动员学生投入到"西部"的建设中去，并帮助学生解决一些实际的问题，如回来之后的工作衔接，争取考研的优惠条件等[41-42]。

3.对普通高等医学院校而言，要大力发展本科教育和研究生教育

首先应该减少中专招生；其次调整专科教育，压缩大专招生计划，实施一部分学生毕业前统一考试转入本科教育；一部分毕业生参加成人高考，即专升本继续教育。压缩后保留的大专生招生计划，可以为农村或部分基层单位定向或委托培养，毕业后回定向、委培地区或单位。至于专科以下的医学教育，应由专科以下的医学院校去承担。这样才能各司其职，各有所为，才能更好地为卫生行业提供适销对路的专门人才。

高等医学教育人才培养体系与结构的完整性和连续性，是世界公认的医学人才

培养和发展的特殊规律，它包括医学院校教育、毕业后教育和继续医学教育三阶段连续的统一体，它以医学院校教育为基础，毕业后教育为重点，继续教育为发展，将医学职业生涯统一起来，形成完整的医学人才培养与发展体系。

我国的毕业后医学教育体系与结构还不完整，住院医师培训和继续医学教育不正规，住院医师三级学科定终身，毕业后不能流动，人事劳资政策不匹配，普遍成为各个医院医疗第一线的劳动力，忽视对住院医生培训的职能，执业医师的综合素质普遍不高，应该给予相关政策支持，彻底提高我国执业医师的综合素质[43-44]。

五、展望

中国医学卫生教育教学设计中 4C 以胜任力为导向与核心，新课程模式要求利用一切学习途径，将学生的潜能发挥至最佳，这些学习途径包括传统的讲授式教学、小组学习、以团队为基础的教学、早期接触患者和服务群体、多层次基地培训、与患者和社区长时间保持联系，以及 IT 技术的应用，使学生具备实际工作中的团队工作能力，形成新型职业素养，拥有灵活的职业发展道路。因此，传统课程模式不应一成不变，而应以胜任能力培养为导向，根据日新月异的社会需求作出及时调整，因地制宜，由国家的利益攸关方共同制定，同时利用全球知识和经验，具备解决 21 世纪各国共同面临的卫生问题的能力，如应对全球卫生安全威胁的能力、管理日趋复杂的卫生系统的能力等。

以胜任力为导向的课程模式并不排斥以往的课程模式，而是首先将确立岗位胜任力的要求转变为人才培养目标，然后在培养方法上取长补短，综合以学科为中心、整合课程、PBL 等各种课程模式与方法的优点，为实现毕业生岗位胜任力的大目标服务。也就是说，只要能够培养学生到达未来社会岗位胜任力的要求，就是实施了以胜任力为导向的课程模式。

观察世界发达国家近期的医学课程模式实施的成功经验和发展趋势，值得我们借鉴的有以下七点：①高度重视医学生人文素养和职业精神的培养，内容明确，全程实施；②开展医学学位与其他学位联合培养，提倡多样化人才培养模式；③重视临床能力培养，实行全程连续临床能力培养；④提供更多选修课程、选修科研课题和选修实习科目，坚持因材施教，实现个性化培养，把创新人才培养落到实处；⑤

许多医学院校将医学课程模式改为人体系统模式、模块化整合模式等；⑥许多院校采用基于团队学习、PBL 小组讨论、小组展示、模拟训练、主动学习的教学方法；⑦教学内容补充新兴交叉学科，如医学基因学、循证医学、全球健康、卫生政策、医学伦理、社区卫生、患者安全、沟通能力、临床流行病等内容。这些成功的经验，为我们的医学课程改革提供了有价值的参考。

教育部《国家中长期教育改革和发展规划纲要（2010－2020 年）》指出：面对前所未有的机遇和挑战，必须清醒地认识到，我国教育还不完全适应国家经济社会发展和人民群众接受良好教育的要求。教育观念相对落后，内容方法比较陈旧，素质教育推进困难；学生适应社会和就业创业能力不强，创新型、实用型、复合型人才紧缺；接受良好教育成为人民群众的强烈期盼，深化教育改革成为全社会的共同心声。针对高等教育提出创新人才培养模式，适应国家和社会发展需要，遵循教育规律和人才成长规律，深化教育教学改革，创新教育教学方法，探索多种培养方式，形成各类人才辈出、拔尖创新人才不断涌现的局面。注重学思结合，倡导启发式、探究式、讨论式、参与式教学，帮助学生学会学习。激发学生的好奇心，培养学生的兴趣爱好，营造独立思考、自由探索、勇于创新的良好环境。适应经济社会发展和科技进步的要求，推进课程改革。《纲要》为我国高等医学教育的课程改革指明了方向，社会卫生医疗系统对卫生人才质量的要求，成为课程改革的动力，发达国家的改革经验提供了有益的参考，因此，我们应该积极启动并推进医学课程改革，这是医学院校为人民健康提供优质卫生人力资源的保证，也是医学院校应该担当的光荣使命[45]。

（初稿日期，2013 年 5 月 20 日；定稿日期，2014 年 7 月 17 日）

参考文献

[1] Frenk J, Chen L, Bhutta ZA, et al. Health professionals for a new century : transforming education to strengthen health systems in an interdependent world. The Lancet, 2010, 376(9756): 1923-1958.

[2] 中华人民共和国教育部学信网. 普通高等学校医学专业招生及在校学生数. http: //www. chsi. com. cn/xlcx/. [2012-03-20].

[3] 八年制医学教育临床教学培养目标与基本要求. 中华医学教育杂志, 2009, 29(6): 158-159.

[4] 中华人民共和国卫生部. 2011中国卫生统计年鉴. 北京: 中国协和医科大学出版社, 2011.

[5] 金松. 我国普通高校现行招生制度改革研究. 东北师范大学硕士学位论文, 2005.

[6] 裴群羽, 郑丽云. 关于自主招生制度在医学院校试行的探讨. 医学研究杂志, 2009, 38(11): 125-126.

[7] 范学工, 李亚平, 胡卫锋, 等. 我国八年制与美国4+4医学博士招生与培养的比较. 复旦教育论坛, 2011, 9(3): 92-94.

[8] 张伟. 高等医学院校"扩招"与教学质量关系雏议. 海南医学院学报, 2001, 7(1): 52-53.

[9] 教育部、卫生部关于实施临床医学教育综合改革的若干意见[教高(2012)6号]. 2012-5-7.

[10] Spencer LM, McClelland DC, Spencer S. Competency assessment methods: history and state of the art. Boston: Hay-McBer Research Press, 1994.

[11] Epstein RM, Hundert EM. Defining and assessing professional competence. JAMA 2002, 287: 226-235.

[12] Stewart MG. Core Competencies . Accreditation Council for Graduate Medical Education (ACGME), Chicago, IL, USA. http: //www. acgme. org/acwebsite/RRC_280/280_corecomp. asp. [2012-6-9].

[13] Frank JR. The CanMEDS 2005 physician competency framework. Ottawa: the Royal College of Physicians and Surgeons of Canada, 2005.

[14] GMC. How GMP applies to you. http: //www. gmc-uk. org/guidance/good_ medical_practice/how_ gmp_applies_to_you. asp. [2011-9-10].

[15] 吴云, 戴洁, 王松灵. 国内医学本科人才培养模式改革现状分析与思考. 中国高等医学教育, 2008(4): 27-28, 35.

[16] 赵玉虹, 孙宝志. 我国高等医学教育教学改革中现存问题的调查分析. 中华医学教育杂志, 2010, 30(1): 13-15.

[17] 毕洪然, 左天明, 孙宝志. 我国西部与东部院校医学教育改革需求比较分析. 中国高等医学教育. 2010(10): 1-2.

[18] 孙宝志, 赵玉虹. 实用医学教育学. 北京: 人民卫生出版社. 2011: 113-119.

[19] 井西学, 王金民, 赵国志, 等. 基于医学现代教育技术的医学教育. 基础医学教育, 2002, 4(3): 209, 211.

[20] 崔芳芹, 陈前芬, 张敏. 对提高病理生理学教学质量的几点体会. 医学理论与实践, 2009, 22(5): 616-617.

[21] 马丁, 陈刚, 章汉旺, 等. 多种教学方法在妇产科临床教学中的应用. 中国高等医学教育, 2010(8): 85-87.

[22] 朱振东, 张林, 苗莹莹, 等. 多种教学方法在解剖实验教学中的应用. 四川解剖学杂志, 2011, 19(1): 78-80.

[23] 毛云英, 刘海燕. 儿科临床见习课教学方法改革的探索. 医学教育探索, 2007, 6(11): 1052-1053.

[24] 刑兰瑛, 彭慧霞, 吴静. 妇产科学临床教学改革探讨. 西北医学教育, 2004, 12(3): 233-234.

[25] 武胜昔, 王亚云, 王茜. 构建"精彩课堂", 提高医学教学质量. 中国高等医学教育, 2010(4): 60, 66.

[26] 彭挺, 李和. 基础医学多学科融合综合性实验建设与研究. 山西医科大学学报: 基础医学教育版, 2010, 12(S2): 21-22.

[27] 韩知峡, 甘仲霖, 熊炜, 等. 临床专业预防医学教学改革探讨. 现代预防医学, 2009, 16(10): 1868-1869, 1872.

[28] 陈天义, 杜久伟, 许克义. 临床医学专业病理学教学方法与教学手段改革的探讨. 华夏医学, 2004, 17(5): 768-770.

[29] 宿芳, 陈自强, 颜伟, 等. 浅谈临床医学教学方法的改革. 西南国防医药, 2006, 16(3): 336-338.

[30] 赵曙, 张清媛, 马文杰. 现代医学教育方法的应用与发展. 边疆经济与文化, 2010(11): 162-163.

[31] 杜久伟. 医学本科教学内容教学方法的继承与改革——与青年教师商榷. 安徽理工大学学报 (社会科学版), 2006, 8(2): 88-90.

[32] 李湘君, 李定梅, 阎青, 等. 构建临床技能实训平台, 探索临床实践教学途径. 中华医学教育杂志, 2008, 28(6): 89-90.

[33] 王素瑛. 对医学教育教学方法的思考. 泸州医学院学报, 2004, 27(6): 561-562.

[34] 厉岩, 文历阳. 我国医学教育办学规模的研究. 中国医学教育杂志, 2011, 31(3): 321-328.

[35] 金松. 我国普通高校现行招生制度改革研究. 东北师范大学硕士学位论文, 2005.

[36] 叶涛. 当前医学生就业面临的形势和对策. 中国大学生就业, 2005, (15): 962-971.

[37] 吕世军, 马博. 对新时期医学生就业难问题的思考. 药学研究, 2007, 23(3): 7-9.

[38] 周礼生, 沙绍轩. 关于医学生就业的几点思考. 医学教育探索, 2004, 3(1): 41-43.

[39] 黄小玲, 张晓莉. 医学生就业问题的几点思考. 医学教育探索, 2006, 5 (5): 443-445.

[40] 吉明明. 医学毕业生就业现状及对策. 中国交通医学杂志, 2005, 19 (2): 177-178.

[41] 吕世军, 马博. 对新时期医学生就业难问题的思考. 药学教育, 2007, 23(3): 7-9.

[42] 黄进. 医学本科生就业现状与对策分析. 华西医学, 2009, 24(5): 1223-1225.

[43] 李卫衡. 医学生就业与综合素质教育. 中国现代医学杂志, 2002, 12(15): 99-100.

[44] 陈晨, 朱俊勇, 许斌. 浅析新形势下医学生就业问题及对策. 西北医学教育, 2010, 18(1): 129-132.

[45] 孙宝志. 世界医学课程模式改革百年历程与借鉴. 中华医学教育杂志. 2012, 32(1): 1-7.

第七篇 | 中国医学院校五年制临床医学专业课程设置的现状分析

曹德品，杨立斌，朴　杰，肖　海，杨琳丽，李　勇，
苑立军，马　星

（本文作者单位：哈尔滨医科大学）

一、引言

发表于 100 多年前的《弗莱克斯纳报告》开启了医学教育改革之门，引发了 20 世纪高等医学教育的巨大变革，对全球医学教育产生了深远的影响。随着医学教育改革的深入，从 20 世纪 60 年代末期开始，国外的知名医学院校陆续在以问题为基础的学习（problem-based learning，PBL）、以团队为基础的学习（team-based learning，TBL）、课程整合、自主学习、医患沟通等方面进行了积极的探索和实践，进一步推动了全球范围内的医学教育改革。

新中国的现代医学教育起步于 20 世纪 50 年代。建国初期主要借鉴了苏联的医学教育经验，建立了全国统一的基础医学、临床医学和临床实习三段式教学模式。随着中国的改革开放，世界先进的医学教育理念和模式开始对中国的医学教育产生深刻的影响，以学生为中心的教学模式、课程整合、PBL、TBL、以案例为基础的学习（case-based learning,CBL）、三明治教学法、客观结构化临床考试（objective structured clinical examination,OSCE）、模拟教学、标准化病人（standardized patients,SP）、早期接触临床等成为医学教育中舶来的新名词，也成为教学改革的聚焦点。2008 年，教育部和前卫生部批准颁布了《本科医学教育标准——临床医学专业（试行）》，该标

准以教育部有关医学教育政策为依据，借鉴了 1994 年以来各项教育评估的指标体系，参照了世界医学教育联合会（World Federation for Medical Education,WFME）2003 年版本的《本科医学教育全球标准》、世界卫生组织西太平洋地区《本科医学教育质量保障指南》和国际医学教育组织《全球医学教育最基本要求》，对修业五年为基本学制的本科临床医学专业教育工作（中国本科医学教育的主体是五年制）的基本方面提出最基本要求，对中国的医学教育改革有着重要的导向作用。

2010 年 12 月，全球医学卫生教育专家委员会在《柳叶刀》杂志（The Lancet）上发表了名为《新世纪医学卫生人才培养：在相互依存的世界，为加强卫生系统而改革医学教育》的文章。此报告对世界百年的医学教育进行了回顾并对目前开展的第三代医学教育改革进行了展望，强调为满足卫生系统对医学教育的需求，必须对医学教育进行新一轮的改革。报告指出："重新设计医学教育是十分必要的，迫在眉睫"[1]，同时提出了以岗位胜任能力为导向的课程设置理念。

作为全球医学教育的一个重要组成部分，中国的医学教育虽然在进入 21 世纪后取得了长足的发展，但目前还没有一个较为全面的研究报告介绍中国医学教育的整体状况、发展趋势、存在的问题及解决问题的策略等。本研究作为美国中华医学基金会（China Medical Board,CMB）所支持的"21 世纪中国医学卫生教育改革理念创新项目"的一个子项目，旨在从课程设置层面对中国五年制临床医学专业人才培养状况进行了较为全面的调查研究，从中发现目前存在的问题和未来的改革趋势，为今后中国医学教育改革和发展提供有价值的建议。

二、研究对象与方法

中国目前拥有本科层次以上的普通高等西医院校 131 所，其中综合大学医学院 75 所，独立办学的医学院校 56 所[2]。哈尔滨医科大学的课题研究小组向其中的 118 所医学院校发函，索取五年制临床医学专业课程计划的电子稿和（或）纸质稿进行研究分析，同时设计了"全国高等医学院校临床医学专业教育状况"调查问卷，采取网络和纸质两种形式获取有关课程设置的补充信息，调查项目包括教学计划的制订、课程设置、课程整合、临床实习、教学改革等内容。截至 2012 年 1 月，共得到 109 所医学院校的答复，应答率为 92%。109 所样本院校中，有 24 所医学院校因调查问卷回答不够全面或课程计划的信息不够完整而被筛除，最终确定 85 所院校提供的课程计划和相应的调查问卷有效，有效率为 80%。其中综合性大学医学院有 45 所，独立办学的医学院校 40 所。

将各院校的五年制临床医学专业课程计划录入 EXECL 表格整理成数据库，根据课程在人才培养过程中的作用，参照中国的《本科医学教育标准——临床医学专业（试行）》，将课程分为六类，研究不同类型课程的设置现状。

1. 医学预科课程

医学预科课程是医学各专业学生共同必修的课程，主要为学习医学基础知识和专业知识打下基础，是为学生提供自然科学和人文社会科学基础，培养科研及创新能力，以及思想品德教育所不可缺少的课程。此类课程包括三类：自然科学公共基础课程、人文社会科学公共基础课程和科学研究与创新课程。人文社会科学公共基础课程一般包括外语、法学、公共关系学、行为医学、教育学、伦理学、逻辑学、人文科学、社会科学、思想政治与品德修养、文化艺术、心理学等课程；自然科学公共基础课程一般包括数学、物理、化学、计算机课程；科学研究与创新教育课程是培养学生科学研究能力和创新能力的课程，一般是指大学生创新实践课、科研训练课、研究方法课等。

2. 基础医学课程

基础医学课程是研究人体正常与异常形态结构、功能以及致病原的各门课程，是医学生了解人体、认识和防治疾病的基础课程。一般包括解剖学、病理学、组织学、病原生物学、药理学、生理学、病理生理学、功能学实验、细胞生物学、生物化学和分子生物学、普通生物学等课程。

3. 公共卫生与预防医学课程

公共卫生与预防医学课主要培养学生具备一定的预防保健和卫生管理学方面的知识和能力，一般包括公共卫生学、卫生管理学、环境卫生学与毒理学、健康教育学、流行病学与卫生统计学、卫生保健（包括个体保健和营养）等课程。

4. 早期接触临床课程

早期接触临床课程主要是早期接触临床医学知识和培养基本临床技能的课程。

5. 临床医学课程

临床医学课程是为安全、有效从事临床医疗实践而学习的有关疾病的病因、诊断、治疗和预后的知识和操作技能的课程，包括内科学、外科学、妇产科学、儿科学、神经病学、传染病学、精神病学、康复医学、急救和灾难医学、中医学、医学影像学、诊断学、循证医学、急救和灾难医学、物理诊断及治疗学等课程。

6. 其他一般课程

其他一般课程主要包括入学教育（含军事教育）、体育、劳动、安全教育和社会实践、就业指导与毕业教育等课程。

考虑到各院校提供的教学计划中有关选修课的信息不够详细，并且院校间此类课程的设置差异较大，所以本研究以必修课程为研究重点。在研究中，通过对85所医学院校进行分类，横向对比不同类型院校课程设置现状来了解不同类型院校课程设置的特点。

研究过程中运用了Matlab 7.0软件进行编程，对各类课程的门数及学时数分别进行统计并形成Excel数据库，采用SPSS1 8.0软件对数据进行统计分析。

三、结果

本研究从课程设置的管理、各类课程的设置现状、实习安排、教学方法改革及课程整合现状等方面对中国医学院校的课程设置现状进行了研究。

（一）课程设置的管理

中国医学院校都有相应的职能部门负责课程计划的制订和管理工作（大学和医学院都设有专门的部门）。在教学计划中，对必修课程的学时（或学分）、开课学期、考核方式等都有明确的说明，而对选修课程一般不具体体现。本研究对85所医学院校现在使用的教学计划的修订时间进行了调查研究，调查结果如表7-1。

表7-1　85所医学院校现有教学计划的修订时间统计表

修订年份	院校数（所）	百分比（%）
2011	10	11.8
2010	24	28.2
2009	16	18.8
2008	9	10.6
2007	14	16.5
2006	8	9.4
2005	2	2.4
2004	2	2.4

如表 7-1 所示，85 所医学院校所提供的教学计划中，有 26 所院校的教学计划是最 2008 年之前修订的，占院校总数的 30.6%。

参与制订教学计划的人员一般包括教师、教学管理人员、学生以及用人单位。对 85 所医学院校中参加教学计划的制订人员的统计如表 7-2。

表 7-2 85 所医学院校制订教学计划的人员组成情况统计

人员组成	院校数（所）	百分比（%）
仅教师和教学管理人员	37	43.5
有用人单位参加	35	41.2
有学生参加	13	15.3
合计	85	100

如表 7-2 所示，85 所医学院校中，43.5% 的医学院校在制订教学计划时仅由教师和教学管理人员参加，明确表示有用人单位参加的院校数为 41.2%，明确表示有学生参加的院校仅占 15.3%。

（二）六类课程的设置门数和学时数的比较

研究结果显示，中国医学院校五年制临床医学专业的课程必修课门数为 45～49 门，必修课学时数在 3238～3370 学时。必修课门数平均为 47 门，学时数平均为 3286 学时。

按照课程分类，采用描述性统计方法分别对六类课程设置门数的中位数、上四分位数和下四分位数进行分析，并采用非参数检验对六类课程的设置门数间的差异进行检验，结果见表 7-3。

表 7-3 85 所院校的六类课程设置门数的统计分析

课程类别	中位数	下四分位数	上四分位数	χ^2	P
医学预科课程	14	12	16		
基础医学课程	13	12	14		
公共卫生与预防医学课程	2	1	3	424.791	<0.01
临床医学课程	16	14	17		
入门指导课程	0	0	1		
其他一般课程	2	2	3		

如表7-3所示，非参数检验的 χ^2 值为424.791，$P<0.01$，六类课程设置门数之间存在统计学差异。各类课程中，临床医学课程和医学预科课程相对较多，平均分别为16门和14门（分别占必修课程总门数的32.7%和29.4%）；基础医学课程平均为13门（占必修课程总门数的27.8%）；公共卫生与预防医学程和其他一般课程设置门数相对较少，平均都为2门（占必修课程总门数的4.6%）；入门指导课程最少，多数医学院校没有在必修课中开设。

按课程分类，分别对六类课程的必修课学时数进行描述性统计分析，并采用非参数检验对六类课程的学时数的差异进行检验，结果见表7-4。

表7-4　85所院校的六类课程的学时数统计分析

课程类别	中位数	下四分位数	上四分位数	χ^2	P
医学预科课程	984	878	1055		
基础医学课程	970	919.5	1060		
公共卫生与预防医学课程	117	97.5	131.5	430.954	<0.01
临床医学课程	1045	922.5	1108.5		
入门指导课程	0	0	19.5		
其他一般课程	180	152	225		

如表7-4所示，非参数检验的 χ^2 值为430.95，$P<0.01$，六类课程设置学时数之间存在统计学差异。临床医学课程、医学预科课程和基础医学课程等必修课的学时数较多（分别占必修课程总学时的30.9%、29.7%和29.7%）。其他一般课程的必修课学时数低于上述三类课程（必修课程总学时的5.8%），但高于公共卫生与预防医学（必修课程总学时的3.5%），多数院校没有开设入门指导课。

（三）医学预科课程的设置

分别对医学预科课程的人文社会科学、自然科学基础、科学研究与创新教育课程三类课程的门数和学时数进行描述性统计分析，门数和学时数分布的箱形图分别见图7-1和图7-2。

图7-1显示，在医学预科课程中，人文社会科学公共基础课的平均门数为8门（占此类课程平均门数的61.5%），自然科学公共基础课门数平均为5门（占此类课程平均门数的37.5%），大多数医学院校没有在必修课中开设科学研究与创新教育课程。

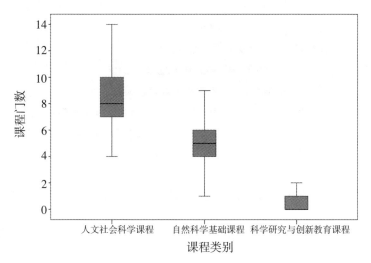

图7-1 85所院校医学预科课程的三类课程门数分布箱形图

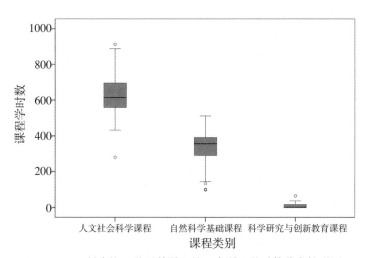

图7-2 85所院校医学预科课程的三类课程学时数分布箱形图

图7-2显示，在医学预科课程中，人文社会科学课程平均学时为614（占此类课程平均学时的63.7%），自然科学课程平均学时为356（占此类课程平均学时的35.7%）。

我们分别研究了人文社会科学、自然科学基础课、科学研究与创新教育课程的设置情况。

1.人文社会科学公共基础课程

本研究对85所医学院校单独开设的6门（类）主要人文社会科学基础课程进行描述性统计分析，各门课程在85所院校中单独开设的情况见图7-3。

图7-3所示，被调查院校在必修课中都单独开设了英语、思想政治理论和思

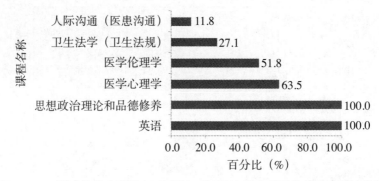

图 7-3 85 所院校单独开设 6 门（类）主要人文社会科学公共基础课的院校比例

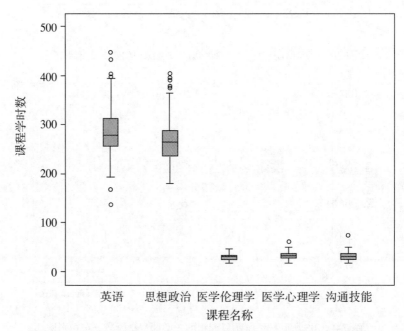

图 7-4 85 所院校人文社会科学公共基础课中 5 门课程学时数箱形图

想品德修养课程；医学心理学、医学伦理学在必修课中单独开设的院校比例均大于50%；卫生法学（含卫生法规）、人际沟通（含医患沟通）在必修课中单独开设的院校比例明显偏低，其中人际沟通（含医患沟通）单独开课的比例仅为11.8%。

对人文社会科学的5门主要必修课程的学时绘制箱形图，具体分布情况见图7-4。

如图 7-4 所示，中国医学院校的英语课学时设置参差不齐，必修课学时平均为278，占必修课程总学时（3286）的8.5%。不同院校间，英语课程学时差别较大，有的院校在200学时以下，有的院校甚至达到400学时以上。思想政治课程主要包括马克思主义基本原理、毛泽东思想与中国特色社会主义理论体系概论、思想道德修养与法律基础、形势与政策、中国近现代史纲要等，这类课程是按照教育部要求开设的必修课程，各医学院校此类课程必修课的平均学时为264，占此种课程平均学时的22.9%及课程计划总平均学时的8.0%。个别院校此类课程的学时比例偏高，达到350～400学时。与英语和思想政治课相比，中国医学院校的医学伦理学、医学心理学和沟通技能课程的学时较少，必修学时平均分别为30、32和24学时。

我们对独立院校和综合大学的人文社会科学必修课的学时进行了对比分析，统计方法采用独立样本 t 检验，以此检验人文社会科学必修课的学时在独立院校和综合大学间的差异。

如表7-5所示，独立院校和综合大学医学院开设的人文社会科学课程的学时数存在显著差异（t=-2.945，P<0.05），独立院校开设的人文社会科学课程的学时数显著多于综合大学开设的人文社会科学课程。

表7-5　85所院校中独立院校和综合大学医学院的人文社会科学课程的学时对比

类型	院校数（所）	均值	标准差	t	P
独立院校	40	683	153.1	-2.945	0.003
综合大学	45	589	104.2		

2. 自然科学公共基础课程

自然科学公共基础课程一般包括数学、物理、化学、计算机等课程。本研究采用两个独立样本 t 检验方法，对独立院校和综合大学医学院的自然科学课程学时数均值进行差异性检验，结果见表7-6。

如表7-6所示，独立院校和综合大学医学院开设的自然科学课程的学时数存在显著差异（t=-2.067，P<0.05），综合大学开设的自然科学课程的学时数显著多于独立院校开设的自然科学课程的学时数。

3. 科学研究及创新教育课程

对85所医学院校的科学研究与创新教育课程开设情况进行描述性统计分析，结果见图7-5。

表7-6　85所院校中独立院校和综合大学医学院的自然科学课程的学时对比

类型	院校数（所）	均值	标准差	t	P
独立院校	40	313	98.7	-2.067	0.042
综合大学	45	354	83.4		

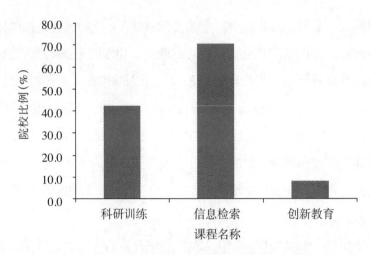

图7-5 85所院校中单独开设科研方法与创新教育课程的院校比例

如图7-5所示，85所医学院校都不同程度地开设了科学研究与创新教育课程，主要以开设信息检索课程为主（占调查院校总数的70.6%），其次是开设科研训练课（占调查院校总数的42.4%），开设创新教育课程的院校比例最少（仅占调查院校总数的8.2%）。

（四）基础医学课程的设置

此次研究的基础医学课程共计30门，对85所医学院校单独开设这些课程的院校比例进行统计见表7-7。

如图7-7所示，中国医学院校主要开设了9门课程：人体解剖学、药理学、病理学、生理学、病理生理学、组织学与胚胎学、生物化学、免疫学、医学微生物学。虽然有部分院校没有在必修课中单独开设生物化学、免疫学、医学微生物学课程，但这些院校通过单独开设微生物学与免疫学、感染和免疫、病原生物学与感染性疾

表7-7 85所院校单独开设30门基础医学课程的院校比例

开设院校比例	课程数（门）	课程名称
全部开设	9	人体解剖学、药理学、病理学、生理学、病理生理学、组织学与胚胎学、生物化学、免疫学、医学微生物学
≥50%	4	功能学实验、细胞生物学、人体寄生虫学、医学遗传学
10%~50%	6	分子生物学、病原生物学、形态学实验、医学生物学、微生物学与免疫学、生物化学与分子生物学
≤10%	11	生物技术实验、法医学、病原生物学与免疫学实验、神经生物学、生物化学实验、电子显微技术、实验动物学、生命科学导论、病原生物学与感染性疾病、感染和免疫、细胞生物化学

病、病原生物学等课程来讲授相关学科知识，说明部分院校对免疫学、微生物学所做的课程改革较为积极。

对各院校单独开设基础医学实验情况进行描述性统计分析，结果见图7-6。

如下图7-6所示，各学校在必修课中单独开设的实验课程共6门，在85所院校中开设的院校比例存在一定差异，单独开设机能学实验课的院校比例最大为65.88%，其他实验课单独设立课程的院校比例均在16%以下。

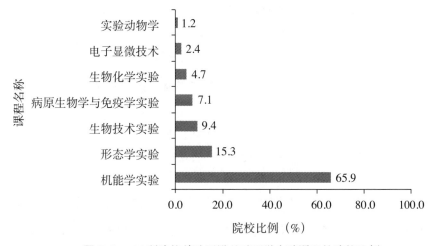

图7-6 85所院校单独开设基础医学实验课程的院校比例

对基础医学课程中理论课与实验课学时分布进行描述性统计分析，结果见表7-8。

表7-8 85所院校的基础医学课程中理论课与实验的学时数统计

课程类别	中位数	下四分位数	上四分位数
理论课	539.75	586.50	641.75
实验课	324.00	382.50	434.00
理论课与实验课的比例	1.34	1.53	1.80

由表7-8可知，基础医学课程中理论课的平均学时为539.75学时，实验课的平均学时为324学时，理论课的平均学时是实验课平均学时的1.34倍。

（五）公共卫生与预防医学课程的设置

本研究统计了在必修课中单独开设的公共卫生学课程10门（类），各学校单独开设公共卫生与预防医学课程的院校比例见图7-7。

图7-7表明，预防医学是多数院校在必修课中开设的公共卫生课程，开设院校

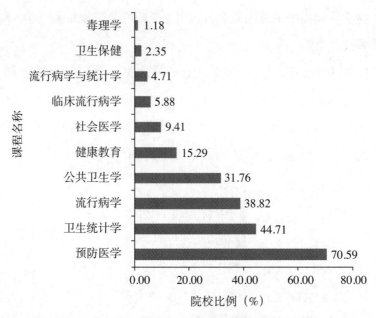

图 7-7 85 所院校单独开设公共卫生与预防医学课的院校比例

比例为 70.6%；其他 9 门（类）课程在必修课中开设的院校比例都低于 50%。其中，卫生统计学、流行病学、公共卫生学 3 门课程在必修课中单独开设的院校比例为 30% ~ 50%；健康教育类课程在必修课中单独开设的院校比例为 15.3%；社会医学、临床流行病学、流行病学与统计学、卫生保健、毒理学 5 门（类）课程在必修课中单独开设的院校比例都低于 10%。

表 7-9 85 所院校中独立院校和综合大学医学院的公共卫生与预防医学课程的学时对比

类型	院校数（所）	均值	标准差	t	P
独立院校	40	121	42.64	−1.062	0.288
综合大学医学院	45	114	53.09		

如表 7-9 所示，独立院校和综合大学医学院开设的公共卫生课程的学时数不存在显著差异（t=-1.062，$P > 0.05$）。

（六）早期接触临床课程的设置

早期接触临床课程是引导学生对所学专业课程有一个初步认识的课程，一般指临床医学导论、早期临床实践课等。85 所医学院校早期接触临床课程的开设情况如表 7-10。

表7-10 85所医学院校开设早期接触临床课程的比例

授课形式	院校数（所）	百分比（%）
开设理论	12	14.1
开设理论和实践	19	22.4
小计	31	36.5
未开设	54	63.5

由表7-10可见，仅有36.5%的医学院校在必修课中单独开设了临床医学入门指导课。其中有14.1%的院校以理论课的形式授课，有22.4%的院校采取理论结合实践的形式单独开设临床医学入学指导课。目前国内还有63.5%的院校没有在必修课中单独开设此类课程。

（七）临床医学课程的设置

本次研究中85所医学院校在必修课中单独开设的临床医学课程有36门，单独开设这些课程的院校比例见表7-11。

表7-11 85所院校单独开设36门临床医学课程的院校比例

开设院校比例	课程数（门）	课程名称
全部开设	5	内科学、外科学、妇产科学、儿科学、神经病学
≥0%	9	传染病学、中医学、医学影像学、诊断学、皮肤性病学、耳鼻咽喉科学、精神病学、眼科学、口腔医学
10%~50%	9	临床基本技能训练、实验诊断学、急诊医学(急救医学)、循证医学、核医学、全科医学、麻醉学、社区医学、物理诊断学
≤10%	13	放射医学、康复医学、危重病医学、护理技能、老年医学、肿瘤学、超声诊断学、高原医学、介入与微创治疗、生殖医学、行学医学、急救与灾难医学、民族医学

由表7-11可见，全部医学院校开设的课程有5门：内科学、外科学、妇产科学、儿科学、神经病学，半数以上医学院校开设了传染病学、中医学、医学影像学、诊断学、皮肤性病学、耳鼻咽喉科学、精神病学、眼科学、口腔医学等课程，其他22门课程单独开设的院校比例较低。

为了加强临床技能训练，一些院校在必修课中单独开设了临床技能课程，一般包括临床基本技能课、临床思维课、护理技能课三种。统计各院校开设情况，具体情况见表7-12。

如表7-12所示，85所院校中有41.2%的院校单独开设了临床技能课程，有

表 7-12　85 所医学院校中单独开设临床技能课程的院校数统计

开设情况	院校数（所）	百分比（%）
开设一门临床技能课程	24	28.2
开设二门临床技能课程	8	9.4
开设三门临床技能课程	3	3.5
合计	35	41.2

28.2% 的院校单独开设了 1 门临床技能课程，分别有 9.4% 和 3.5% 的院校单独开设了 2 门和 3 门临床技能课程。

（八）其他一般课程的设置

其他一般课程主要包括入学教育（含军事教育）、体育、劳动、安全教育和社会实践课程。85 所医学院校的其他一般课程的开设情况如表 7-13。

表 7-13　85 所医学院校的其他一般课的开设情况统计表

课程名称	院校数（所）	百分比（%）
入学教育（含军事教育）	85	100.0
体育	85	100.0
劳动	9	10.6
安全教育	1	4.7
社会实践	4	1.2

如表 7-13 所示，所有医学院校都在必修课中开设了入学教育（含军事教育）和体育课。在必修课中开设劳动课的院校占院校总数的 10.6%，仅有个别院校开设了安全教育和社会实践课程，不足院校总数的 6%。

（九）毕业实习时间

毕业实习是临床医学专业学生在大学的最后学习阶段，在临床教师的指导下，综合运用所学基础与专业理论知识进行医疗实践活动，培养临床思维、沟通、诊疗等能力。因此，足够的毕业实习时间是医学人才培养质量的重要保证。我们对 85 所医学院校开设实习科目及实习周数的情况进行了描述性统计分析，结果见表 7-14。

如表 7-14 所示，各院校中内科学和外科学设置的实习周数最多，其次为妇产科学、儿科学和神经病学，其余的科目实习周数约为 1 ~ 2 周。

表 7-14　85 所院校的实习科目及平均实习周数统计

实习科目	实习周数
内科学	12 ~ 18
外科学	12 ~ 18
妇产科学	4 ~ 12
儿科学	4 ~ 8
神经病学	2 ~ 6
传染病学	2
眼科学	1 ~ 2
耳鼻喉科学	1 ~ 2
皮肤病学	2
医学影像学	2
急诊与 ICU	1 ~ 2
口腔科学	2
社区医学	2

　　根据《本科医学教育标准—— 临床医学专业（试行）》规定，临床医学专业毕业实习不少于 48 周。所调查的 85 所医学院校毕业实习周数达标情况，见图 7-8。

　　如图 7-8 所示，接受调查的 85 所医学院校中，毕业实习达到 48 周和 48 周以上的分别占调查院校总数的 44.7% 和 31.8%，两者共占调查院校总数的 76.5%，有 27.6% 的医学院校的毕业实习周数未达到 48 周。

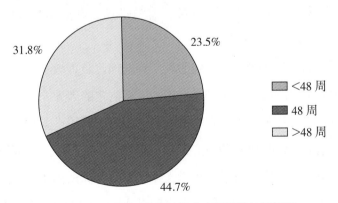

图 7-8　85 所医学院校毕业实习周数达标情况

（十）教学方法改革、课程整合情况

　　本研究通过调查问卷了解了国内医学院校开展教学方法改革和课程整合的情况。结果如表 7-15。

表7-15   85所医学院校开展教学方法改革和课程整合情况统计

改革类别	院校数（所）	百分比（%）
教学方法	67	78.8
课程整合	73	85.9

由表7-15可知，分别有78.8%和85.9%的医学院校表示开展了教学方法和课程整合的改革，院校比例较高。

四、讨论

自20世纪80年代以来，中国的医学院校积极学习和借鉴西方发达国家医学院校的教育理念和课程改革经验，虽然取得了明显的成效，但目前仍在教学模式和教学理念等方面与世界先进水平仍存在一定差距。

（一）课程设置的管理

课程设置一般通过教学计划来体现，教学计划是按照高等学校培养目标制订的有关教学工作的指导性文件，体现了学校对某一种专门人才培养规格的基本要求。随着社会经济和科学技术的发展，教育结构不断发生变革，现代教育和教学理论主张对课程计划的结构实行改革。除了核心课程以外，生产劳动、科技活动、体育活动、艺术活动和社会活动等也都列入了课程计划。

虽然中国所有的医学院校都有专门的教学管理部门负责教学计划的管理，能够根据国家教育主管部门的有关规定和学校不同时期制定的人才专业培养目标定期组织专家编制和修订教学计划，但仍存在课程模式陈旧、课程设置与人才培养目标相脱节、教学计划更新不及时、课程设置和调整缺乏有效论证、课程名称不规范等问题。各医学院校总体上都能按照各自学校医学人才培养的目标设置和改革课程，但是普遍存在着课程设置与教学安排还不能适合有些人才培养目标的要求，如大多数学校在教学计划中都提到培养学生的沟通能力、自主学习能力、职业素质等，但没有体现课程和教学模式的支撑，这些目标形同虚设。大多数学校对临床医学专业的主要课程，根据不同时期提出的新要求，重新进行设置，但是有30.6%的医学院校修订教学计划的时间达五年或五年以上，课程设置的改革进展缓慢。

85 所医学院校中，大多数的医学院校注重顶层设计和征求教师与教学管理人员的意见，但却忽视了学生和社会用人单位等相关利益方的意见。调查结果显示，有41.2% 的学校明确表示邀请了社会用人单位参与教学计划的制订，但仅有 15.3% 的医学院校明确表示邀请了学生代表参加。学生和用人单位是课程设置、教学模式改革的直接受益者，学生对学什么和如何学有着切身的体会，社会用人部门对需要什么样的医学人才及其知识、能力结构都有着深刻的认识，所以学生与社会用人部门是课程设置意见反馈的重要群体，他们的参与可保证课程设置更具科学性和可操作性。因此，应当建立并充分发挥教学指导委员会在课程管理和改革中的作用，在课程管理和改革过程中广泛征求意见，尤其要重视学生的意见，及时针对反馈的信息认真研究与实践，形成课程管理和改革的良性循环。

（二）院校合并对课程设置的影响

85 所医学院校中有综合性大学医学院有 45 所，独立办学的医学院校 40 所，这些医学院校分布在中国的不同区域，受学校合并、区域经济发展水平的影响，课程设置会存在一定的差异。

研究结果显示，独立医学院校开设的人文社会科学必修课的学时数显著多于综合大学开设的人文社会科学课程。产生这一结果的原因是由于综合大学在此方面的优势，人文社会科学多设置为选修课，而独立医学院校一般设有独立的人文社会科学教学单位，并将人文社会科学设置为必修课。合并到综合大学的医学院的自然科学公共基础课平均必修学时数为 354，明显高于独立医学院校。在所调查的 85 所院校中，有 45 所综合大学医学院，在数学、物理、化学、计算机方面具有明显的学科优势，增加自然科学必修课程的内容和学时数有助于培养学生的科学和逻辑思维，拓宽学生的视野，为培养科学素质和学习能力奠定良好的基础。与独立医学院校比较，一些综合大学的医学院除了设置传统的数理化、计算机类课程外，还大量增设了医学信息学、同位素示踪学、原子力显微镜与纳米、医院管理信息系统以及各类计算机语言的程序设计等课程，无疑对学生的成长有着重要的影响。然而，医学教育的人才培养目标与综合大学某些专业的人才培养目标完全不同，具有课程多、学时多、临床实践能力要求高等医学教育的特殊规律，完全套用和设置综合大学某些专业性很强的课程，大量增加必修课与选修课学时，势必要挤占医学教育的时间，缺少自然科学知识与医学知识的有机结合，在学制有限的情况下，对完成不同层次的医学人才培养目标具有较大影响。

（三）英语课程设置与教学改革

研究结果显示，中国医学院校英语课程平均学时为 278，约占必修课总学时的 8%，不同类型院校之间的学时数由 136～540 学时不等，差别较大。由于英语水平关系到考研和就业岗位要求，医学院校普遍重视学生英语能力的培养，不仅要求学生学习公共英语，有一些院校还要求学习医学专业英语，占调查院校的 20%。因此，所有医学院校在教学计划中强调学习英语的重要性，主要体现在英语学时增多和英语教学改革等两个方面。各医学院校在英语课程学时方面呈现了两极分化的趋势。一些生源质量较高的医学院校由于学生的英语基础普遍较好，从而减少了必修课中英语的学时数，增加了英语选修课的门数和学时数，这类院校的学生学习英语以自学为主。相反，一些生源质量相对较低的医学院校，为了加强学生的英语学习，提高学生的英语水平，在必修课中增加了英语课程学时，有些院校增加过多，挤占了医学课程的学时数，从而影响医学专业知识的学习。如何开展英语教学改革，使学生由被动学习变为主动学习，提高学生的英语应用能力，一直是医学院校普遍关心的问题。本研究认为，学生外语能力培养与水平的提高，不在于学时的多少，而在于教师的有效指导，培养学生学习英语的兴趣，采用有效的学习方法；发挥教师的引导作用，鼓励学生开展自主学习；建立学习英语的良性机制，形成学习英语的氛围和应用英语的环境。

（四）职业素质教育课的重要作用

医生职业素质（professionalism）是医生对医学职业了解与适应能力的一种综合体现，其主要表现在职业兴趣、职业能力、职业个性及职业情况等方面。研究表明，大多数医学院校将思想政治理论和思想品德修养课程、行为医学、医学伦理学以及沟通技能等课程列为职业素质教育课程，这也是中国的《本科医学教育标准——临床医学专业（试行）》要求的课程。思想政治理论和思想品德两门课程作为国家规定的课程，各医学院校在课程的开设、学时安排、经费投入、师资队伍建设等方面都给予充分保障，这充分说明教育主管部门对思想政治教育的高度重视，在医学人才培养过程中对世界观、价值观和人生观的养成具有十分重要的作用，对正确地认识、分析社会问题能力的培养和职业道德修养具有重要的意义。思政两课一般安排6门课程，学时数由 177～404 不等，平均学时占教学计划平均总学时的 10%。虽然"两课"的学时数较多，但由于"两课"的理论性较强，难于学习和掌握；大多是对传统理论知识的讲授，教学方法单一；缺少与社会实际问题以及职业生涯的联系，不能激发学生学习的兴趣等，直接影响开设"两课"的初衷和目标。本研究认为，一些医学院校在开设"两课"的同时，要注重教学改革，在内容上与社会医学相结合，贴近职业和生活；与人文相结合，增强素质与修养；与能力培养相结合，学会认识和分析社会问题。在授课方式上，注重理论与实践的结合，课内与课外的结合，理论传授与小组讨论结合，采用丰富多样的教学方法与手段，发挥此类课程在人才培养中的作用和效果。

中国的医学院校在职业素质教育中，对沟通类、行为医学课程重视不足。研究结果显示，85 所医学院校中，单独开设沟通类课程的院校比例为 48.2%；未开设医患沟通类课程的医学院校，一般是在医学伦理学或临床医学类课程的导论中涉及少量概念性知识，课程的设计和安排远不能满足医学生进入临床以后处理复杂医患关系的需要[3]；有少数院校开设了行为医学，仅占受调查院校的 9.4%，不利于医学生掌握未来职业生涯中的行为规律和医疗行为规范。相反，各医学院校已充分认识到医学伦理学在医学生职业素养培养过程中的重要作用，有 95.3% 的医学院校单独开设了医学伦理学课程，基本覆盖了被调查的医学院校。在美国约有 44.8% 的医学院校单独开设了行为医学课程，39.6% 的医学院校开设了医学伦理学课程。虽然美国单独开设这两类课程的院校比例不高，但这两类课程内容作为整合课程一部分讲授的院校比例却较高，分别占 71.6% 和 81.3%，说明大多数美国的医学院校更倾向于将这两方面的内容融合到其他课程中来开展医学生职业素质教育。中国医学院校这类课程多数安排在基础阶段，缺少课程实践环节或脱离医生职业环境，致使学生对职业教育课程重要性的认识不足，影响课程教学效果。本研究认为，在医学生培养过程中，有效的职业素质教育不能单靠几门课程，而需要将职业素质教育贯穿于全部人才培养过程中，或将一些课程内容融合在其他课程中，以保证职业素质教育的效果。同时，教师教学，特别是临床教师的医疗活动和服务患者的言行，对学生的职业素质教育具有重要的和不可替代的作用，医生的榜样作用对未来医生职业发展产生巨大的影响。

（五）实验课程的作用与整合

中国医学教育始终重视实验教学，生物医学和临床前期课程均安排一定的实验学时，理论与实验学时比例平均为 1.34：1。2000 年以来，中国医学院校对生物医学的实验课在课程整合、单独设课等方面做了积极的改革。一些医学院校将单科的教学实验整合为机能学、形态学、生物技术和病原学等实验课程单独开课，但还有相当数量的医学院校按照传统的课程模式开展实验教学。研究显示，在被调研的医学院校中，单独开设机能学整合实验课程学校最多，占被调查院校的 65.9%；单独开设形态学、生物技术等整合实验课程的学校比较少，分别占被调查院校的 15.3% 和 9.4%。从总体上看，实验教学改革有较大进展，大部分进行实验教学整合的学校，不同程度地将实验教学内容由传统的单科性实验向综合性、设计性实验转变；由传统的重复验证性实验向培养学生科学思维、动手能力的创新性实验转变。但还有相当部分学校还没有进行实验课程的整合，特别是机能学和生物技术类实验课程的整合不够深入，不利于科学思维与创新精神与能力的培养。虽然中国医学院校的实验课在各自人才培养中的定位不同，但目前医学院校学生人数多，研究环境、能力和水平参差不齐，院校的教师研究室等很难向学生开放。因此，为培养学生科学思维、动手能力和创新精神与能力，有必要采取多种途径开展实验教学。

（六）公共卫生与预防医学课程的重要性

疾病预防知识与应对能力对于成功处置突发性公共卫生事件至关重要，不论是为了提高医疗服务质量，还是确保患者与医护人员的安全，任何专科医生都需要掌握一定的公共卫生知识[4]。因此，对医学生开展群体健康、疾病预防等公共卫生知识的教育十分必要。在《本科医学教育标准——临床医学专业（试行）》中，特别强调培养医学生大预防观，提出了健康教育等培养要求，学生应学会处理和应对公共卫生问题。然而，中国各医学院校对公共卫生学课程重视状况有较大的差异。调查结果显示，85 所医学院校在本科临床医学专业主要开设预防医学、卫生统计学、流行病学三门传统的公共卫生学课程，约 40% 的医学院校没有开设这些课程，健康教育类课程在必修课中单独开设的院校比例仅为 15.29%。在接受调查的院校中，公共卫生必修课的平均开课门数为 2 门，平均必修学时数为 117，占必修课总学时的 3.5%，并且大部分院校开设情况大都低于这个比例。在人才培养过程中，还普遍存在医学生预防医学教育与临床医学教育严重脱节的现象，缺少二者之间知识的融合，不能更好地帮助学生运用公共卫生与预防医学知识解决和处理临床问题或社会问题；在设置公共卫生与预防医学课程内容时，多数医学院校过于强调生物医学知识，忽视了当前中国医疗卫生保健、疾病预防及公共卫生服务需要的实际情况，有的公共卫生课程教材更新不及时，导致内容老化、教学内容脱离实际，有关传染病的章节被大幅度删减，缺乏新发传染病的专门章节和针对突发性公共卫生事件的培训内容 [5]。这些现象都不利于培养学生的大卫生观，缺少疾病预防、健康教育、健康促进、全球卫生等方面知识和能力。近些年一些突发的公共卫生事件，使临床医学教育中的公共卫生教育问题更加突显，迫切需要我们采取措施改变这种"重治疗，轻预防，轻保健"[6] 的现象。

（七）创新精神和创新能力的培养

中国自 20 世纪 80 年代中期开始倡导培养创新型人才，高等院校对创新人才的内涵及培养模式的研究和讨论从未间断。《国家中长期教育改革和发展规划纲要（2010 – 2020 年）》提出了"探索多种培养方式，形成各类人才辈出、拔尖创新人才不断涌现的局面"工作目标，鼓励高等院校积极采取措施培养拔尖创新人才。近年来，一些医学院校通过开设"创新教育"、"科研训练"、"学科技术发展前沿"等课程，或设立"大学生创新创业训练计划项目"，在培养大学生的创新精神和创新能力方面进行了积极的研究和探索，有些已经取得了明显成效。但目前还存在认识不统一、部分院校重视程度不够等问题。在此次调查中，单独开设科研训练课的医学院校不足 50%，单独开设创新教育课的医学院校不足 10%，说明有关创新能力培养的研究与实践尚需加强。

（八）临床医学类课程的发展趋势

中国医学院校都开设了内科学、外科学、妇产科学、儿科学、神经病学、皮肤性病学、中医学、眼科学、耳鼻喉科学（或耳鼻咽喉科学）等课程，但全科医学、循证医学、老年医学、康复医学、急诊医学等课程单独开设的院校比例还较低（分别为 15.29%、22.35%、2.35%、4.71%、29.24%）。这种情况脱离了中国目前医疗卫生服务的实际需求。据估计，到 2030 年，中国将成为全球人口老龄化程度最高的国家。人口老龄化成为当代中国面临的最重要卫生挑战之一，几乎所有专业的医护工作者都将面临越来越多的老年患者[7-9]。除医疗服务外，老年人对健康促进、专业化护理、家庭保健、康复、长期照顾、临终关怀和心理卫生等服务的需求不断增加[10-12]，迫切需要医学院校开展老年医学、老年护理、老年精神卫生等课程教育，加快老年卫生人才培养。由于年龄会改变生理与心理反应、用药效果，以及与年龄相关的慢性病、残疾和社会问题的存在，老年患者的诊断、治疗与护理更为困难与复杂，需要特殊知识、态度和技能[13]。这些现象迫切需要我们在课程设置或教学内容等方面积极开展改革。

尽管部分医学院校没有在必修课中单独开设医学影像学，但这些院校通过在必修课中单独开设物理诊断学、放射医学（如放射诊断学、放射医学、放射治疗学）、检体诊断学、临床诊断学等课程来讲授相关知识。此外，为了适应诊疗技术的发展，个别院校还在必修课中单独开设了核医学、超声诊断学、介入与微创治疗学等课程。

从 2000 年以后，中国医学院校陆续建立以模拟训练学生临床思维与临床操作技能为目的的临床技能实验教学中心，以加强学生临床技能培训。在被调查的医学院校中，有 20% 的医学院校已经开始单独开设临床技能训练课程。一些非长学制院校还增设了护理技能训练和临床思维训练课程。临床技能实验教学中心的建立与课程设置等无疑在当今社会的大背景下对增强学生临床技能具有重要意义和作用，也促进了医学教育模式的改革，得到了医学教育领域的广泛认同。然而也有专家提醒，临床模拟教学只是临床实习前能力与心理的准备，模拟不能替代临床实践，要防止出现过度模拟、重模拟培训轻临床实践的问题，有效地将二者结合起来，发挥各自在教学中的重要作用。

随着中国经济发展、人民生活水平的提高及人口城镇化和老龄化的发展，慢性疾病成为引起疼痛、痛苦和死亡的常见病因。因此，中国目前十分强调社区医疗卫生的建设，注重培养具有社区医学知识的医学人才。在目前本科临床医学教育的课程设置中，与社区医学相关的课程，如全科医学、循证医学、老年医学、康复医学、急诊医学等，单独开设的院校比例较低，但从国际医学教育的发展趋势和满足社区医疗卫生需求的方面考虑，应在临床医学课程中加大社区医学教育的比例。

（九）早期接触临床在医学教育中的重要意义

在所调查的院校中，仅有 36.5% 的院校在必修课中单独开设了早期接触临床课程。根据国际医学教育的发展趋势，每所医学院校都应积极开展早期接触临床教育，有利于增强学生从事临床医学工作的使命感，使其明确学习目标，更好地学习基础医学知识。欧美发达国家十分重视医学生的早期接触临床教育，学生从入学开始，就定期到临床医学院接受此方面教育，这一过程贯穿于院校教育的始终，取得了良好的人才培养效果。然而，中国大部分医学院校在这方面虽有较好的认识，但操作实施方面与教育目标还有较大差距，某些院校以理论授课的形式，如开设医学导论课程，作为早期接触临床课程，学生没有到临床环境中接触真实患者或接受初步的临床技能训练，从严格意义上说不应看作是真正的早期接触临床。因此，我们应当积极借鉴发达国家的经验，深入开展早期接触临床教育，使其充分发挥在人才培养中的作用。

（十）医学课程学习时间对人才培养的影响

中国医学院校五年制临床医学专业的各类课程必修课程的平均学时数（毕业实习不计）为：医学预科课程 984 学时，基础医学课程 970 学时，公共卫生与预防医学课程 117 学时，临床医学课程 1045 学时，其他一般课程 180 学时，入门指导课程多数院校未开设。医学预科课程和其他一般课程主要包括自然科学基础课、人文社会科学课、科学研究与创新课、入学教育（含军事教育）、体育、劳动、安全教育和社会实践、就业指导与毕业教育等课程，这些课程占必修课总学时的 35.3%，而传授医学知识的基础医学课程、公共卫生与预防医学课程、临床医学课程只占总学时的 64.7%。与美国完全传授医学知识的 4 年医学教育时间相比，我国医学院校传授医学知识的教育时间明显不足。

在接受调查的 85 所医学院校中，毕业实习达到 48 周以上（含 48 周）的院校数为 65 所，占调查总数的 76.5%，有接近四分之一比例的院校未达到累计 48 周毕业实习的国家要求。临床实习是学生经过临床理论知识学习后，在教师的指导下，深入病房，接触实际，认识疾病的症状和体征，获得感性认识的重要教学环节，是培养医学生临床能力的重要阶段。近年来，受考研、就业的影响，各个医学院校的实习教学都不同程度地受到了冲击，存在学生重视不足，实习时间达不到课程要求的现象。虽然许多医学院校采取了积极的措施来应对这一问题，但成效不明显。国家教育部已经从教育体制的层面开始研究问题的解决方式，目前提出的"5 + 3"的医学教育模式就是对这一问题的很好解决办法。

（十一）课程改革对人才培养的积极意义

以学生为中心的医学教育模式的改革已经成为国际医学教育的发展趋势，主要体现在课程整合、以问题为基础的学习（PBL）等小组讨论式教学以及适应这些改革的考试评价等。整合课程是一种强调基础或临床学科之间、基础与临床之间相互联系的课程设计思想，旨在避免学科之间彼此孤立、相互重复或脱节以及基础理论脱离临床实际的弊端。在调查问卷中有86%的院校表示已经开展了课程整合，说明多数院校已经意识到整合课程对人才培养的重要意义。但实际上开展课程整合的程度有很大差别，课程计划反映出只有4所院校全面开展了以系统为基础的课程整合。说明国内对课程整合的认识在医学院校间存在较大差别，部分院校认为只要开设了交叉课程就是开展了课程整合。

目前，国内绝大多数医学院校以学科为基础设置课程，生物医学、临床医学及公共卫生学的课程多为单一设置，强调知识的系统性，注重知识的传授，课程程门数多、学时多，在教学中缺少学科间知识的联系，不利于学生分析、解决问题和临床思维的培养。绝大多数医学院校采用传统的教学方法，以讲授为主，注重知识的传授，忽视学生良好学习习惯的养成和学习能力的培养，不利于学生自主学习与终生学习能力的培养。然而，中国医学教育大多数学校学生人数多，资源相对不足，教学改革也面临着巨大的困难和严峻的挑战。

虽然在本次调研中，有78.8%的院校认为在教学模式上进行了改革，但在教学计划中或人才培养方案中体现出教学模式改革微乎其微，只是零散的改革，课程的增减，局部课程教学方法的改革，还没有完全形成期待的人才培养模式。自2000年以来一些学校对这些先进的教育理念有着比较充分的认识和理解，但由于国内医学院校的一些特殊情况，如学生人数多、教师相对少、讨论场所不足等，很难开展课程改革；一些学校对教育的理念的认识不够深刻，还停留在教育理念的认识上，大多数学校仍处在认识与观望的状态。

五、结论

中国的医学院校应从顶层设计的角度，应着眼于医学人才岗位胜任能力的研究，并依此制订相应的课程计划，重点加强公共卫生教育、人文社会科学教育、早期接触临床教育、社区医学教育等。为了适应现代医学科学的迅猛发展，医学院校有必要进一步加强"以学生为中心"、"以患者为中心"的医学教育理念，进一步改革传统的医学教育模式，重新确立以岗位胜任能力为基础的医学新目标，在医学课程设置方面作出进一步的努力。

本次研究获取的信息量大，进行了大量的数据统计分析，对中国的五年制临床医学专业课程设置状况取得了一定的循证研究成果。但仍有一些不足，如由于各院校间选修课差异较大，本研究未对选修课作重点研究，因此这也将是后续研究的一项重要内容。

（初稿日期，2013 年 8 月 31 日；定稿日期，2014 年 7 月 18 日）

参考文献

[1] Frenk J, Chen L, Bhutta ZA, et al. Health professionals for a new century:Transforming education to strengthen health system in an interdependent world. The Lancet, 2010, 376(9756):1923-1958.

[2] 教育部. 高等教育统计数据. http://www. edu. cn/gdjy_9344/. [2012-11-22].

[3] 彭丽, 冉素娟. 医学生医患沟通课程教学设计现状与反思. 重庆医学, 2011, 40(25):2594-2595.

[4] Preston C, Almashat S, Peik S, et al. Role of Preventive Medicine Residencies in Medical Education:A National Survey. American Journal of Preventive Medicine, 2011, 41(4, Supplement 3):S290-S295.

[5] 康来仪, 张胜年. 从SARS流行引发临床医学教育若干问题的思考. 第二军医大学学报, 2004, 25(3):236-237.

[6] 孙宝志. 高等医学教育人才培养模式改革研究与实践报告. 北京:高等教育出版社, 2006.

[7] Cook IG, Dummer TJB. Changing health in China:re-evaluating the epidemiological transition model. Health Policy, 2004, 67(3):329-343.

[8] Hou JW, Li K. The aging of the Chinese population and the cost of health care. The Social Science Journal, 2011, 48(3):514-526.

[9] Chen Z, Yu J, Song Y, et al. Aging Beijing:Challenges and strategies of health care for the elderly. Aging Research Reviews, 2010, 9, Supplement(0):S2-S5.

[10] 董亚莉, 热那古·塔衣尔, 尔西丁·买买提. 新疆老龄化人口与总的医学敏感人群的预测. 新疆医科大学学报, 2012(04):548-551.

[11] Chao J, Li Y, Xu H, et al. Health status and associated factors among the community-dwelling

elderly in China. Archives of Gerontology and Geriatrics, 2013, 56(1):199-204.

[12] Gebbie KM. 20th century reports on nursing and nursing education:What difference did they make? Nursing Outlook, 2009, 57(2):84-92.

[13] Saunders MJ, Yeh C, Hou L, et al. Geriatric Medical Education and Training in the United States. Journal of the Chinese Medical Association, 2005, 68(12):547-556.

第八篇 | 全科医学人才培养的历史、现状和展望

张海英[1]，左延莉[1]，黄　星[1]，申　颖[1]，易延华[1]，

曹云飞[1]，张志勇[1]，韦　波[2]

（本文作者单位：1. 广西医科大学；2. 广西壮族自治区食品药品监督管理局）

　　全科医学是以"生物－心理－社会"医学模式为指导思想，整合了基础医学、临床医学、预防医学、社会医学、行为医学、医学伦理学等学科相关内容于一体的医学专业学科；是一个全新的面向社区与家庭的医学体系，其主旨强调以人为中心、以家庭为单位、以整体健康的维护与促进为方向的长期负责式照顾，并将个体与群体健康照顾融为一体[1]。全科医学人才是全科医疗服务的提供者，是在生命、健康与疾病的全过程进行全方位、负责式管理的医务人员，其服务涵盖不同的性别、年龄对象，涉及生理、心理、社会等各层面的健康问题。执行全科医疗服务需要以全科医生为核心的全科医学人才团队，包括全科医生、全科护士、公共卫生医生、康复医生等。

　　随着社会的飞速发展，人们的生活水平不断提高，对卫生服务的需求也越来越高，单纯的"生物医学模式"已经转变为"生物－心理－社会"医学模式。然而，伴随着医学专科的不断细化、高科技检查及治疗手段的广泛应用，在许多疑难杂症不断获得突破的同时，随之产生的患者就诊困难、医疗费用增长、医患矛盾突出等问题却越来越明显。全科医学以"提供可及性、持续性、协调性服务，综合性、人格化照顾"的学科特点，为居民提供便捷、经济的全方位服务，是解决目前我国面临的医疗问题的有效模式。2009 年中共中央国务院《关于深化医药卫生体制改革的意见》（简称新医改）提出，要通过发展社区卫生服务和全科医学，一方面解决老龄化社会带来的严峻的老年人口的保健和医护照顾及医患矛盾突出的问题，另一方

面解决老百姓"看病难、看病贵"的问题。然而，当前我国全科医学人才培养面临着质量和数量的双重问题，数量及其匮乏，质量也亟待提高，这正是阻碍我国卫生事业改革和发展的一大瓶颈，因此，大力培养全科医学人才，已经成为推动我国新医改和医学教育工作的一项紧迫而重要的任务。全科医生作为全科医学人才团队的核心，承担着我国新医改政策下推动医疗卫生事业发展的重大责任。本文以全科医生为例，首先系统回顾我国全科医生培养的历史和现状，在此基础上，结合国内基层医疗卫生事业的需求，分析目前全科医学人才培养面临的问题、机遇与挑战，并提出相应的建议及对未来发展的展望。

一、全科医学人才培养发展的历史回顾

全科医学教育在我国的发展大致可以分为以下三个阶段：

（一）全科医学教育的萌芽及初步开展阶段

1989 年 11 月，国际性的全科医学学术会议首次在北京召开，这标志着我国正式引进了"全科医学"这一学科。同年，首都医科大学成立了全科医师培训中心，我国的全科医学教育从此拉开了帷幕。通过不断宣传、发展，部分医学院校自发开展了多层次、多途径的全科医学教育实践，一些地区自发开展了各种形式的全科医疗试点工作，如北京、上海、浙江、天津、山东等。1996 年 12 月在北京召开的全国卫生工作大会和 1997 年 1 月中共中央、国务院《关于卫生改革与发展的决定》中提出了"改革城市卫生服务体系，开展社区卫生服务，加快发展全科医学，培养全科医生"战略任务，使我国的全科医学和基层卫生服务发展有了重大突破，全科医学的发展与医疗卫生体制改革的有机结合，这为我国全科医学和基层卫生服务的发展指明了方向。自此，全国大部分城市均已经开展了社区卫生服务工作，进行了各种形式的全科医学教育培训。

（二）全科医学教育的全面启动阶段

1999 年 12 月"全国全科医学教育工作会议"在北京召开，并下发了卫生部《关于发展全科医学教育的意见》，明确了中国社区卫生服务和全科医学教育的体系构架、发展方针、基本原则、规划目标等，部分省、市相继成立了全科医学培训机构，并由卫生局或健康教育部门组织了多层次、多形式的全科医生培训班。2000 年，卫生部印发了《全科医师规范化培训大纲》和《全科医师岗位培训大纲》等一系列关于全科医学的文件，同年 10 月卫生部全科医学培训中心成立，这标志着我国全科医学的发展开始从引进概念、理论宣传、制定政策等阶段向学科建设、实践探索阶段过渡。2002 年，卫生部等 11 个部委又下发了《关于加快发展城市社区卫生服务的意见》，成立了以国家培训中心为龙头，省级培训中心为骨干的全国全科医学培训网络，30 个省成为网络成员。2006 年卫生部制定了全科、专科医师培养标准和培养基地标准，并且根据此标准，评审出了 34 家全科、专科医师培养基地；至 2008 年，全国除西藏外均成立了省级全科医学培训中心[2]。

（三）全科医学教育发展的新时期

2009 年，党中央、国务院印发了《关于深化医药卫生体制改革的意见》，启动了新一轮的医药卫生体制改革，我国卫生事业进入了一个重要的改革发展时期。新医改的实施对高等医学院校的教育改革提出了明确的要求：建立和健全多层次的全科医学体制，培养既符合国家卫生事业发展政策，又适应社会主义市场经济需要的高素质的全科医学人才，以更好地服务于社会、服务于广大人民群众。2010 年 3 月，国家六部委联合印发了《以全科医生为重点的基层医疗卫生队伍建设规划》，提出三年内培养 6 万名全科医生，基本实现城市每万名居民有 1~2 名全科医生，农村每个乡镇卫生院有 1 名全科医生的目标，指出全科医生岗位培训应以 1~2 年的转岗培训为主要培养途径，到 2020 年，要通过多种途径培养 30 万名全科医生。

2011 年 7 月，《国务院关于建立全科医生制度的指导意见》对创建具有中国特色的全科医生培养模式作了全方位的顶层设计，文件中指出：要逐步建立统一规范的全科医生培养制度，将全科医生培养逐步规范为"5+3"模式，即先接受 5 年的临床医学（含中医学）本科教育，再接受 3 年的全科医生规范化培养。同年 12 月，教育部、卫生部联合在北京召开全国医学教育改革工作会议，卫生部部长作了题为"以全科医生为重点加快培养高质量医药卫生人才，为提高全民健康水平提供有力保障"的讲话，要求各高校加强全科医学人才的培养能力建设，全科医学迎来了发展的新时期。这对医学院校而言既是良好的机遇，又是严峻的挑战。

二、全科医学人才需求及现状分析

我国全科医学人才供需矛盾突出，人才补充困难重重，具体分析如下：

（一）数量增加较快，但总体数量仍严重不足

我国《以全科医生为重点的基层医疗卫生队伍建设规划》中提出到 2020 年要通过多种途径培养 30 万名全科医生；《国务院关于建立全科医生制度的指导意见》中提出 2020 年基本实现城乡每万名居民有 2～3 个合格全科医生的目标。从全科医学引进至今，经过 20 余年的努力，我国培养出了大批的全科医生，根据《2011 年中国卫生统计年鉴》提供的数据，2010 年我国执业范围注册为全科医疗的占执业（助理）医师总数的 5.4%，总数为 13 万余名，其中全科医疗执业医师数 8.48 万 [3]。然而，根据人口比值法预测，按照 2010 年 11 月第六次人口普查结果计算，我国大陆 31 个省、自治区、直辖市和现役军人的人口共 13.4 亿，至少需要 27 万～41 万名高素质的从业者，这中间的缺口仍非常大。而且，全科医学人才的培养在东、中、西部地区发展不平衡。北京是国内最早进行全科医生队伍建设的城市之一，历经多年的培养，全科医生仍然不多；在中西部地区，许多地方甚至没有条件培养全科医生 [4]。此外，还存在由于缺乏岗位吸引力，基层临床医师不愿晋升与注册全科医学专业，人才引进困难，流失严重的情况 [5-6]，我国的全科医学人才在数量上严重不足。

（二）质量有所提高，但总体素质仍偏低

在不断增加全科医生数量的同时，我国也通过一系列在职及继续教育、培训，提高全科医生的技术水平，以满足居民日常的卫生需求。然而，目前全科医生仍呈现 "二低一高" 现象，即学历低、职称低、年龄高，而且严重缺乏高素质人员 [7]。以社区卫生服务中心为例，根据《2011 年中国卫生统计年鉴》[3] 中社区卫生服务中心的执业医师数据分析（表 8-1）：2010 年我国所拥有的社区卫生服务中心医生学历为大专及以下的占 61.4%，大部分医生学历仍处于专科水平，并且大多数由基层卫生人员转岗而来，缺乏社区卫生服务需要的综合素质；社区卫生服务中心医生以初级职称和中级职称为主，中级及以下职称占了 89.1%，拥有高级职称的医师所占

比例仅为 10.9%，社区医师的职称构成不合理；社区卫生服务中心医生年龄在 35 岁以下占 31.6%，35~45 岁占 32.3%，大于 45 岁的占 35.6%，社区医生年龄偏大，在知识结构、态度和观念、知识技能等方面都会存在老化的问题。

表 8-1 2010 年社区卫生服务中心人员性别、年龄、学历及职称构成

类别	执业医师（%）	执业助理医师（%）
按学历分		
研究生	1.6	1.3
大学本科	37.1	30.8
大专	39.0	41.3
中专	19.5	23.1
高中及以下	2.9	3.5
按专业技术资格分		
正高	1.4	1.1
副高	9.5	7.5
中级	41.3	33.2
师级 / 助理	39.5	38.5
士级	2.0	12.4
不详	6.4	7.3
按年龄分		
25 岁以下	0.1	0.4
25~34 岁	26.3	31.6
35~44 岁	33.3	32.3
45~54 岁	22.1	19.9
55~59 岁	11.5	10.1
60 岁及以上	6.8	5.6

西部地区基层卫生人员缺乏的情况更为严重，2009-2011 年广西乡镇卫生院在职卫生人员学历、年龄、职称结构的数据调查显示（表 8-2）：平均每个乡镇卫生院拥有本科学历的卫生人员不足 2 人，主要以中专学历和大专学历为主要力量，中专学历和无学历的在职卫生人员占到了总数约一半；年龄在 35 岁以下及 35~45 岁之间占大多数，是广西乡镇卫生院人员的主力军；从职称分布来看，近三年来广西乡镇卫生院的卫生人员技术职称人数和比例结构呈金字塔形分布，至 2011 年，广西乡镇卫生院卫生技术人员以初级职称为主（71.08%），其次是无职称（其他）（14.84%），高级职称寥寥无几，仅占 0.15%，初级职称和无职称（其他）卫生人员占 85.92% 以上，这种绝大多数卫生技术人员都是初级职称、缺乏中高级卫生技术人员的结构，不符

表 8-2　广西乡镇卫生院卫生人员学历、年龄、职称结构情况表

	2009 年		2010 年		2011 年	
	总人数（人）	比例（%）	总人数（人）	比例（%）	总人数（人）	比例（%）
学历结构						
研究生	8	0.02	11	0.03	13	0.03
本科	1 792	5.14	1 956	5.26	2 204	5.54
大专	14 827	42.50	15 723	42.31	16 790	42.21
中专	16 856	48.31	18 104	48.72	19 369	48.69
其他	1 406	4.03	1 364	3.67	1 406	3.53
年龄结构						
35 岁以下	19 793	56.73	20 869	56.16	21 632	54.38
35～45 岁	11 073	31.74	11 851	31.89	12 965	32.59
45～55 岁	2 984	8.56	3 230	8.69	3 792	9.53
55 岁以上	1 039	2.98	1 208	3.25	1 393	3.50
职称结构						
正高级	4	0.01	4	0.01	5	0.01
副高级	58	0.16	58	0.16	56	0.14
中级	5 227	14.98	5 280	14.21	5 541	13.93
初级	25 614	73.42	26 752	72.00	28 278	71.08
其他	3 986	11.42	5 064	13.63	5 902	14.84
总计	34 889	100	37 158	100	39 782	100

合卫生技术人员职称结构中高、中、初级三个层次呈"橄榄型"（比例为 1：3：11）的分布要求。因此，一系列的数据显示，当前广西乡镇卫生院普遍存在医务人员数量不足、学历层次低、执业资格层次较低、专业结构不合理等问题。

（三）扩大了人才培养规模，但人才供需矛盾仍明显

1. 医学毕业生基层就业率低

近年来，国家推出了一系列鼓励学生毕业后下基层的政策，学校也开展了一系列定向培养项目，加强了服务基层的专业思想教育。但是目前全科医生来源仍主要为基层医生转岗培训，医学毕业生基层就业率仍非常低。北京大学医学部在 2009 年进行的"医学生赴基层医疗机构就业意愿探究"调查结果显示，大中型城市依然是毕业生首选的就业地区，仅 16.3% 的调查对象愿意去基层医疗机构就业，其余均表示不愿意[8]。即使是在欠发达地区，形势也不容乐观，2011 年 10 月对广西医科大学、桂林医学院、右江民族医学院三所医科院校 1～5 年级的五年制临床医学本科学生

抽样调查的结果显示，在被调查的 1546 名学生中，只有 7.05% 的本科生愿意到乡镇卫生院工作，8.15% 的本科生愿意到社区卫生服务中心工作，学生不愿意选择基层择业原因有经济落后、待遇低、学习提高机会少、教育文化落后等[9]。由此可见，医学类专业本科在校生就业期望值普遍较高，基层就业意向低，供需矛盾明显。

以广西为例，广西现有广西医科大学、广西中医药大学、桂林医学院、右江民族医学院 4 所本科医学院校，从这 4 所院校近三年的就业数据来看，广西医学院校毕业生就业总体情况良好，2009－2011 年本科层次毕业生的总体就业率及专业对口率都在 90% 左右，但基层就业率低且呈下降趋势（见表 8-3，基层机构包括县级医院、乡镇卫生院及村卫生室）。从医学生择业的角度来看，基层就业率低、学生不愿意去基层就业的原因主要在于基层医院薪酬待遇低、生活条件差、发展晋升空间小等。

表 8-3　广西医学院校本科层次学生就业情况

	总体就业率（%）	专业对口率（%）	基层就业率（%）	乡镇就业率（%）	乡镇就业人数（人）
广西医科大学					
2009	92.94	98.91	19.84	0.2	2
2010	95.72	99.25	12.03	0	0
2011	96.58	99.03	12.55	0	0
广西中医药大学					
2009	88.43	97.21	18.1	0.94	14
2010	90.03	96.35	18.86	0.69	11
2011	90.37	97.73	18.18	0.84	11
桂林医学院					
2009	90.85	97.73	30.62	4.08	45
2010	92.48	97.73	28.25	1.45	15
2011	92.25	97.73	27.4	0.92	10
右江民族医学院					
2009	86.76	97.73	49.72	2.36	21
2010	90.04	97.73	43.29	1.45	13
2011	93.36	97.73	41.35	0.33	3

2. 传统教育模式需改革

全科医学教育以患者和家庭为服务对象，应突出"以人为中心"的理念。然而，目前多数高等医学院校医学生的培养仍沿用传统的单纯生物医学培养模式，全科医学教育只是对现有的教学内容、方法简单删减和增设。按照传统教育模式教授出来的医学生所掌握的知识结构与全科医学服务所需要的知识能力有脱节现象，培养出来的全科医生的任务仍是单纯的医疗，对于全科医学理念、全科医学强调的整体观、全科医学诊疗方法的学习并不透彻，相关的沟通技能、协调能力、健康管理的能力也达不到全科医生岗位的需求，培养出来的人才严格意义上只能称之为"通科医生"。预防、保健、健康教育等服务仍由公共卫生人员完成，但是公共卫生人员的不足，使得许多工作只能停留在表面，慢病控制、健康教育等工作开展难度大，在实际工作中不能满足基层居民卫生服务全方位的要求，也必然改变不了人民群众对基层全科医生的能力持怀疑态度的看法。

3.配套机制欠完善

由于我国的全科医学制度建立不久，体制机制和基础设施还不尽完善，工作条件较差、经费少、待遇低，职业发展前景不乐观。尽管卫生部在2009年印发的《关于加强卫生人才队伍建设的意见》中提出了相关优惠及激励政策：对志愿去中西部地区乡镇卫生院工作3年以上的高校医学毕业生，其学费（助学贷款）由国家实行补偿（代偿）；对在农村基层工作的卫生技术人员，在职称晋升等方面给予适当鼓励和政策倾斜；凡到城市社区卫生服务机构工作的医师和护师，可提前一年参加全国卫生专业技术中级资格考试。部分省市也出台了相应的政策，如广西出台了《乡镇卫生院机构编制管理暂行规定》《乡村医生待遇补助暂行办法》《广西乡镇卫生院全科医生培训项目规划》；南京市出台了《关于建立家庭医生激励机制的指导意见》等，对基层卫生人才的编制、经费、待遇、培训、晋升等作了规定，但现有的政策不够细化和具体，在实际执行中仍有许多问题，再加上现有政策对培训、使用、激励、考核制度等支持力度不大，无法吸引高层次人才加入全科医学人才队伍，引进和留住人才比较困难，人才队伍稳定性较差，这严重影响到新医改提出的"保证基本医疗和基本公共卫生服务的有效提供"这一基本目标。

由此可见，全科医学人才需求量大，数量和质量都未能满足目前人们的卫生服务需求，再加上全科医学人才"下不去、留不住"的现状，供需矛盾明显。要达到"小病不出村、常见病不出乡、大病不出县"、医疗保健关口全面前移、卫生资源整体下移的目标，大力培养全科医学人才，加强以全科医学人才为重点的基层医疗卫生队伍建设，为基层医疗卫生服务提供知识全面、素质较高的全科医学人才，已经成为目前我国深化医药卫生体制改革最关键和最紧迫的重要任务。

三、全科医学人才培养现状分析

（一）全科医学人才培养的形式

在借鉴国内外全科医学教育培训经验的基础上，充分利用现有的医学教育和卫生资源，结合我国卫生事业的现状和特点，初步形成了适合于我国全科医学人才培养的教育培训体系，目前共有 4 种形式，即高等医学院校全科医学知识教育、毕业后全科医学教育、全科医生转岗培训以及全科医生继续医学教育。

1. 高等医学院校全科医学知识教育

在校医学生全科医学知识教育主要为医学生开设全科医学相关的必修课或选修课，使学生掌握全科医学的理念及全科医生的工作方式和任务，为将来选择成为全科医生或专科医生打下基础。各医学院校积极结合本校实际情况开展全科医学教育实践探索，2006 年 12 个省市已将全科医学相关课程列为普通医学本科院校的必（选）修课程，20 余所院校按照卫生部文件要求开设了《全科医学概论》《社区医学》《社区卫生服务管理》《全科医疗质量管理》《人际交流与医患沟通》等课程，部分院校在医学生中开展了社区全科医疗实践。2009 年 4 月，由卫生部全科医学培训中心开展的高等院校全科医学教育情况调研结果显示：全国 128 所招收本科临床医学专业的院校中有 59 所院校设立专门全科医学教学机构，有 63 所开设了《全科医学概论》课程，少数院校成立全科 / 家庭医学学院、全科医学系等部门。首都医科大学、复旦大学附属中山医院等 6 所院校建立了全科医学研究生培养项目，首都医科大学及重庆医科大学获得了全科医学博士学位授予权。从 2010 年起开始实施"农村订单定向医学生免费培养项目"，重点为乡镇卫生院及以下的医疗卫生机构培养从事全科医疗的卫生人才。

2. 毕业后全科医学教育

全科医学教育体系的核心是毕业后教育，全科医生毕业后教育即是以全科医生规范化培训为重点，在高等医学院校本科医学生毕业后，经过参加规范化培训，取得全科医生培训合格证，同时获得全科主治医生任职资格，优秀者按有关规定申请专业硕士学位。卫生部早在 1999 年底召开的全科医学教育工作会议上，就已经明确了全科医生的培养应以毕业后教育为重点[10]。全国各地在卫生部的指导下，陆续开展了全科医生规范化培训的试点工作，其中起步较早的是上海、北京、浙江等地。上海是开展全科医师规范化培训最早、最规范的地区，复旦大学附属中山医院于1994年成立了全科医学科，并对住院医师进行全科医学知识教育，2000年底开始试行全科医学毕业后教育（全科医生规范化培训）的探索，致力于建立全新的全科医生教育培训与评估模式[11]。2006年上海市卫生局创新了全科医生规范化培训模式，首次面向全国公开招收临床医学专业本科及以上学历的毕业生，作为全科医生规范化培训的对象，并尝试建立起全科医生规范化培训可持续发展的稳定投入和政策保障机制，使"社会化多层次定向培养"全科医生成为现实可能[12]。

3. 全科医生转岗培训（或岗位培训）

对即将或已经从事社区卫生服务的医生，采取半脱产或脱产的方式进行全科医生转岗或岗位培训，由所在地统一组织考试合格后，取得全科医生转岗培训或岗位培训合格证书。在我国，大多数基层卫生服务机构的医生，在实际诊疗工作中已经承担了全科医生的部分工作职责，可对这部分基层医生进行全科医生转岗培训，目的是使基层医生在短时间内了解全科医生的工作理念、掌握全科医生必需的业务知识，快速转岗为全科医生。转岗培训这一形式是对基层全科医学人才及时有效的补充，是我国特定阶段全科医学人才培养的特殊模式。全科医生岗位培训工作于2000年启动，各省市均按照卫生部的要求出台了相应的文件制度，目标是通过培训，全面提高社区卫生服务人员的素质，使其达到全科医生岗位需要的基本要求。卫生部2010年颁布了新版的《社区卫生人员岗位培训大纲——全科医师》，要求各地根据实际情况，采取脱产、半脱产或业余学习的方式组织社区医生完成500学时的培训。

4. 全科医生继续医学教育

为使全科医生适应医学科学的发展速度，不断提高其医疗技术水平和卫生服务质量，应通过多种形式，开展以学习新知识和新技术为主要内容的继续医学教育。为提高社区卫生专业人员水平，我国于2006年制定了《关于加强城市社区卫生服务人力培养和队伍建设的意见》，要求"到2010年，90%从事城市社区卫生服务的卫生技术人员参加各类继续教育活动，并达到规定的要求"。政策要求有关部门明确对城市社区卫生技术人员的继续教育要求，大力开展具有全科医学特点的、针对性和实用性强的继续教育活动，采用多渠道、多种方式开展继续教育项目。一些省份对取得转岗培训合格证的全科医生，要求其每年必须参加一定的全科医学继续教育项目，如北京要求全科医生每两年必须取得不得少于 40 学时的必修课程继续医学教育学分。

（二）全科医学人才培养存在的问题

为保证全科医学人才培养模式的顺利实施，我国建立了相应的保障机制，包括建立一系列制度规定，健全相应组织机构，完善培训网络，加强师资队伍和培养基地及教材建设等方面。然而，由于我国的全科医学人才培养尚处于起步阶段，仍存在以下问题：

1. 相关制度和组织机构建设欠完善

自 2000 年以来，卫生部组织制定了一系列关于全科医学教育的文件和标准，为我国的全科医学教育提供了稳固的政策保障，然而，国家的政策仍不完善，许多政策和规范并未细化，具体操作性有待完善。另外，虽然目前已经基本达到卫生部《全科医学培训中心管理办法》中的要求，已逐步建立起以国家级培训中心为龙头，省级培训中心为骨干，临床及社区培训基地为基础的全科医师培训网络，但一系列组织机构其相应的职能、功能均未完善，对全科医生转岗培训、规范化培训的组织、监督和管理工作尚需进一步加强。截至目前，许多高等医学院校也尚未成立相应的全科医学人才培养机构，无专人进行全科医学方向学生的培养方案制订，全科医学课程的管理、授课及全科医学方向的科学研究等工作。

2. 合格的全科医学师资严重缺乏

目前我国的全科医学师资主要有三种类型：由高等医学院校全科医学及相关学科教师组成的理论师资、由医院及社区临床医生组成的临床师资及由社区卫生服务专业人员组成的社区师资 [13]。由于我国近年才开始建立全科医师制度，合格的全科医学师资严重缺乏，其中主要是临床师资和社区师资存在问题：大多数临床师资未接受过全科医学相关知识的培训，缺乏基层实践经验，导致临床带教老师不能用全科医学的思维和方法指导学生；而社区师资虽具有丰富的基层卫生工作经验，但缺乏系统的理论指导及教育教学方法与教学技能的培训 [14]。

3. 全科医学实践基地建设滞后

全科医学实践培训基地主要包括临床基地（在综合医院学习临床技能）和社区基地（在基层医疗机构学习全科医学理念和全科医生工作模式与内容） [15]。目前临床基地和社区基地均存在数量不足、功能不完备的问题：作为临床基地的综合医院专业分科越来越细，科室设置和服务项目的内容与形式均缺乏全科医学特色，临床实习普遍是采用专科化带教模式，未能针对全科医学的学科特点和全科医生实际工作需要开展教学[16]；而其他培养基地，特别是基层医院和社区基地建设滞后，大部分社区卫生服务中心在规模、设施、师资等多方面尚不能满足全科医学的教学需求，基地的整体教学水平、教师教学能力和教学意识等均急需提高。

4.培训大纲、教材建设缺乏全科特色

全科医学人才是立足于满足基层卫生服务需求的实用型人才，应根据国情、省情等实际需要制订教育培训内容。然而，目前我国全科医学教材建设较落后，翻译或编译的教材没有结合我国国情需要，缺少中国特色，而且教材编写者多数不是全科医学领域的专家，这就导致了教材理论与全科医学实际工作结合不够，且过分强调单个学科的系统性、完整性和学术水平，而对知识的实用性和基层针对性重视不足，不能体现出全科医学的理念和特色，一定程度上影响了全科医学教育的效果。

5.全科医学服务团队尚未形成

目前，我国的全科医生培养已逐渐受重视，培养体系正在建立和完善，但是相对全科医生而言，其他全科医学人才如全科护士、全科公共卫生医生、康复医生等人才的缺口更为巨大，全科医学服务团队尚未建立。以护士为例，应充分发挥基层医疗卫生机构"贴近社区、贴近家庭、贴近居民"的优势，以全科护士为主力，开展健康教育与健康促进、慢性病管理、家居护理、院后照顾、社区康复等服务，改变传统门诊服务模式为上门服务、主动服务。然而，目前我国护士数量缺口较大，医生护士比例不合理，2010年全国执业（助理）医师与注册护士比例约为1：0.85，与世界银行推荐的医护比1：2的差距较大，不能满足全科医学服务团队建设的需求。

四、对策及建议

（一）针对政府部门的建议

1.完善体制机制保障

政府和社会的认可与支持是教育的外部环境，也是任何专业教育得以生存和发展的重要保障，新兴的全科医学教育也不例外，因此，全科医学人才的培养不能仅仅停留在一般政策文件的制定和口号上，而应精心营造一个良好的教育支持环境[17]。我国全科医学人才培养发展仍较缓慢，直至2010年止，注册全科医疗专业的从业人员仅占全国执业（助理）医师的5.4%[3]。因此，应尽快落实我国有关接受全科医学规范化培训学员的各项支持政策，培养"下得去、用得上、留得住"的全科医学人才，有效防止人才逆向流动，促进全科医学教育可持续发展。

2.加大政府各部门政策支持和人、财、物的投入

将全科医学人才培养纳入重要工作议程，完善政策与规划，加大全科医学人才培养人、财、物的投入。对全科医学人才培养的教育经费、培训经费要给予一定的财政保障。对于3年全科医生规范化培训人员培训期间的工资待遇问题、职称问题等制定具体的政策细则，对基层全科医学人才的工资、待遇、职称、岗位等政策有一定的倾斜。加大基层卫生人才培养专项经费的投入，制定吸引优秀人才进基层的优惠措施，实行"待遇留人、环境留人、运行机制留人"，稳定基层卫生服务队伍。

3.吸引大学生到基层就业

建议卫生行政主管部门协同劳动人事部门、财政部门等制定相关优惠政策和措施，吸引大学生到基层就业：一是制定合理的薪酬制度和奖惩制度，且适度拉开分配档次，优化激励措施，最大限度地调动大学生的积极性；二是鼓励各级政府采取设立基层医生津贴等方式给予一定工资福利待遇的倾斜，并在住房方面优先考虑；三是到基层工作的医学生，优先解决编制问题；四是加大投入，优化工作环境。

4.单独制定基层卫生人才执业医师资格考试门类及职称评定体系

全科医生的岗位需求与其他临床医生不尽相同，其所需掌握的知识、技能也存在很大的区别。建议根据基层实际卫生工作要求，一是单独制定基层执业医师资格考试大纲，单列考试内容，并单划通过分数线。单独设立基层卫生高级专业技术职称资格评审条件，制定相应的高、中、初农村医务工作者技术职称评聘标准或条例，如适当放低学历、论文等准入门槛，采取以临床实践能力为主要依据，外语及科研不作硬性要求，对基层医务工作者的卫生技术人员单独评审，使他们有机会晋升高级职称；二是对基层医务工作者职称评定实行政策倾斜，增加基层医务工作者职称评聘指标。

5.完善基层卫生人员的继续医学教育制度

政府应设立专项经费用于基层卫生人员继续教育培训或制定培训费用减免政策，从经济上支持基层卫生机构的发展，切实减轻机构负担，缓解基层卫生人员目

前在培训上的经济压力。同时，应明确规定各级各类医疗机构卫生人员每年应接受继续教育培训的类型、时间，同时做好监督保障工作，保证基层卫生技术队伍素质不断提高。

6.过渡期加大全科医生转岗培训力度

应加大全科医生转岗培训的力度，在接受转岗培训任务的高等医学院校成立专门的培训管理机构，接受上级卫生行政部门监管，同时建立"上－下"教学网络，如：卫生厅－高等医学院校（全科医生转岗培训机构）－各级教学基地（全科医学教学基地）。以卫生部转岗培训大纲要求为基础，以当地全科医疗服务需求为导向，以强化基层卫生服务能力为重心，构建全科医生转岗培训教学模块。

7.继续实行农村订单定向医学生的培养

免费医学生培养项目对于缓解欠发达地区基层卫生人才匮乏，促进基层医疗卫生队伍建设，提高基层医疗卫生服务水平，培养居民健康的"守门人"，推动我国新医改的进程具有重大的现实意义。应根据国家对农村订单定向医学生培养目标，以基层全科医生岗位需求为导向，改革现有的临床医学生培养模式，依据国家对基层医疗卫生人才的能力需求，结合农村基层医疗卫生工作全科医生岗位核心能力，制订单独的人才培养方案，改革优化课程体系和实践环节，同时加强学生坚定服务基层的专业思想教育。

（二）针对高等医学院校的建议

1.树立"以人为中心"的全科医学教育理念

全科医学教育是我国医学教育的新领域，培养全科医学人才同样需要一个全新的理念。传统单纯生物医学模式背景下，"以疾病为中心"的理念广泛应用到医学生培养中，其强调各学科的完整性，但未能体现学科的融合和医学的整体观。全科医学人才培养需要体现"以人为中心，维护和促进健康为目标"的全科医学特点，帮助学生树立"以人为中心"的理念，从全科医学整体观的角度，利用所学到的医学、社会学、人际沟通学等学科的知识，综合分析和解决问题。因此，全科医学教育的开展是高校整合内部资源的良好机会，可充分利用各相关院系的丰富资源，进行优势学科互补；同时推动医学教育改革的全面开展，积极进行课程整合的探索，通过教学内容、教学方法的改革，提高学生的核心能力。

2.加强全科医学学科建设

《以全科医生为重点的基层医疗卫生队伍建设规划》中指出：各高等医学院校要高度重视全科医学学科建设，加强科学研究和学科带头人培养。各高等医学院校特别是地方医学院校应充分抓住机遇，结合自身有利条件和实际情况，在临床医学一级学科下增设全科医学二级学科，将全科医学学科建设纳入重点学科建设的整体发展规划，制订全科医学师资培训计划，鼓励临床教师开展全科医学科学研究、承担全科医学教学任务，制定提升学科学术水平的相关政策和激励措施，促进全科医学的快速发展[18]。同时建议在大型综合性教学医院（如医学院校附属医院）建立全科医学科，融医疗、教学、科研为一体，承担全科医疗和基层卫生服务技术指导、全科医生毕业后教育和培训、全科医学教育教学研究等任务[19]。

3.建立一支高素质的全科医学师资队伍

随着全科医师制度的推行，加快建设一支真正由全科医生组成的全科医学师资，这必然是将来的发展方向。应根据全科医学的特点，多种途径开展全科医学师资培训，构建全科医学骨干师资和基地师资培训体系：全科医学骨干师资由学校本部或附属医院的全科医学理论教师、临床师资等组成，骨干师资的主要职责是培训基地师资和开展全科医学科学研究；基地师资由各级各类基地遴选的师资经过规范化培训后组成，基地师资的职责是完成对学生的实践和实习的带教任务。应根据各级各类的师资要求并结合实际情况，开展全科医学师资培训工作：临床师资培训以学习全科医学理念为主，以及如何在医疗实践中加以灵活应用，掌握全科医学带教方法；社区师资以培训教学技能、教学方法，提高带教能力为主[14]。

4.建立完善的全科医学实践培训基地网络并加强教材建设

根据全科医学人才培养方案中实践环节的要求，建立起以三级综合医院为依托，社区卫生服务中心、县级综合医院和有条件的乡镇卫生院为基础，以临床培训基地和基层实训基地为主体的全科医学实践基地网络。应制定各级各类基地标准，经过教学硬件设备、教学人力资源现状及教学制度与管理的实地调研和考察，根据标准和调研结果，可采取政府与学校共建的方式规范化建设全科医学实践教学基地。同时充分发挥学校附属医院的指导作用，加强基层医院、乡镇卫生院、社区卫生服务中心等各级各类实践教学基地的建设，通过建立稳定的教学基地管理体系，加强基地的组织机构、教学条件、师资队伍、管理制度、管理队伍等方面的建设。

同时，需要打破学科的界限，将各学科相关知识整合，对全科医学知识根据基层实用性和针对性进行重新组织，根据全科医学岗位特点，制定各级各类人员全科医学教育培训大纲，编写体现全科医学学科特点、适应全科岗位要求的规范、科学的一系列教材，并加强全科医生公共卫生、心理学、社会学、法学等学科知识的培训[20]。

5.培养医学生基层就业观

尽管在2005年国家就出台了《关于引导和鼓励高校毕业生面向基层就业的意见》，推出了"大学生志愿服务西部计划"、"选聘高校毕业生到村任职工作"、"三支一扶"计划等政策引导大学生到基层就业，但大多数医学毕业生就业仍不会首先选择基层医疗机构。地方性医学院校和部属医学院校在人才培养上应各有侧重，部属医学院校重点培养拔尖创新人才，而地方性医学院校应主动承担起面向基层培养高素质的全科医学人才的重任。因此，学校必须作好舆论宣传、教育工作，宣传国家的政策以及卫生改革的方向，让医学生充分了解国家有关基层就业的方针、政策，强调基层医疗卫生服务的重要性和光荣感、使命感，宣传基层卫生工作的良好前景，逐渐帮助学生转变就业观念，树立基层就业观，引导学生就业重心下移[21]。

6.健全全科团队人才培养体系

全科医生的培养已日益受重视，但是相对于全科医生而言，全科医学团队需要的其他人才，如全科护士、全科公共卫生医生、康复理疗师等也是基层卫生机构急需的人才，因此，在完善全科医生培养模式的同时，也应考虑这些相关全科医学人才的培养方式。要充分发挥全科护士在全科医学团队中的作用，需优化全科护士的知识结构，提高其基本业务水平，并且在实践中探索全科医生和全科护士的合作模式，使全科护士能根据医生医嘱独立地开展全科护理工作，从而改善基层卫生服务的可及性以及服务的质量[22]。此外，除了现有的全科医学团队成员外，还可以将社区卫生服务机构中经过相关资格认证的心理咨询师、健康管理师、公共营养师等纳入全科医学团队中，为社区居民提供更多元化的卫生保健服务。

五、对全科医学人才培养的展望

21世纪的卫生目标，不仅只是不生病，还需维护健康（生理、心理和社会适应能力）；卫生机构的服务对象不仅只是患者，还包括男女老幼所有的人（患者和健康人），服务内容不仅只是治疗，还涵盖预防、治疗、保健、康复、健康教育、心理卫生等与人的一生健康相关的各个方面。建立和发展全科医学教育体系，要依靠政府、卫生行政部门、医疗机构、学校及其他教育机构的共同努力，才能建设一支以全科医生为骨干的高层次基层卫生服务队伍，以缓解基层卫生服务对全科医学人才需求不断增长的现实矛盾。

（一）建立起符合我国国情的全科医学人才培养模式

我国处于社会主义初级阶段，人口基数大，社会生产力水平、科学技术水平、国民文化素质还不够高，这是目前我国的基本国情。面对当前全科医学人才紧缺的形势，从国情出发，采取多渠道、多形式、多层次的培训方式和办学方法，一方面，尽快建立起规范、严格的全科医学人才教育和培训制度，切实培养出能够承担基层卫生服务工作的优秀医学人才；另一方面，应加强基层在职人员的转岗和在岗培训工作，提高全科医生队伍的整体技术水平，以实力赢得人民群众的信任。最终使全科医学教育形成学历教育、毕业后教育和继续教育"三位一体"的教育体系。

（二）推行全科医学团队服务模式

通过进行完善的全科医学人才团队建设和合理的人员配置，在基层卫生服务中心全面实行全科团队服务模式，即由全科医师、社区护士以及预防保健等人员共同组成3~7人的"全科服务团队"，以3 000~10 000名社区居民为服务对象，通过居住地管理形式，以建立家庭健康档案为抓手，逐步引导常见病、多发病和诊断明确的慢性病门诊下沉社区。

（三）整合卫生资源，构建教育研究型医疗体系

教育研究型医疗体系（academic health system，AHS），包含了从基本医疗到三级疑难专科医疗和预防医学的纵向整合，以及从大学内部到大学间国际合作的横向整合网络，综合了研究、教育和服务三大功能，并涵盖从最基本的初级卫生保健到最高端的专科治疗的所有层面。在教育方面，有医学、药学、口腔、公卫、护理人才的培养，还包含了健康相关专长的培养，如检验师、营养师、理疗师，跨本科教育、毕业后教育到继续教育等多个层面。通过教育研究型医疗体系的推行，以学术型医

疗中心为核心，纵向整合从初级卫生保健到高度专科化的各级医疗卫生机构，横向整合各类与卫生服务相关的机构和单位，联成一个完整的网络，为满足人民的健康需求开展科学研究，人才培养，提供高质量的医疗服务[23]。

（四）发展规划

未来 10 年，卫生部颁布的《医药卫生中长期人才发展规划（2011–2020）》为全科医学人才的发展描绘了蓝图：到 2020 年，完成 10 万名社区卫生人员全科医学岗位培训；完成 10 万名全科医师转岗培训；完成 10 万名高等医学院校临床医学专业毕业生全科方向的住院医师规范化培训。要通过多种途径培养 30 万名全科医生，基本实现城乡每万名居民有 2~3 个合格全科医生的目标，逐步解决全科医生数量上的不足。

未来 20 年，构建以住院医师规范化培训为主要模式的全科医生培养模式，通过"5+3"模式的实现，由教育系统和卫生系统共同合作完成全科医学人才的培养，切实提高全科医生的培养质量。

未来 30 年，随着国家经济发展及新农村建设的推进，城乡差距缩小，国家支持全科医生到基层扎根的政策不断落实和完善，实现专科医学和全科医学的协调发展，医学毕业生从事全科医学的比例占到一半以上。同时完善全科医学团队里全科护士、公共卫生医生、康复医生等人才的培养，实现与全科医生的紧密合作，共同完成初级卫生保健任务。

未来 50 年，通过教育研究型医疗体系的完善，将高等医学院校与各级健康相关单位建成系统、连续一体的全科医学教育体系，增进高等学校与附属医院及各级各类卫生机构的合作，实现教育系统与卫生系统的有效衔接，建立起全科医学学历教育、毕业后教育和继续教育"三位一体"的终身教育体系。全科医学人才真正发挥基础医疗保健的"守门人"作用，国家卫生资源投入取得良好的社会健康效益，造福于人民大众和社会和谐。

（初稿时间，2013 年 8 月 6 日；定稿时间，2014 年 7 月 18 日）

参考文献

[1] 祝墡珠. 全科医学概论. 第4版. 北京:人民卫生出版社, 2013:8.

[2] 杜兆辉, 储霄英, 毛秀珍, 等. 国内外全科医学教育现况与展望. 中华全科医学, 2010, 8(7):909-911.

[3] 中华人民共和国卫生部. 2011中国卫生统计年鉴. 北京:中国协和医科大学出版社, 2011.

[4] 杨正莲. 全科医生的中国现实. 中国新闻周刊, 2011, (24):20-21.

[5] 尹文强, 傅华, 严非, 等. 社区卫生服务人力资源配置与素质现状评价. 中国卫生资源, 2005, 8(6):18-20.

[6] 郭清, 王小合, 汪胜, 等. 社区卫生服务资源配置存在的主要问题与对策. 中国卫生事业管理, 2006, (5):317-319.

[7] 左伶俐. 我国城市社区医生向全科医师过渡的策略研究. 华中科技大学硕士研究论文. 2008.

[8] 王红漫. 医学生基层就业意愿调查. 中国医院院长, 2010, (24):56-59, 12.

[9] 潘小炎, 农汉红, 满健平, 等. 广西高等医学院校医学生基层择业思想比较分析及对策. 中国高等医学教育, 2013, (3):11-12.

[10] 杜娟, 郭爱民, 路孝琴, 等. 我国全科医学教育研究现状及展望. 继续医学教育, 2009, 23(3):9-12.

[11] 寿涓, 祝墡珠. 中山医院全科医学毕业后教育及评估的实践与探讨. 中国全科医学, 2008, 11(1A):8-10.

[12] 许铁峰, 王涛, 张勘. 上海市全科医师培训工作的回顾与展望. 中华全科医学, 2011, 9(11):1661-1779.

[13] 卢祖洵. 我国全科医学师资队伍现状分析与建设构想. 全科医学临床与教育, 2011, 9(2):121-122.

[14] 李虹, 张海英, 左延莉, 等. 广西医科大学全科医学教学基地师资培养的思考与建议. 中国高等医学教育, 2012, (8):5-6.

[15] 梁万年. 中国全科医学人才的培养. 中国全科医学, 2008, 11(2A):187-188.

[16] 张学思, 刘其礼, 张少华, 等. 以需求为导向的全科医生转岗培训课程体系的构建思路. 中国全科医学, 2011, 14 (11A):3599-3601.

[17] 顾国煜. 我国全科医师规范化培训的现状和分析. 全科医学临床与教育, 2007, 5(4):317-318.

[18] 崔明辰, 宋国华. 顺应医疗卫生体制改革形势, 大力为农村基层培养输送医疗卫生人才. 中国高等医学教育, 2011, (3):10-11, 16.

[19] 丁红枫. 吉林省全科医学人才培养现状及对策研究. 吉林大学, 硕士研究论文. 2007.

[20] 方鹏骞, 熊昌娥. 我国城市社区卫生人力配置中存在的问题及建议. 中国全科医学, 2010, 13(10A):3145-3146.

[21] 李琦, 马维红. 新形势下引导医学毕业生面向基层就业探析. 华夏医学, 2010, 23(5):566-569.

[22] 周巍. 基层卫生人才队伍的现状、问题与建议. 中国全科医学, 2010, 13(3A):685-688.

[23] 余海. 关于教育研究型卫生系统. 中国循证医学杂志, 2013, 13(5):522-524.

第九篇 | 为公众健康而改革中国公共卫生教育

曾　诚[1]，刘　毅[1]，李晓松[1]，任晓珲[1]，朱彩蓉[1]，

刘玲玲[2]，宛小燕[1]，孟　黎[1]，金必辉[2]，卢　卉[2]，

唐雪峰[2]

（本文作者单位：1.四川大学华西公共卫生学院；2.四川省疾病预防控制中心）

公共卫生是以持久的全人群健康改善为目标的集体行动，属于以保障和促进公众健康为宗旨的公共事业。公共卫生通过国家和社会共同努力，预防和控制疾病与伤残，改善与健康相关的自然和社会环境，提供预防保健与必要的医疗服务，培养公众健康素养，创建人人享有健康的社会。在《世界贸易组织与公共卫生协议案》中，公共卫生分为传染病的控制、食品的安全、烟草的控制、药品和疫苗的可得性、环境卫生、健康教育与促进、食品保障与营养、卫生服务等八大类。公共卫生服务的提供依靠大量的公共卫生人才，合格的公共卫生人才需要公共卫生教育予以培养和输送。本研究主要应用文献资料法，从数据库查找相关文章，从网络上搜寻资料；应用调查法，收集部分公共卫生学院和公共卫生机构相关资料，就特定专题进行会议讨论，重点以公共卫生人才需求的视角，在阐述公共卫生机构人才需求、描述公共卫生教育现状、分析公共卫生教育存在的主要问题和公共卫生面临的挑战的基础上，探讨未来我国公共卫生教育的改革和发展。

一、现状

公共卫生教育是为社会培养有能力担当广泛公共卫生使命的公共卫生高级专门人才的高等教育。多年来，我国公共卫生教育为公共卫生机构培养输送了大量公共

卫生专门人才。随着经济社会的发展，人民对公共卫生服务需求增加，公共卫生机构的职能发生了变化，对公共卫生教育也不断提出新要求。

（一）公共卫生机构的职能

《中共中央国务院关于深化医药卫生体制改革的意见》中指出："全面加强公共卫生服务体系建设。建立健全疾病预防控制、健康教育、妇幼保健、精神卫生、应急救治、采供血、卫生监督和计划生育等专业公共卫生服务网络，完善以基层医疗卫生服务网络为基础的医疗服务体系的公共卫生服务功能，建立分工明确、信息互通、资源共享、协调互动的公共卫生服务体系，提高公共卫生服务和突发公共卫生事件应急处置能力，促进城乡居民逐步享有均等化的基本公共卫生服务。"由此，可将我国公共卫生机构界定为四个层次：一是公共卫生管理机构，包括政府及其卫生行政部门；二是专业公共卫生机构，包括疾病预防控制、健康教育、妇幼保健、精神卫生、应急救治、采供血、卫生监督和计划生育等专业公共卫生机构及研究院所；三是提供基本公共卫生服务和基本医疗服务功能的基层医疗卫生机构，包括乡镇卫生院 / 社区卫生服务中心、村卫生室 / 社区卫生服务站等；四是提供部分公共卫生服务的医疗机构。

现代公共卫生体系应该履行的基本职能有 10 项，其中涉及提供三大类的卫生服务：一是以人群为基础的公共卫生服务；二是个体预防服务；三是具有公共卫生学意义的疾病的个体治疗服务。结合当前疾病预防控制、健康教育、妇幼保健、精神卫生、应急救治、采供血、卫生监督和计划生育等专业公共卫生机构的共性和差异性，可将公共卫生体系的基本职能概括为以下八项：

1.疾病或健康危害事件的预防和控制

对发生的疾病流行或人群健康危害事件，开展流行病学调查，采取预防和控制措施；对可能发生的突发公共卫生事件做好应急准备；对有明确病因或危险因素或具备特异预防手段的疾病实施健康保护措施。

2.突发公共卫生事件应急处置与救治

对突发事件导致的公共卫生问题进行响应，开展流行病学调查，采取预防和控制措施，对突发公共卫生事件波及的疾病开展病例发现、诊断和治疗。

3.疫情报告及健康相关因素监测信息管理

连续地收集、整理与分析、利用、报告与反馈、交流与发布与人群健康相关的信息；建立并定期更新人群健康档案，编撰卫生年鉴。

4.健康危害因素监测、干预、监督与管理

全面执行公共政策、法律、行政法规、部门规章、卫生标准等；依法开展卫生行政许可、资质认定和卫生监督；规范和督察监督执法行为；通过教育和适当的机制，促进依从。

5.实验室检测分析与评价

执行卫生标准，建设公共卫生实验室，发展实验室检测能力；保证卫生服务的质量和安全性。

6.健康教育与健康促进

开发和制作适宜的健康传播材料；设计和实施健康教育活动，发展个体改善健康所需的知识、技能和行为；设计和实施场所健康促进活动，支持个体的健康行动。

7.疾病预防控制技术管理、应用研究指导和实施创新性的公共卫生措施

全面开展基础性和应用性科学研究，研究公共卫生问题的原因和对策，发展创新性的公共卫生措施，支持公共卫生决策和实践；传播和转化研究结果，应用于公共卫生实践；与国内外其他研究机构和高等教育机构保持密切联系，开展合作。此项职能是为公共卫生实践和公共卫生体系的可持续发展提供科学支撑。

8.公共卫生相关政策研究和卫生规划制定，保证卫生服务的可及性、可用性和安全性

发展和适时更新公共卫生相关的政策、法律、行政法规、部门规章、卫生标准等，指导公共卫生实践，支持个体和社区的健康行动，实现健康和公共卫生服务的公平性；发展和适时更新卫生规划，制定适宜的健康目标和可测量的指标，跟踪目标实现进程，实现连续的健康改善；通过多部门合作，实现卫生服务公平性。组织合作伙伴承担部分公共卫生基本职能，并对其进行监督和管理；监督卫生服务的质量和安全性。

上述八项职能的履行又可具体分解为规划、实施、技术支持、评价和质量改善、资源保障等五个关键环节，不同的环节需要由不同的部门或机构来承担。

（二）我国公共卫生人力资源现状

1.公共卫生人力资源总量

截止 2011 年 12 月，我国八大公共卫生机构共有 11 926 个，在职人员总数

640 889 人，其中包括持有"卫生监督员证书"的公务员 1 万人。每万人口拥有公共卫生人员 4.73 人，其中卫生专业技术人员有 498 213 人，占总人数 78%；执业医师有 185 542 人，占卫生技术人员 38%（见表 9–1）。

表 9-1　2011 年全国公共卫生机构与人员数量（人）及结构（%）

机构	机构		在职人员		卫技人员		执业医师		注册护士	
	数量	构成比	数量	构成比	人数	占在职人员比例	人数	占卫技人员比例	人数	占卫技人员比例
疾病预防控制中心	3484	29.21	194593	30.36	145198	74.62	74239	51.13	11945	8.23
专科疾病防治机构	1294	10.85	49223	7.68	37438	76.06	16100	43.00	10225	27.31
健康教育机构	147	1.23	1602	0.25	765	47.75	355	46.41	81	10.59
妇幼保健机构	3036	25.46	261861	40.86	216149	82.54	87069	40.28	82131	38.00
急救中心(站)	270	2.26	12145	1.90	6530	53.77	3142	48.12	2335	35.76
采供血机构	525	4.40	28131	4.39	19400	68.96	3384	17.44	8038	41.43
卫生监督机构	3022	25.34	90110	14.06	70457	78.19	0	0.00	0	0.00
计生服务机构	148	1.24	3224	0.50	2276	70.60	1253	55.05	478	21.00
合计	11926	100.00	640889	100.00	498213	77.74	185542	37.24	115233	23.13

资料来源：《中国卫生统计摘要》。从 2008 年起，在职人员包括返聘本单位半年以上人员，在职人员总计和卫生技术人员包括"卫生监督员证书"的公务员 1 万人。

2. 疾病预防控制中心人力资源总量

考虑到疾病预防控制中心在公共卫生机构中的定位和履行的职能职责，在相当程度上可以反映我国公共卫生人力资源现状，由此，本研究仅对我国疾病预防控制中心人力资源情况进行分析。截止 2011 年底，全国有各级疾病预防控制中心 3484 个，在职人员 194593 人，其中卫生技术人员 145 198 人，占总人数的 75%；执业医师 74 239 人，占卫生专业技术人员的 52%（见表 9–1）。省级疾控中心 11491 人，市级 43 489 人，县级 139613 人（见表 9–2）。

表9-2 2007～2011年全国各级疾控中心人员数（人）

	2007		2008		2009		2010		2011	
	总数	平均数	总数	平均数	总数	平均数	总数	平均数	总数	平均数
省	11 844	382	11 928	385	11 138	359	11 155	360	11 491	370
市	41 065	109	41 787	107	42 920	109	43 210	107	43 489	108
县	144 300	45	143 391	46	142 629	46	141 102	46	139 613	46
合计	197 209	55	197 106	56	196 687	56	195 467	56	194 593	56

注：数据来源于卫生部人才交流服务中心

全国3484个疾病预防控制中心基本平均分布在东、中、西部，分别是1075个、1078个和1331个，平均每机构人数分别为65、61和45人（见表9-3）。

表9-3 2007～2011年全国东、中、西部疾控机构数（所）及疾控机构平均人数（人）

	2007		2008		2009		2010		2011	
地区	机构数	人数	机构数	人数	机构数	人数	机构数	人数	机构数	人数
东部	1084	65	1096	65	1103	65	1092	64	1075	65
中部	1134	59	1091	61	1088	61	1079	61	1078	61
西部	1367	43	1347	44	1345	44	1342	44	1331	45
合计	3585	55	3534	56	3536	56	3513	56	3484	56

注：数据来源于卫生部人才交流服务中心

2005－2011年，全国疾控中心人员数与每万人口拥有人员数情况见表9-4，提示全国疾控中心在职人员、卫生技术人员数量及每万人口拥有的卫生技术人员数呈逐年减少的趋势。

表9-4 2005～2011年全国疾控中心人员数与每万人口拥有人员数（人）

年份	人口数（万人）	在职人员		卫生技术人员	
		人数	万人口拥有数	人数	万人口拥有数
2005	130756	204230	1.56	156628	1.20
2006	131448	200561	1.53	152720	1.16
2007	132129	197209	1.49	148512	1.12
2008	132802	197106	1.48	148519	1.12
2009	133474	196687	1.47	148450	1.11
2010	133972	195467	1.46	147347	1.10
2011	134735	194593	1.44	145198	1.08

注：数据来源于卫生部人才交流服务中心

3. 疾控中心人员构成

2011年全国省、市、县三级疾控中心在职人员数量及卫生技术人员、执业医师所占比例见表9-5。总的看来,三级疾控中心中卫生技术人员占在职人员总数的75%,执业医师占卫生专业技术人员的50%左右。相对而言,省级疾控中心执业医师占卫生专业技术人员的比例略低。

表9-5 2011年各级疾控中心人员数及卫技人员、执业医师所占比例

	在职人员数	卫生技术人员		执业医师	
		人数(人)	占在职人员比例(%)	人数(人)	占技术人员比例(%)
省级	11491	7810	67.97	3662	46.89
市级	43489	32063	73.73	17156	53.51
县级	139613	105325	75.44	53421	50.72
合计	194593	145198	74.62	74239	51.13

(1)年龄结构:全国疾病控制中心在职人员194593人中,25~34岁占25.5%,35~44岁占33.6%,45~54岁占29.4%,55岁以上占9.7%(见表9-6)。

表9-6 2011年全国疾控中心人员年龄结构

年龄	构成比(%)
<25	1.8
25~34	25.5
35~44	33.6
45~54	29.4
55~59	8.4
≥60	1.3

(2)学历结构:全国疾病控制中心在职人员中,研究生学历者占3%,大学本科学历者占23.6%,大专学历者占38.1%,中专学历者占30.6%,高中及以下者占4.6%(见表9-7)。由此可见,我国疾控中心工作人员主体由大专和中专学历者构成(占68.7%),整体学历层次偏低。

表9-7 2011年全国疾控中心人员学历结构

学历类型	构成比(%)
研究生	3.0
大学本科	23.6
大专	38.1
中专	30.6
高中及以下	4.6

（3）专业技术职务结构：全国疾病预防控制中心在职人员中，高级职称者占9%，中级职称者占34.9%，初级职称者占51%，无职称人员占5.1%（见表9-8），也显示疾病预防控制中心队伍质量不高。

表9-8　2011年全国疾控中心人员专业技术职务结构

职称结构	构成比（%）
高级	9.0
中级	34.9
初级	51.0
无职称	5.1

（三）我国公共卫生本科教育教学情况

全国有80多所高校举办公共卫生本科教育，每年大约有6000余人毕业。

1. 公共卫生相关专业设置

我国公共卫生相关专业的设置可分为狭义和广义两种。根据2012年版《普通高等学校本科专业目录》，狭义的公共卫生相关专业可指公共卫生与预防医学类专业和医学技术类中的卫生检验与检疫专业。前者包括预防医学、食品卫生与营养学、妇幼保健医学、卫生监督、健康保险和全球健康学。广义的公共卫生相关专业包括范围较广泛，除了公共卫生与预防医学类外，根据社会发展需要，一些高校设置了医学与其他学科交叉的一些专业或专业方向，例如卫生事业管理、健康保险、社区卫生服务、卫生信息管理、职业病防治、卫生法学、健康教育与媒体传播、卫生法制管理、医学司法鉴定、医药人力资源管理、医院经营管理、医药贸易、医药人力资源管理等，具有一定的地域特征和学校特征。如东部发达地区医学院校公共卫生相关专业的设置更多一些。在各种公共卫生相关专业中，预防医学和卫生检验专业是开设时间较长、开设院校较多的两个专业，也是我国公共卫生专业本科层次人才培养的两个主要专业。公共卫生工作具有很强的社会性、实践性，既要求具有实验室工作能力，又要求具有现场处置能力，故在公共卫生人才培养过程中，实践教学起着重要作用。各高校都建有数量不等的以疾病控制中心等单位为主的实践教学基地，进行包括实验、临床实习、毕业实习、毕业论文、课外学术科技活动、公共卫生相关社会实践活动等。

（1）预防医学专业

1）概况：截至2013年底，全国有84所院校开办预防医学专业，是公共卫生教育的主体专业。学生主要学习基础医学、临床医学、预防医学等学科理论知识，接受医学研究设计、卫生检测技术、疾病控制技术等基本方法训练，具备传染病与职业病控制、环境卫生监测监督、食品卫生监测与监督、预防医学研究、卫生管理等工作的基本能力。学生毕业后主要在公共卫生专业机构、医疗机构、环保部门、进出口检验检疫部门、科研院所、高等学校、国家机关管理部门以及大型企业等从事相关工作。教育部统一规定预防医学专业学制为5年，达到学业要求后，均授予医学学士学位。遵照学生个性化培养原则，部分院校实行了5～7年的弹性学习制度。

2）总体培养目标及业务培养要求：教育部《普通高等学校本科专业目录（2012版）》将预防医学本科专业总体培养目标确定为：培养适应我国医药卫生事业发展，具有良好职业道德、创新精神、实践能力和学习能力，掌握基础医学、临床医学和预防医学的基础理论、基本知识和技能，能够胜任疾病预防控制、疾病防治、健康促进等公共卫生相关领域的工作，从事公共卫生实践、预防与控制疾病的流行、保障公共卫生安全，促进人群健康的专业人才。各高校以此为指导，制订了本校的总体培养目标（见表9-9），都强调预防医学基本知识和基本技能的培养，但在培养目标定位上略有不同，有些院校定位于培养专门高级公共卫生人才，有些院校定位培养宽口径公共卫生人才。

《普通高等学校本科专业目录（2012版）》规定预防医学本科专业的业务培养要求是：主要学习基础医学、临床医学、预防医学的基本理论、基本知识，接受疾病控制和健康相关行为干预等方面的技术训练，具有开展疾病预防控制、实施卫生监督检测、改进环境卫生、开展卫生保健和健康教育等工作的能力。主要包括：掌握基础医学基本理论、基本知识和基本技能；掌握临床医学的基本理论、基本知识，熟悉常见病、多发病的防治技术，具有从事群体和个体预防保健及卫生防病工作的能力；掌握预防医学的基本理论、基本知识，具备开展疾病控制的基本能力；掌握开展人群流行病学病因调查、疾病监测、疾病筛查的基本技能；了解卫生管理的基本原理及我国与卫生相关的法律法规；具备与公众、媒体及其他人员进行关于健康相关信息的有效沟通的基本技能；掌握文献检索、资料查询、计算机应用及统计分析的基本方法，具有一定的从事科学研究和实际工作能力；掌握一门外语，能够较熟练地阅读本专业的外文文献；了解预防医学领域的现状和发展动向，具有一定的学术鉴别力；具备良好的心里素质，具有一定的自主学习和终身学习的能力。各高校以此

表 9-9 我国部分高校预防医学本科专业总体培养目标

	总体培养目标
北京大学	具备预防医学基本理论知识、卫生检测技术，能在卫生防疫、环境卫生或食品卫生监测等机构从事预防医学工作的医学高级专门人才
武汉大学	知识面宽，基础扎实，素质高，能力强的适应我国社会主义市场经济建设实际需要的德、智、体、美全面发展的，具有从事预防医学和卫生管理工作必需的理论知识和实际技能，富有创造、创新、创业精神和实践能力的高级复合型人才
上海交通大学	具有良好的政治素质和道德修养，扎实的基础医学、临床医学、预防医学的基本理论、基础知识，掌握必要的基本技能、方法和相关知识，有一定发展潜力的、具有创新精神和实践能力的，能从事疾病预防与控制、卫生监督、社区卫生服务以及预防医学科研、教学工作的复合型公共卫生人才
天津医科大学	具备预防医学基本理论知识和卫生检测技术，能在卫生防疫、环境卫生、劳动卫生、职业病或食品卫生监测等机构从事预防医学工作的医学高级专门人才
四川大学	适应我国社会主义现代化建设需要，德、智、体、美全面发展，掌握现代基础医学、临床医学、预防医学的基本理论和技能、能获得国家预防医学执业医师资格的高级专门人才
东南大学	在公共卫生、卫生法制与监督领域内具有扎实的基础理论知识和基本技能以及创新能力的高层次、高素质人才，能在研究机构、各级疾病预防控制机构、卫生监督机构以及相关的企事业单位从事科学研究、技术研发、教学及管理等工作
苏州大学	具有系统的预防医学基本理论、基本知识和基本技能，有一定实践能力、创新能力和发展潜力的应用型预防医学专门人才
吉林大学	适应我国现代化建设和医药卫生事业发展需要，德、智、体、美全面发展的，掌握公共卫生与预防医学基础理论、基本知识和基本技能，具有创新精神和实践能力的高素质公共卫生专门人才。学生毕业后可在医疗、卫生、环保、进出口检验检疫、科研院所、高等学校、国家机关管理部门以及大型企业从事疾病预防与控制、卫生监督监测、人群合理营养指导、卫生检验检疫、环境监测和临床检验以及相关的教学、科学研究和管理等工作
大连医科大学	能够从事公共卫生预防医学实际工作和科研工作的高级卫生人才
中国医科大学	具备一定的策划管理、组织才能和解决实际问题能力，基本掌握正确应对公共卫生突发事件的策略与方法，在知识、能力和素质方面初步达到公共卫生医师的基本要求，为进入毕业后实践和专科教育与实践奠定基础。
河北医科大学	从事卫生防疫、环境卫生或食品卫生监测等预防医学工作以及从事预防医学教育和科学研究的宽口径预防医学专门人才
浙江大学	具有较扎实的医学基础和专业基础，具备公共卫生与预防医学基本理论知识，熟悉社区卫生服务和监督管理，掌握基本的科研方法和技能，在疾病控制、卫生监督、卫生事业管理、全科医学、康复医学、医学营养等方面有一定工作能力，能在公共卫生有关学校、机构从事卫生防疫、保健、卫生监督工作和预防医学教学、科研工作的高层次公共卫生人才
郑州大学	掌握预防医学各学科/专业的基本理论，基本知识及基本技能。能够分析疾病的病因、影响人群健康的各种因素和疾病的流行规律；制定疾病预防和控制的策略和措施；能够对环境（劳动、生活及学习环境）和食品进行卫生学监测和监督；能够初步制订预防医学科学研究的设计、实施、分析、评价及进行干预的计划，获得科研能力的基础训练
泸州医学院	主要学习基础医学、预防医学的基本理论知识，受到卫生检测技术、疾病控制的基本训练，具有卫生防疫、控制传染病与职业病、改进人群环境卫生条件、实施食品卫生监督等工作的基本能力

为指导，结合本校所制订的培养目标，制定了本校预防医学专业人才培养的具体要求。

3）课程及学时学分：预防医学本科课程可大致分为公共类课程、专业基础类课程、专业类课程和实践类课程。为适应学分制教学模式的改革需要，各高校分别在不同类别课程中安排必修课程和选修课程。据统计，各高校培养计划中，各类课程学分占总学分比例大概为：公共必修课学分占总学分比值为 20%～35%，专业基础课学分占总学分比值为 20%～48%，专业类课程占总学分比值为 21%～43%，实践类课程占总学分比值为 9%～24%。各高校预防医学专业本科培养计划总学分大多介于 175～210 学分之间，每学分对应学时 16～18 学时。

目前大部分高校以基础医学、临床医学、预防医学为主干学科，也有个别院校以基础医学、预防医学作为预防医学专业主干学科。公共卫生与临床医学专业有着紧密的联系，对各种传染病、慢性病的认识和预防等都要求公共卫生医师需要具备基本的临床医学专业知识。预防医学专业学生学习临床医学知识，掌握临床医学的基础知识、基本理论和基本技能，掌握常见疾病的发病原因和发病机制，熟悉常见病、多发病的防治技术，能够为从事公共卫生专业相关工作奠定必要的基础。

从各高校预防医学专业人才培养计划总体情况看，不同高校在课程设置及各类课程学时学分的分配上存在较大差异。在预防医学专业课程中，预防医学核心课程涵盖在内，通常包括流行病学、卫生统计学、健康教育学、职业卫生学、环境卫生学、营养与食品卫生学、卫生事业管理、卫生毒理学基础、儿童少年卫生学和妇女保健学。

（2）卫生检验专业

1）概况：有 60 余所高校举办卫生检验专业或者预防医学专业（卫生检验方向）。2012 年教育部再次调整本科专业目录，将卫生检验专业调整至医学技术类，并更名为卫生检验与检疫专业。卫生检验专业学制为 4 年，毕业后授予理学学士。各校根据自己实际情况实行 4～5 年的弹性学习年限。由于教育部对卫生检验专业进行过多次调整，多年来，该专业在专业类别、学制、授予学位等方面各高校之间存在差异。为了提升卫生检验与检疫专业本科人才培养质量，应依照教育部统一规定规范卫生检验与检疫专业人才培养。

2）培养目标和业务培养要求：《普通高等学校本科专业目录》规定，卫生检验本科专业培养具备预防医学、卫生检验检疫学基础理论知识和实际工作能力，能在疾病预防控制、食品检验、职业卫生检验、环境监测、商检、质检等检验检疫机构及相关高等院校和研究单位从事理化、微生物、免疫学检验或教学、科研等工作的复合型高级专门人才。我国部分高校卫生检验专业（专业方向）人才总体培养目标如表9-10所示：

表9-10　部分高校卫生检验专业（方向）本科总体培养目标

学校	总体培养目标
四川大学	适应我国社会主义现代化建设需要，德、智、体、美全面发展，具有预防医学、卫生检验学基础理论知识和实际工作能力的卫生检验高级专门人才
华中科技大学	具有检验检疫专长的素质良好的初级公共卫生医师
南华大学	适应我国社会主义现代化建设需要，德、智、体、美全面发展，具有预防医学、卫生检验学基础理论知识和实际工作能力的卫生检验高级专门人才
重庆医科大学	适应我国社会主义现代化建设需要，德、智、体、美全面发展，具有预防医学、卫生检验学基础理论知识和实际工作能力的卫生检验高级专门人才
包头医学院	适应21世纪我国社会主义现代化建设需要的德、智、体、美全面发展的，具有较高文化素质和创新精神，具有专业理论知识和操作技能，能在疾病预防与控制、卫生监督等机构从事卫生检验与检疫工作的高级卫生检验人才
河北大学	适应我国社会主义现代化建设实际需要的德、智、体、美全面发展，具有正确的世界观、人生观和价值观；具有预防医学、卫生理化检验及生物学检验等方面的基本知识和操作技能，可在疾病控制中心、卫生检验中心、环境卫生监测部门、食品卫生监测机构、检验检疫机构、质量监督所、医院检验科以及化妆品行业等，从事卫生检验技术工作
济宁医科大学	德、智、体、美全面发展，具有系统的卫生检验基本理论、基本知识和基本技能，有一定实践能力、创新能力和发展潜力的应用型卫生检验专门人才

注：来自各校官方网站

该专业学生主要学习分析化学、卫生微生物和检验检疫的基本理论和基础知识，接受卫生理化检验、卫生微生物检验和检验检疫的基本训练；掌握化学分析、仪器分析、卫生微生物、病原生物学、免疫学以及分子生物学的基本理论和实验技术。应获得以下几方面的知识和能力：掌握预防医学、卫生检验检疫的基本理论和知识；掌握对人群相关环境（包括食品）进行卫生检验的基本能力；掌握分析化学、分子生物学、免疫学、病原生物学诊断的基本理论和技术，熟悉常用现代进口仪器的基本结构、性能和应用；掌握对进出口相关商品质量进行检验检疫的基本能力；熟悉国家卫生工作方针、政策、法规和卫生标准；掌握文献检索、资料调查的基本方法；具有数理统计及计算机应用的基本能力；掌握一门外语，具有听、说、读、写能力，能较熟练地阅读本专业外语书刊。

3）教学计划：卫生检验专业在很长时间内存在四年和五年两种学制、三种培养模式，即：①独立的卫生检验专业培养模式，分为四年制和五年制。②预防医学专业卫生检验方向（五年制）：在预防医学专业中实行前期趋同、后期分流。③（医学）检验专业：临床检验与卫生检验合为一体，由于这两个专业的基础课、专业基础课大多相同，培养时兼顾两者的特点，采用宽口径培养方式。这三种办学模式在专业类别等方面均存在差异，所开设的课程各不相同，其中专业基础课差别最大。

该专业主干学科为预防医学和卫生检验检疫技术。核心课程包括分析化学、仪器分析、卫生微生物、病原生物学、食品理化检验、空气理化检验、水质理化检验、生物材料检验、病毒学检验、免疫学检验、临床检验、细菌学检验、检验检疫。主要专业实验包括食品和生物材料检验、空气和水质理化检验、卫生微生物学检验、病原微生物学检验、免疫学检验和临床检验。

2.我国公共卫生教育与美国的简要比较

我国公共卫生教育主要实行的是四段式本科教育，即高中毕业进入大学就读公共卫生专业，第一段主要进行大学公共基础课程教育，第二段主要进行基础医学课程教育，第三段主要进行临床医学教育，第四段进行公共卫生专业教育。美国是开展正规、系统的院校公共卫生教育最早的国家，历史悠久，其公共卫生教育偏向于培养高级应用型人才，以二年制的公共卫生专业硕士（MPH）教育为主体。美国有38所公共卫生学院和68个公共卫生硕士教育项目，均以培养学生的实践能力为导向，都明确详细提出了培养的人才类型，或人才所应具备的能力，抑或人才所能承担的工作领域。各校培养目标有一定差异。表明美国举办公共卫生教育的学校具有很强的自主性和多样性的特点（见表9-11）。

表9-11　美国部分大学公共卫生专业硕士（MPH）培养目标

学校	培养目标/要求	培养目标的具体内容
约翰·霍普金斯大学	总体培养目标	培养学生以人群的视角处理应对当前的公共卫生问题 对学生跨学科素质的培养
哈佛大学	总体培养目标	培养公共卫生人才的领导能力 适应多样化的背景 使毕业生达到如下能力：①掌握人群中健康影响因素的分布；②能够对卫生服务管理做出积极贡献；③分析危险因素并为获取更健康的生活与工作环境设计合理的措施制定改变行为与社会结构来促进健康的措施；④使学生在与同学、老师和公共卫生专业人员的交流互动中达到如上的能力
南加州大学	业务培养要求（流行病学）	使学生能够在工作中熟练使用流行病学方法
密歇根大学	业务培养要求（流行病学）	培养学生在地方、州、国家及国际层面的流行病学岗位、学院和工业产业中发挥广泛的作用

注：来自各大学公共卫生学院网站

其课程结构是以流行病学、生物统计学、环境卫生学、卫生政策与管理、社会与行为科学五大核心课程为基础，辅以专业必修课（如选择以人群来划分的母婴健康、人口老龄化和青少年卫生或者五大核心课程之一），以及专业或跨专业选修课。美国公共卫生专业课程结构包括：核心课程15学分，占总学分数的35.71%；必修和选修课程15学分，占35.71%；实践和科研课程12学分，占28.57%。学生需要在1.5～2年中修满42个学分。我国5年制预防医学专业设置的公共卫生课程情况与美国一致。

3.公共卫生相关专业招生就业及相关政策情况

（1）公共卫生相关专业招生规模稳步扩大：2005-2009年这5年间，公共卫生预防医学专业及相关专业本科和专科招生数及占医学类专业招生比例如表9-12。

表9-12　2005-2009年预防医学及相关专业本专科招生数及占医学类专业招生比例

年份	2005		2006		2007		2008		2009	
------	数量（人）	比例（%）	数量（人）	比例（%）	数量（人）	比例（%）	数量（人）	比例（%）	数量（人）	比例（%）
预防医学	5 873	1.8	7 135	1.9	6 770	1.9	8 228	2.1	7 966	1.8
卫生管理	1 203	0.4	1 469	0.4	1 629	0.5	1 739	0.4	1 445	0.3

可见，公共卫生预防医学专业及相关专业招生在医学类专业中所占比例较小。1990年以来医学院校各专业招生人数不断增加，专业招生构成不断发生变化，但预防医学专业本科招生比例变化不大。2000年全国预防医学本科约招生2675人，2010年招生6565人（本科招生219 549），10年间大约增加2.5倍（见表9-13）。此外，卫生检验专业（方向）每年大约招生1000余名。由于卫生检验专业人才需求量大，一些学校扩大了这一专业的招生规模。总体上，在绝对数量上，公共卫生相关专业招生规模有所增加，但与临床医学专业招生增长比例相比，增长的幅度仍然较小。

表9-13　2000-2010年预防医学与临床医学专业招生规模数比较（人）

年份	临床医学专业	预防医学专业
2000	89 468	2 675
2002	105 815	3 164
2005	147 726	4 417
2006	155 242	4 641
2008	175 221	5 239
2009	202 892	6 066
2010	219 549	6 564

（2）专业的社会影响力小，第一志愿报考公共卫生专业的学生比例低：如果说招生规模很大程度上受社会需求和教育行政部门招生政策的影响，那么学生报考志愿一定程度上反映了专业的社会影响力和学生对专业的兴趣，也影响其今后学习的积极性和从业的方向。公共卫生相关专业学生的志愿分布可见该类专业处于非常尴尬的境地。以某重点大学公共卫生学院2008-2012年招生报考志愿为例，第一志愿填报公共卫生相关专业的不到1/3，2012年仅为21.5%。即使报考了公共卫生专业，也有13%学生因为考分不理想上不了临床医学专业才选择公共卫生专业。另外，还有近1/3学生连医学类专业都没报。即使是预防医学专业，也仅有在2008年达到最高比例43.3%，2012年降至21.8%（见表9-14）。可见，学生及家长对公共卫生类专业的认同度不高。过去30年间，由于社会人口、经济水平、教育政策等变化，公共卫生相关专业的学生特征发生着一些变化，如性别构成，女生的比例大大增加。

（3）高考录取分数在医学类专业居中等水平：据全国各地医学院的收分情况调查，不同地域及不同层次的学校在医学类专业均呈现较为一致的专业收分趋势，即临床、口腔等热门专业始终位居收分排名的前列，而预防医学、卫生检验、公共事业管理等专业处于中下水平。表9-15～表9-17为中国东、中、西部地区三所大学近年来医学相关专业录取分数排序，结果提示各地区预防医学专业排名情况相似，均处于中等水平；卫生检验专业、公共事业管理专业录取分数低于预防医学专业；公共事业管理专业在医学相关专业中录取分数最低。尽管预防医学专业情况稍好，但仍然不容乐观。一定程度上反映了当前社会和医学教育依旧存在重临床、重热门、轻预防的现象。高考收分情况也在一定程度上反映了优秀学生的流向，最优秀的学生不报考，相当比例的考生被迫来到此专业，从而在一定程度上削弱了整体优秀公共卫生人才培养的基础。这无疑会对公共卫生教育乃至公共卫生事业的发展造成影响。

（4）学生的择业意向

1）愿意从事公共卫生相关工作是学生首选，但并不再占优势：尽管在入学时公共卫生相关专业并非大多数学生的兴趣所在，但经过大学教育特别是专业素质教育后，愿意从事公共卫生相关工作还是毕业生的首选。不同研究显示，40%～60%的学生愿意到疾控中心或卫生监督部门工作（见表9-18）。其他择业方向有自主创业、医院、企业、海关、出国等。但需注意的是，数据来源的三个报告年代不

表 9-14　2008~2012 年中国西部某 "985" 高校公共卫生学院各专业录取学生志愿填报人数及构成比

专业	人数及构成比（%）		2008	2009	2010	2011	2012	合计
预防医学	人数		90	88	90	90	147	505
	构成比	第一志愿	43.33	42.05	30	22.22	21.77	30.69
		第二至六志愿	50	50	60	60	61.9	57.03
		调剂	6.67	7.95	10	17.78	16.33	12.28
卫生检验	人数		47	58	51	43	81	280
	构成比	第一志愿	38.3	34.48	29.41	39.53	20.99	31.07
		第二至六志愿	51.06	37.93	50.98	32.56	41.98	42.86
		调剂	10.64	27.59	19.61	27.91	37.04	26.07
公共事业管理	人数		57	53	48	65	—	223
	构成比	第一志愿	10.53	9.43	8.33	10.77	—	9.87
		第二至六志愿	36.84	37.74	45.83	26.15	—	35.87
		调剂	52.63	52.83	45.83	63.08	—	54.26
医药企业管理	人数		35	35	33	31	—	134
	构成比	第一志愿	25.71	40	21.21	25.81	—	28.36
		第二至六志愿	42.86	31.43	57.58	51.61	—	45.52
		调剂	31.43	28.57	21.21	22.58	—	26.12
专业合计	人数		229	234	222	229	228	1142
	构成比	第一志愿	31.44	32.48	23.87	22.71	21.49	26.44
		第二至六志愿	45.85	41.45	54.5	44.1	54.82	48.07
		调剂	22.71	26.07	21.62	33.19	23.68	25.48

表 9-15 2008-2011 年中部某医科大学医学相关专业录取分数（由高到低排序）

	2008	2009	2010	2011
基础医学	1	1	1	1
临床医学	2	2	2	2
口腔医学	3	3	3	3
预防医学	5	4	4	5
药学	4	5	6	4
护理学	6	6	7	6
公共事业管理	7	7	5	7

表 9-16 2006-2011 年东部某大学医学类专业录取分数（由高到低排序）

	2006	2007	2008	2009	2010	2011
临床医学	1	1	1	1	1	1
口腔医学	3	2	2	1	2	3
药学	2	4	3	3	3	2
预防医学	4	3	4	4	5	4
护理	5	5	5	5	4	5

表 9-17 2005-2011 年西部某"985"高校医学类专业录取分数排名

	2005	2006	2007	2008	2009	2010	2011
口腔医学	1	1	1	1	2	1	1
临床医学	2	2	2	2	1	2	2
医学检验	3	4	4	3	3	3	3
基础医学	4	3	3	4	4	4	5
药学	5	5	5	7	5	5	6
医学技术	6	10	8	10	7	8	7
预防医学	7	6	6	5	6	6	4
护理	8	9	9	11	10	9	10
卫生检验	9	8	10	8	8	7	9
法医	10	7	7	6	9	10	8
公共事业管理	11	11	11	9	11	11	11

表 9-18 3 所大学公共卫生相关专业学生就业意向调查（%）

	上海交通大学	广东药学院	四川大学
认为就业形势很严峻	13.0	53.8	21.0
想直接就业	40.0	–	54.1
选择到疾控或卫生监督部门工作	50.0	60.0	39.8

同，越早期的学生选择疾控中心或卫生监督部门工作的比例越高。四川大学对将于2013年毕业的学生调查显示，有高达27.1%的学生选择到非专门的公共卫生机构的公司工作。

2）基层卫生机构和小城市没有吸引力：在大城市高等院校学习生活多年，加上很多学生来自城市，对自身的期望较高，很少有人愿意去基层卫生机构工作。郑锦焕对福建省医学院校毕业生到乡镇卫生院的工作意向及影响因素分析研究显示，与中医专业和护理专业的学生相比，西医专业和预防专业的学生不愿意去乡镇卫生院工作。四川大学调查显示仅有0.6%的学生想到社区卫生服务机构工作，2.2%的学生想到三线城市或县工作。令人欣慰的是，作为西部地区毕业的学生，有42.5%愿意在西部地区工作。

3）其他择业意向特征：收入和自身发展是择业最主要的标准。如①收入与福利待遇高，希望单位前景好。此外，女生较男生更看重工作的稳定性；②择业途径多样化。因特网、人才招聘会、家庭亲朋关系都是择业信息来源；③推迟就业率较高。如上海交通大学对2007级学生的调查显示，约40%的学生选择直接就业，37%的学生报考研究生。四川大学对2008级学生的调查显示，53.3%的学生选择直接就业，36.5%的想继续攻读公共卫生研究生。这些研究报告的学校主要是一本院校。④对就业形势的估计具有较大差异。如广东药学院预防医学2007届预防医学本科毕业生53.8%的学生认为求职很困难；而上海交通大学调查只有13%的认为很困难。

（5）公共卫生相关专业学生实际就业情况

1）一次就业率相对为稳定，不同专业有所差异：一次就业率（初次就业率）是指在7月10日以前各高校毕业生的就业比例。以下几种情况均视为一次性就业：有生源地毕业生就业主管部门或具体用人单位接收函的，已提出书面申请要求自主创业并经学校同意的，已有相关证明要求出国学习或工作的，派回原定向、委托地区或单位的以及考取研究生的毕业生。以四川大学为例，2008–2012年预防医学一次性就业率在90%左右，卫生检验在85%左右，卫生事业管理和医药企业管理专业方向略有波动。

2）就业去向呈现多元化趋向：虽然就业方向仍主要集中在一些如卫生局、卫生监督所、出入境检验检疫局、疾病预防控制机构、学校、研究所等事业单位，但近年来就业行业有所拓宽，例如综合医院、专科医院、妇幼保健院、药检所等医疗卫生机构,报社、专业性杂志社等机构也成为学生更多的就业选择,选择去大型企业、公司（包括医药公司、医疗用品公司、制药厂、生物制品公司）等与医疗卫生相关的单位以及与医疗卫生无关的企事业单位的学生也在近年有所增加。民营医院等非公有制医疗机构、一些社会团体（如性病艾滋病协会等）也有学生选择。本科毕业生的就业去向呈现多元化的态势。

3）考研人数虽有波动,但呈上升趋势:2012年据麦可思统计,考研排行前20名的专业中,预防医学专业考研排在第16位。近年来,随着医学专业本科毕业生数量的增加,医疗卫生单位特别是发达地区或省会城市对本科生的人才需求日益饱和,转而增加了对高质量、高学历人才的需求。与此同时,由于对自身的职业预期较高,一些公共卫生专业人才极度缺乏的基层卫生医疗服务机构,本科毕业生就业又不愿选择去这些地域相对偏远或经济还相对落后的基层卫生医疗服务机构,这些均促使更多的本科生选择加入考研大军。

二、问题与挑战

（一）公共卫生人才队伍存在的主要问题

综合国内调查结果显示,近年来,全国省、市、县各级疾控中心人员队伍建设取得了一定的成效,机构平均人员数维持稳定,各级疾控机构中卫生技术人员的学历水平有所提高,中高级职称技术人员所占比例不断增加,疾控机构的队伍素质得到了一定程度改善。但是,各级疾控机构人力资源配置不均衡,队伍素质仍然不高,特别是学历层次偏低,不适应公共卫生事业乃至整个卫生事业发展的需要。

1.卫生技术人员所占比例偏小,人员分布不均衡

省、市、县各级疾控中心的人员分布不均衡,县级疾控中心专业技术人员所占比例有所下降,省级疾控中心中卫生技术人员占总人数比例虽有小幅上升,但至2011年仍为67.96%,与卫生部《关于疾病预防控制机构管理的若干规定（征求意见稿）》中要求专业技术岗位的比例不得低于85%仍有差距。东、中、西部地区人员数量存在较大差距,西部地区疾控中心每机构平均人员数持续低于东、中部地区。

2.卫生技术人员数量减少、质量不高

省、市、县各级疾控中心的卫生技术人员的状况不够理想。2005年至2011年

全国每万人口疾控人员数从 1.56 人减少到 1.44 人，每万人口卫生技术人员数从 1.20 人减少到 1.08 人，卫生技术人员的数量呈现出不增反降的现象。从人员结构上看，整体队伍学历结构偏低，大学及以上只占 26.6%。此外，有调查显示卫生技术人员中，中青年专业人员所占比例有所减少。这反映出近年来各级疾控中心卫生技术人员存在一定程度流失的现象，尤其是年轻技术人员的流失。卫生技术人员是疾控体系能力的核心要素，也是疾控机构人员队伍建设的核心内容。卫生技术人员的不足将直接影响到疾控工作的水平，年轻专业人员的流失也将对疾控事业的可持续良性发展带来不利影响。

3. 公共卫生机构岗位人才胜任能力需求对公共卫生人才培养提出了挑战

1973 年，美国哈佛大学教授戴维·麦克利兰提出了胜任能力的概念，即胜任能力是指特质、动机、自我形象、社会角色、态度、价值观、知识、技能等能够测量并可以将某一工作中业绩优秀者与业绩平平者区分开来的个体特征。个体特征分为八个层次：一是知识，指个人在某一特定领域拥有的信息；二是技能，指个人掌握和运用专门技术的能力；三是社会角色，指个人对社会规范的认知与理解；四是自我形象，指个体对自己身份的评价和认知；五是特质，指个人的个性、生理特征对情景或信息的一贯性反应；六是动机，指个体行为的内在动力，其中，知识和技能是可见的、相对表面的人的外显特征，动机和特质是更隐藏的、位于人格结构的更深层，社会角色和自我形象位于二者之间，表面的知识和技能相对容易改变，可以通过培训实现其发展；七是社会角色和自我形象（如态度、价值观和自信）也可通过培训实现改变，但这种培训比对知识和技能的培训更困难；八是核心的动机和特质，处于人格结构的最深处，难以对它进行培训和发展。

麦克利兰认为，知识和技能是基准性特征，是对胜任者基础素质的要求，但它不能把业绩优秀者与业绩平平者准确区别开来；其余的可以统称为鉴别性特征，是区分业绩优秀者与业绩平平者的关键因素。良好的胜任能力模型能够从本质上反映出人的核心能力，对于人才选拔、测评和培养使用有着重要的指导作用。综合国内各类有关胜任能力模型的文献资料，结合公共卫生机构职责要求，以疾控机构为例来说明各岗位人才胜任能力特征。

（1）疾控人力资源的基本需求：2004 年，依据功能定位，国家重新界定了疾病预防控制中心应当承担的公共职能和具体工作项目，共包括7大职能、25项类别、78内容和255项目，工作内容比过去卫生防疫站时期几乎翻了一倍。随着我国疾控体系建设的各项举措大力推进，疾控工作的定位与职能不断清晰，疾控事业的专业化程度不断提高，对高层次复合型人才（包括通晓专业技术、熟练掌握外语、具有一定的卫生管理能力）、专业技术人才（包括流行病学调查、实验检验、科研、疾病预防与控制等方面）的需求急剧加大。

从人力资源总量分析来看，疾控中心需要大量专业技术人员，尤其是西部地区。从年龄结构、学历结构、专业结构和职称结构来看，疾病中心需要大量大专以上学历、具有公共卫生执业医师资格、中级以上职称人员，并需要不断提升人才队伍素质。培养高学历、高素质的公共卫生人才充实进入疾控队伍，对疾控中心在职人员进行学历教育和继续教育是队伍建设的主要举措。

（2）疾控高层管理人员胜任能力需求：疾控高层管理人员胜任能力职责主要有五个方面：①贯彻执行卫生工作方针、政策和国家法律法规，负责疾控中心的业务、行政、人事、财务、后勤工作；②在卫生行政部门的领导下，在上级业务部门的指导下，组织制定单位发展规划和工作计划；③部署协调、督促检查单位各项工作任务，建立良好运行机制以保障各项工作任务顺利完成，各种问题得以解决；④组织制订和实施本单位的质量方针和质量目标，批准、颁发质量手册和程序文件，促进中心的质量管理体系的实施、保持和持续改进；⑤加强外部交流，为单位发展营造良好氛围。其能力特征为：成就取向、决策能力、问题解决能力、人际洞察力、工作激情、质量与秩序意识、服务意识、影响力、沟通交流、激励下属、诚信正直、前瞻性思维、社会责任感、自信、知人善任。

（3）中层管理人员胜任能力需求：疾控中层管理人员胜任能力职责是：①在领导班子带领下，负责本部门的业务和行政管理工作；②制订本部门业务工作计划，组织实施，督促检查，按期总结汇报；③执行各项规章制度，依法开展各项业务工作，确保工作质量，提高业务水平；④负责本部门日常管理、布置工作、组织人员业绩考核。其能力特征为：政策推广能力、决策判断能力、组织执行能力、沟通协调能力、团队管理与领导能力、服务能力、自我超越能力、学习能力、人才培养能力。

（4）专业技术人员胜任能力需求：疾控专业技术人员胜任能力主要包括3个方面：①服从组织安排，贯彻落实各项工作计划，依法开展业务工作；②认真完成各项工作指标，确保工作质量；③加强学习，不断提高自身业务水平和工作能力。其能力特征为：执行能力、学习能力、计划能力、合作沟通能力、科研能力、社会洞察力、创新能力、团队能力、求真求实。

（5）健康教育工作人员胜任能力需求：健康教育工作人员的主要职责是：①服从组织安排，贯彻落实各项工作计划，依法开展健康教育工作；②认真完成各项工作指标，确保工作质量；③加强学习，不断提高自身综合素质和工作能力。其能力特征：人际沟通能力、演讲能力、组织小组讨论能力、信息收集能力、培训能力、影响力、诚信正直、社会责任感、专注、尊重、耐心、乐观、自信。

三、公共卫生教育存在的主要问题

（一）专业开设及培养要求存在的主要问题

1.专业开设较为随意

尽管教育部在《普通高等学校本科专业目录》明确了公共卫生专业的设置，但实际上各院校专业设置名称和范围远超过了《目录》要求。由于公共卫生内涵和外延都极为广泛，随着经济社会的发展，社会需求也在不断发生着变化，新型专业、交叉专业的出现不可避免。但本科层次的专业过多、过细、过专，可能出现一些问题，如学生在选择专业时很茫然，毕业时找不到相对应的单位，或需求很少。因此，对现有各级各类学校的公共卫生学相关专业的设置应进行评估，办好社会真正需求的专业。

2.各校专业培养目标和培养要求雷同，缺乏特色

对比分析各高校预防医学、卫生检验本科专业培养目标和培养要求发现，各高校本科专业培养目标和培养要求主要存在两个问题。第一，各高校人才培养目标、培养要求相似，缺乏各自院校的特色，院校层次区别不太明确，未能较好地体现学校办学定位，从而致培养的人才不符合不同区域对公共卫生专业人才需求的差异，尤其是不同地区、部门的专业要求。第二，未能强调职业素质教育。由公共卫生专业和实际工作所决定，公共卫生专业人才更需要人文社会科学素养。在公共卫生事业快速变化发展的新形势下，预防医学专业培养目标开始从知识型人才的培养向知识、能力、素质型人才转变。因此应注重预防医学专业学生人文知识、人文素养、

人文精神和人文境界的培养，帮助其树立健全的人格、独立的个性、健康的心理以及强烈的民族精神和社会责任感。

3.课程设置领域较窄

我国公共卫生教育本科专业核心课程设置比较齐全，有较系统的理论教学体系。但在通识类课程领域涵盖不全，导致对学生的综合素质培养不够，特别是在管理能力、交流能力、文化素养这三个方面的课程基本未涉及，而这些方面的素质对于公共卫生专业人才是非常重要的。

（二）公共卫生教育实践教学不足

1.教学安排

（1）从教学时间安排看，实践教学注重层递性，实践时长各不相同。公共卫生相关专业的学生均属于医学类学生，医学知识强调层递性，故各公共卫生学院（系）在安排实践教学过程中均强调层递性。主要表现为：实验课、理论课中的实践环节、社会实践贯穿始终，课外学术科技活动重点在高年级组织开展，预防医学学生的临床实习一般安排在大四，毕业年级进行毕业实习及准备毕业论文。但是，各公共卫生学院（系）的实践教学时长没有相对统一的标准。毕业实习短则4周，长则17周；毕业论文从12周到18周不等。临床实习少则15周，多则24周，整个实践时间安排差异较大。

（2）从教学内容安排看，各公共卫生学院（系）有自己的特色。虽然名称不同，但从总体上看，各公共卫生学院（系）都有实验课及理论课中的实践环节、临床实习、毕业实习、毕业论文、课外学术科技活动、社会实践等基本实践教学形式和内容。一些公共卫生学院（系）还有专门的入学教学、毕业教育这两门实践课程，授予学分的公益劳动实践课程等。但由于长期以来受注重知识传授的传统教学观的影响，再加上实践经费相对不足，因而在实践教学内容的安排上不够丰富，存在现场公共卫生实践教学内容减少的现象。

2.实践基地

（1）从实践地点选择上看，以学校所在省份居多，以省外实践基地为补充。各公共卫生学院（系）都建立了实践基地，主要位于学院（系）所在省份，以外省，尤其是发达地区公共卫生机构为补充。如四川大学华西公共卫生学院共建有34个教学基地，其中四川省内 21 个，其余主要分布在广东、上海、北京等经济发达地区。但总的来看，缺少以县域或大城市区域为整体的公共卫生教育实践基地。

（2）从实践基地类型上看，以疾控中心、卫生监督所为主。公共卫生学院的实践基地多为疾控中心。如四川大学华西公共卫生学院 34 个教学基地中，26 个为疾控中心。除疾控中心、卫生监督所外，公共卫生教育实践基地还有综合医院、职业病医院、医药企业、保险公司等。但总体上，公共卫生学院（系）的实践基地限于事业单位、行政机关、国有企业，鲜见民营机构、外资机构，这不利于未来公共卫生人才就业渠道的多样化。

（3）从对实践基地的管理上看，选择新基地较为严格，但缺乏考核。为了给学生提供优质的实践条件，各公共卫生学院（系）在选择实践基地时较为严格，一般都会派专家实地考察、论证，报学校批准后，才挂牌成为教学基地。虽然各校教学基地管理规定都要求在一定周期进行考核，但在实际操作中由于学院和实践基地不存在隶属关系，双方多为合作关系，故基本并未进行教学基地的考核，或考核流于形式，不利保证和持续改进教学基地的质量。

3.保障体系

（1）从制度保障上看，实践教学管理制度较健全，但实际执行不够。各公共卫生学院（系）都制定了相关的实习大纲、学生实习管理办法、实验室操作规程等，其中对学生实习请假程序、实习内容、指导老师的职责、学生实习考核等重要环节或内容都作了明确的规定，以规范公共卫生实践教学的管理。但是由于学生在实践基地实习，基地与学院之间没有隶属关系，学院（系）只能对学生实习单位提出"希望"，不能强行要求实习单位按照规定行事，也缺乏执行过程和结果的评估考核，这就造成学生实习管理随意性大，管理水平差异性大，在有些教学基地，规章制度流于形式。

（2）从师资保障上看，学院统一安排的实践指导教师配备较完备，但对学生班级、社团自发组织的实践以及课外学术科技活动指导不足，且存在指导不到位的问题。建立一支高素质的实践指导教师队伍是实践效果的重要保证。这要求实习指导教师除具有扎实的理论基础之外，还要具备很强的实际操作能力，同时还具备教授学生的教学能力。即同时具有教师和公共卫生医师的基本素质。"双师型"教师队伍的形成要靠专职教师到实践基地学习，聘请、培养兼职教师共同完成。各公共卫生学院（系）都建立了相关师资保障体系，具体包括以下几个方面：选聘学院（系）内经验丰富的教师担任学生实习指导教师，选聘实践基地优秀专业骨干作为基地指导教师，条件具备的基地实践指导教师可聘为学院（系）的兼职教授。但是，学院（系）通常只在临床实习、毕业实习、毕业论文等几个重要环节为学生配备实践教学的指导教师，在学生课外学术科技活动、社会实践则缺乏专业教师指导。另外，部分实践基地的实习指导教师责任心不强，一味地让实习学生做与实习大纲要求不符的事务性工作。这就造成了部分学生未能在规定时间内完成实习大纲要求的所有实践项目，浪费了宝贵的实习时间。另外，学校要求实习带队教师指导学生整个实习过程，督促实习基地教师和学生共同完成实习任务，但部分带队老师与实习基地指导教师缺乏联系，对所带学生缺乏指导、关心。

（3）从硬件保障上看，由于长期投入不足，大多数公共卫生学院（系）实验设备较为陈旧，与疾控中心的硬件条件存在差距。全国各公共卫生学院（系）实验条件相差较大，一般而言，经济发达地区的学校，"985"，"211" 院校，拥有国家级、省级重点实验室的学院（系）实验设备较先进、较齐全，实验室管理也更规范。但总体上，学院（系）的实验条件相比实习实践基地有一定差距，学生反映疾控中心有许多在学校并未见过，甚至从未听过的实验器材。这样的现状将造成学生就业后需要经过用人单位进一步培训才能上岗，对学生学习和工作都将不利。各学院也意识到了自身硬件条件的不足，均加大投入，大力改善实验条件，建设实验中心、实验平台。

（三）缺乏公共卫生专业人才培养的特殊政策

尽管在一些医学教育研究报告中提到预防医学或公共卫生类专业学生培养不足，但较少有专门针对公共卫生人才的特殊招生、培养和就业政策，一般是包含在整个医学人才培养的政策中。2002 年，卫生部、教育部、财政部、人事部、农业部等五部门联合出台了《关于加强农村卫生人才培养和队伍建设的意见》（卫人发[2002]321 号），规定志愿到艰苦、边远地区以及乡（含乡）以下卫生机构工作的各类大、中专学校毕业生，可以提前定级，定级工资标准可高于同类人员 1～2 档；对长期在乡以下工作盼卫生专业技术人员，在工资待遇上给予政策倾斜，在职称晋升上给予适当倾斜；同时，该文件还提出：对专门为农村乡镇及乡镇以下卫生机构培养的考生可适当降低其录取分数；高等医学院校面向国家扶贫开发工作重点县（市）及国家指定边远、贫困地区可以安排定向就业招生计划；面向贫困地区农村定向招收的学生可优先申请国家助学贷款、适当减免学费、优先获得勤工助学机会。地方政府也出台了相对应的政策，如四川省2007年制定出台的《四川省关于加强全省城市社区卫生人才队伍建设的实施意见》要求实施引导和鼓励高等医学院校毕业生到边远艰苦社区卫生服务机构志愿服务"天使计划"项目，对项目参与者到服务期满时，给予多个优惠条件。其中，侧重的也是临床人才的队伍建设。2009福建省政府出台了《关于进一步加快乡镇卫生院改革与发展的意见》，对乡镇卫生院人力资源的发展建设提出了五点要求，具体包括实施农村卫生技术人才培养计划，建立定向培养制度，扩大"学费代偿制"的范围，建立卫技人员工资补助制度，努力解决卫技人员的住房问题等。在这些卫生人才建设的倾斜政策中只是隐隐包括了公共卫生人才。

相对而言，自上而下强化医学人才培养政策中，主要目标是临床医生的培养，如2009年教育部、卫生部《关于加强医学教育工作提高医学教育质量的若干意见》中强调的是临床医学教育。还有针对医生培养的具体项目，如"卓越医生培养计划"、"农村订单定向免费医学生培养计划"等。缺乏促进公共卫生人才培养及队伍建设的政策、制度安排、具体计划和项目等。

（四）公共卫生及公共卫生教育面临的挑战

与当前世界公共卫生发展状况基本一致，我国公共卫生服务面临着新的形势和任务，主要问题是环境恶化、人口老龄化、疾病谱变化及不良生活方式泛化。如何培养能应对不断变化的社会及其公共卫生问题的合格公共卫生人才，是我国公共卫生教育面临的挑战。

1.传染病预防控制仍是重大的公共卫生问题

首先，由于我国地区之间的经济社会发展很不平衡，人口素质和卫生条件存在显著差异，特别是在一些不发达地区，传染病、地方病和寄生虫病防控工作仍十分艰巨。其次，随着西部大开发、交通设施建设速度加快等带来了经济发展和交通便捷，也造成了人口流动加剧，大大增加了局部疾病流行范围扩大的风险。第三，全球气候变化、生态环境变迁，导致全球范围内新型传染病的出现速度明显加快，随着国际交往日益频繁，加速了传染病全球化的进程和新发传染病的传播速度。第四，一些过去得到控制的传染病死灰复燃，重新蔓延。这些都对传染病的有效控制提出了挑战，加大了疾病控制工作的难度和广度，必须进行充分、有效的人力、技术和物资储备和应对。

2. 慢性非传染性疾病已成为疾病预防控制的重大负担

由于人口老龄化进程加快，我国以心脑血管病、肿瘤和糖尿病为代表的慢性非传染性疾病日趋增多，疾病负担日趋加重。2008 年开展的第四次国家卫生服务调查结果显示，调查地区居民慢性病患病率（按病例数计算）为 20.0%（其中城市 28.3%、农村 17.1%），与 2003 年调查相比，患病率增加 4.9 个百分点，农村增加比例略高于城市。推算全国 2008 年慢性病总病例数达到 2.6 亿，比 2003 年增加了 0.6 亿。伴随着全球化、工业化和城市化进程加快，人们的生活行为方式也发生着巨大变化，吸烟、酗酒、不合理膳食、不良行为等个体行为因素加剧了癌症、精神疾病、伤残等慢性非传染性疾病的发生，严重影响了患者身体健康和生活质量，加重了个人、家庭和社会的经济负担，迫切要求卫生机构更加重视采取群体防治和综合干预模式，特别注重对环境和个体行为危险因素的控制和改善。

3. 突发公共卫生事件频发对我国公共卫生提出了严峻挑战

进入新世纪以来，环境污染、食品安全、职业危害与伤害事件等生活、生产因素造成的健康威胁日益突出，群体危害事件时有发生，如松花江水污染事件、三鹿奶粉事件、湖南百名尘肺病农民工深圳维权事件等。我国已进入突发公共卫生事件频发阶段，对公共卫生工作提出了严峻挑战。

4. 如何更好地开展救灾防病工作对公共卫生形成了现实考验

当前，我国重特大自然灾害时有发生，如 2008 年雪灾、"5·12"汶川特大地震等，也是重大的公共卫生危机和事件。如何快速、准确地开展灾后卫生学评估，有序、高效地做好救灾防病工作，乃至建立有效的应对机制，是公共卫生与疾病预防控制控制机构需要深入研究的现实课题。

5. 在全球公共卫生领域发挥重要作用是我国公共卫生事业发展的必然趋势

随着我国经济社会各领域的快速发展、综合国力的不断增强，我国在全球公共卫生领域必将扮演越来越重要的角色，对外支援和多边、双边合作交流日益增加，我国公共卫生领域的专家也在逐步参与到全球公共卫生事务和事件处置中去，例如印尼海啸、援非项目等。近年来，我国卫生部派出多批专家协助相关国际组织、其他国家和地区处置公共卫生问题。这就要求我国公共卫生机构能够建立一支适应全球公共卫生发展需要的高层次专家队伍。

6.社会对跨学科、复合型公共卫生专业人才的需求日益强烈

新形势下的公共卫生领域，既需要精通公共卫生专业知识和技能的专业人才，又需要掌握法学、社会学、国际关系学、传媒学、信息技术学、经济学等其他学科知识的复合型、跨学科人才，需要有计划、有步骤的引进和培养各个学科人才，以充实公共卫生人才队伍。

7.医药卫生体制改革对公共卫生体系建设提出了更高要求

为建立中国特色医药卫生体制，逐步实现人人享有基本医疗卫生服务的目标，提高全民健康水平，中共中央、国务院于2009年3月下发了《关于深化医药卫生体制改革的意见》，要求全面加强公共卫生服务体系建设，建立健全卫生服务网络，确定公共卫生服务范围，完善公共卫生服务体系，完善公共卫生服务经费保障机制，提高公共卫生服务和突发公共卫生事件应急处置能力，促进城乡居民逐步享有均等化的基本公共卫生服务。意见强调加强医药卫生人才队伍建设，要求制定和实施人才队伍建设规划，重点加强公共卫生等专业技术人员的培养培训，加强高层次科研、医疗、卫生管理等人才队伍建设。

8.学生对公共卫生教育提出更高要求

公共卫生教育不仅要从学校和用人单位考虑，更要关注学生的需求，倾听学生对教学的评价。但是从学生角度评价公共卫生教学的研究报告却很少。据小范围的调查显示，经过近5年的学习，88%的学生对本专业有了一定程度的了解，但真正对专业感兴趣的学生并不多，仅有23%。学生不感兴趣最主要原因是自始至终不喜欢本专业，这与报考时的志愿选择有关。其他还有教学缺乏吸引力或以后不想从事公共卫生服务工作。学生普遍认为在公共卫生教育基本要求的六个方面都需要进一步加强，特别是超过一半的学生认为要加强医学基础知识和技能、卫生信息收集与分析的知识和技能的教育。这既反映学生对自身能力与培养要求差别的认识，也显示学生对公共卫生教育基本要求的普遍认同。教学安排上，学生认为主要需要在三方面加以改进：①加强实践教育环节。如增加校内实验/实习时间，合理安排毕业

实习内容，加强理论教学与实践的有机结合，改善实验条件等；②增强课程安排的系统性；③增加教学内容的深度。

三、建议与展望

1. 强化政府在公共卫生教育改革中的责任和领导作用

世界卫生组织发布的《世界卫生报告》提出：制订和实施卫生人力资源国家战略。卫生人力是卫生事业发展的根本，是卫生服务中最关键的要素。公共卫生人才是卫生人力中重要组成部分，应突出政府在公共卫生教育改革中的领导作用和责任。十八大强调坚持预防为主，重点推进包括公共卫生、监管体制在内的综合改革，为群众提供安全有效方便价廉的公共卫生和基本医疗服务，完善突发公共卫生事件应急和重大疾病防控机制。为公共卫生在实现建成小康社会的发展目标中的任务和要求做出了新的部署，我国公共卫生的任务艰巨。公共卫生的改革和发展需要各部门协作，需要整合政府、专业机构和社会等多方的资源，其中，政府应担负主要责任。人才培养是一个系统工程，公共卫生人才培养需要政府领导、政策引领、多部门（特别是教育和卫生部门）协作，其中，政府应担负公共卫生教育改革和发展的领导作用。卫生部所制定的卫生人才发展规划提出：要紧紧围绕公共卫生体系建设，加强疾病预防控制、卫生应急和健康教育专业人才培养；要研究制定有关政策，吸引、鼓励高校公共卫生相关专业毕业生到基层疾病预防控制机构工作；有针对性地加强西部地区疾病预防控制人才的培养；各级疾病预防控制机构要根据工作职责和任务需要有计划地接收毕业生，逐步改善专业技术人员结构，提高人员的学历知识水平；加强卫生监督队伍建设。建立健全卫生监督人员准入制度，优化人员结构，吸引各类优秀人员进入卫生监督队伍。这些举措需要上升为整个政府的规划，特别要成为作为公共卫生人才培养教育最高教育行政主管部门——教育部的共识，在公共卫生教育的政策和举措上予以体现。鉴于目前我国公共卫生教育及公共卫生人力培养所存在的诸多问题，建议教育部、卫生部、人保部等联合制定专门针对公共卫生人才培养的特别政策，特别是引导优秀学生选学公共卫生专业、公共卫生专业毕业生到基层从事公共卫生工作，设立公共卫生人才培养计划、公共卫生教育改革项目，规划和引领我国公共卫生教育教学改革。

2. 改革公共卫生人才教学模式，推行以能力为导向的教育培养模式

我国公共卫生教育长期深受传统的前苏联卫生学教育模式的影响，教学组织系统和教学体系均受传统的卫生学学科教学模式的影响。课程设置和教学内容上以生物医学内容为主，缺少社会科学、人类行为、人口学、管理学、健康教育和量化科学方面的知识；公共卫生教育传统学科型课程设置跟不上卫生事业发展、教学内容跟不上卫生需求的变化。教学方式方法上，以单向的注入式课堂讲授为主，跟不上信息技术的发展。学生学业成就评价偏于知识及记忆，忽视能力和综合素质的全面培养及考核；实验教学以验证式为主，培养学生发现问题、独立思考和解决问题的能力不够；纯学院式的教学与公共卫生工作实践脱节，学生不了解中国卫生实际，缺乏社会责任感和专业精神。应推行以能力为导向的教学模式改革，一是建立多学科、跨学科的教学组织，开发和实施综合性课程教学，特别是要利用综合大学丰富的人文社会科学和自然科学资源，加强公共卫生专业人才的人文素质和科学素质教育。二是从生物—心理—社会医学模式入手，以培养目标为指南，以公共卫生岗位胜任力为导向，在扩大知识面的基础上，融知识、能力和素质教育为一体，特别加强素质教育，强化专业精神和专业能力培养。三是以公共卫生岗位实际需求为依据，将公共卫生人才培养的基本要求和核心能力转化为课程设置及教学内容，改革课程体系和教学内容。围绕当前人类面临的现实公共卫生问题，更新和拓展教学内容，包括从传统的流行病学、生物统计学、环境卫生、卫生服务与管理、社会和行为科学等五大核心知识领域，向包括信息学、交流与沟通、人文科学、社区服务与健康管理、全球健康、卫生政策和法律法规、伦理学等知识领域进行拓展。四是改革教学方法，采用启发式、情景模拟、案例教学等灵活、生动的教学方式方法，提高教学的吸引力和效力。

3. 实施开放式、协同式的公共卫生教育

要针对长期以来公共卫生教育机构与公共卫生机构联系不密切、人才的教育培养与使用分离、教学内容与实际工作脱节的问题，大力加强公共卫生教育教学与公共卫生实际工作的结合，加强学校与疾病控制中心、卫生监督机构等公共卫生机构的协同，使疾病预防控制中心不仅仅是公共卫生人才毕业后的去向地，也是重要的教育教学基地，成为公共卫生人才教育培养的重要机构组成部分。公共卫生学院（系）应更新办学理念，树立开放、合作的办学理念，积极拓展校外教育教学空间。并通过建立相应体制和机制，公共卫生学院（系）与公共卫生机构建立牢固的教育教学关系，搭建紧密的公共卫生教育教学合作平台，并以此不断拓展和深化合作领域，创新开放式、协同式的公共卫生教育。

4. 加强公共卫生教师队伍建设

我国公共卫生教育师资的学科专业背景主要是医学类，缺少跨学科的专业知识，教师普遍缺乏公共卫生实际工作经验，师资队伍跟不上公共卫生实践和公共卫生教育改革的发展需求。应采取多形式、多渠道加大师资培养力度，构建学科结构、学缘结构、学历结构、年龄结构合理的公共卫生师资队伍，能胜任公共卫生教育教学改革和进行高水平公共卫生及预防医学科学研究。一是建立多学科、多专业的公共卫生师资队伍。为适应公共卫生岗位需求、构建学生合理的知识、能力和素质结构，师资背景不应局限在医学范围内，需要吸纳数学、社会学、法学、管理学、环境学、传播学等各种学科专业背景的人才进入师资队伍；二是特别要从疾病控制中心等公共卫生机构聘请具有丰富公共卫生实践经验的专业骨干作为兼职教师，参与公共卫生人才培养的各个环节；三是建立相应制度和机制，安排公共卫生学院（系）的教师定期到疾控中心、卫生监督部门等公共卫生机构工作一段时间，了解和熟悉公共卫生实际工作，增加实际工作经验，增强教学的针对性和实效；四是采取国内外进修学习、攻读高一级学位或多学位等，提升青年教师的学术水平；五是在知名公共卫生学院建立国家级、区域级公共卫生师资培训基地，开展教育学理论和教学技能的培训，提高教师教学水平。

5. 制订多样化公共卫生人才培养目标，培养不同类型和不同层次的公共卫生人才

根据公共卫生机构及其岗位需求，我国公共卫生教育应培养公共卫生领导型、公共卫生管理型、公共卫生科技型、公共卫生应用型等四大类人才。然而长期以来，我国84所公共卫生学院（系）的人才培养目标无论在定位、类型上，还是人才培养的具体业务要求上都趋同，人才培养类型不清，办学缺乏特色。教育部应引导全国公共卫生学院（系）按照区域卫生事业，特别是区域公共卫生发展需求明确办学及人才培养定位。公共卫生学院（系）也应根据自身办学历史和传统、办学条件，结合在国家和区域公共卫生事业发展中的角色和任务，制订符合本校发展定位的人才培养目标，确定本校公共卫生人才培养的类型，办出特色，办出质量

和水平。应确立新的公共卫生教育理念，着眼于公共卫生实际需求，根据社会对公共卫生人才的多元化需要，以公共卫生人才培养的基本要求和核心能力界定培养目标。

6. 强化公共卫生实践教学

公共卫生专业具有很强的实践性，应加强学生的实践教学。增大实验仪器设备等实验条件建设投入，为实验教学提供优质的条件。增加综合性实验、创新性实验和现场模拟实验教学。拓展教学实践基地的类型和区域，为学生安排多种类型的公共卫生实践机会。注重培养学生创新创业精神，为成为公共卫生人才提供多种发展可能性。各公共卫生学院（系）可根据自身条件和特色，设置个性化实践教学项目。支持和鼓励学生开展各种社会实践，并为学生提供帮助。重视专业实践教学。毕业实习应改变传统的以学科为导向，代之以公共卫生实践需求和岗位胜任力为导向，丰富毕业实习内容，延长毕业实习时间。

7. 在部分重点公共卫生学院设立长学制（七年制）公共卫生教育

公共卫生人才不仅需要较坚实的基础医学及临床医学知识，还需要广泛的人文社会科学知识，特别是公共卫生领导型、管理型、科技型人才的培养，故现行多年的公共卫生教育五年制已不能适应需要，应选择具有较悠久办学历史、师资力量雄厚、具有高层次公共卫生人才培养丰富经验、教学理念较新的部分重点公共卫生学院举办七年制公共卫生教育，吸引优秀生源，培养能对中国公共卫生问题有深刻理解，知识、技能和素质全面发展，具有较宽厚的医学与预防医学专业理论知识、卫生事业管理知识和较高的技能，能胜任现代卫生事业管理、教学、科研和高层次公共卫生机构工作需要的公共卫生高级人才。按照七年一贯制培养，在基础教学阶段加强人文社会科学、自然科学基础教育；在临床阶段加强对疾病的认识和理解；在专业阶段加强公共卫生和预防医学知识，发展卫生事业管理和科研能力。知识结构上，强调临床与预防的结合、人文社会科学与医学的结合、健康保健服务与卫生事业管理的结合、理论与公共卫生实践的结合，毕业授予医学士和公共卫生硕士学位。

8. 加大公共卫生相关专业的社会宣传力度

加强对预防医学专业等公共卫生相关专业的考前宣传力度，加大考生对其的了解。可以通过邀请考生及其家长参观学校的该专业或邀请这些专业专家开展专题讲座，提升学生及家长对公共卫生专业的了解和认同。

9. 积极发挥学会、协会等学术团体组织的作用

我国有多个公共卫生教育学术组织，如教育部高等学校预防医学专业教学指导分委员会、中华预防医学会公共卫生教育分会、全国公共卫生学院院长 / 系主任联席会议、中国高等教育学会预防医学教育研究会等，团结了国内几乎所有公共卫生教育机构，在公共卫生教育教学改革中具有学术性、广泛性的特点，应积极发挥其独特的作用，开展公共卫生教育教学改革研讨、承担政府和社会委托的教育教学改革研究任务，组织推广教改的经验和做法。

10. 加大公共卫生教育的投入

公共卫生教育需要良好的实验和现场条件，需要较大投入。然而，由于长期投入不足，我国绝大多数公共卫生学院（系）的办学条件较差，特别是实验教学、实践教学的条件较落后，不适应人才培养需求。国家科研经费重点投入于基础医学研究，对公共卫生等领域的科研和人才队伍建设资助力度不够。应建立以政府投入为主、用人单位和社会资助为辅的公共卫生人才队伍建设投入机制。中央和地方各级政府根据公共卫生人才培养的需要，设立公共卫生人才培养和建设专项资金，并根据财力增长逐年增加。特别是中央财政对中西部地区和困难地区给予必要支持。各类医疗卫生机构从本单位的经费中安排一部分资金，用于公共卫生人才教育和建设。同时，鼓励支持社会资本参与公共卫生人才教育和队伍建设，积极争取国际组织、社会捐助等。

（初稿日期，2013 年 1 月 1 日；定稿日期，2014 年 7 月 18 日）

参考文献

陈敏. 预防医学专业04—07届本科毕业生就业情况分析. 中国高等医学教育, 2009(9):22-23.

陈国钧, 陈家应, 冷明祥, 等. 江苏省卫生事业发展与医学人才培养现状分析. 南京医科大学学报(社会科学版), 2005, 19(6):93-99.

陈志潜. 对当代公共卫生教学的看法. 现代预防医学, 2005, 32（10）：1249-1250.

崔爽, 侯卉, 段丽萍. 我国公共卫生硕士专业学位联考招生情况分析. 西北医学教育, 2010, 18(3):229-231, 276.

高锡锐. 预防医学专业本科毕业生就业状况分析. 现代经济信息, 2008(7):224-225.

梁辰, 陈隽, 赵舒薇, 等. 上海交通大学预防医学学生就职意向和社会需求分析. 网络财富, 2010, 3:9-11.

吕筠, 李立明. 现代公共卫生体系的基本职能及其内涵. 中国公共卫生. 2007(8):1022-1024.

王青, 康凤娥, 宋文质, 等. 中国公共卫生教育改革的思考. 医学教育, 2001, (2):1-4.

王群. 公共卫生专业本科毕业生就业去向分析. 中国高等医学教育, 2010(7):3-4, 8.

王维国. 转变观念, 走创新之路——对公共卫生教育改革问题的一些思考. 中国公共卫生管理, 2004, 20(2):110-111.

卫秦芝, 万成松, 郑莉, 等. 当代公共卫生人才培养存在的问题. 山西医科大学学报(基础医学教育版), 2007, 9(3):274-275.

谢惠波, 雷章恒, 陈润, 等. 对卫生检验专业人才培养与改革的思考, 2012, 11(1):28-31.

徐缓. 关于我国公共卫生人才核心能力的思考. 中国公共卫生管理, 2006, 22(2):95-97.

张雪莉, 丁凡, 李群. 我国疾病预防控制中心人力资源发展状况分析. 中国预防医学杂志. 2012(5):399-401.

郑锦焕. 福建省医学院校毕业生到乡镇卫生院工作的意向及影响因素研究. 福建医科大学, 硕士研究论文, 2010.

朱昌蕙, 陈丹镝, 马骁, 等. 公共卫生教育的教学方法与改革趋势. 现代预防医学, 2006, 03:295-297, 305.

Bruce L, Gresh K, Vanchiswaran R, et al. The Part-time/Internet-based Master of Public Health Program at the Johns Hopkins Bloomberg School of Public Health. TechTrends, 2007, 51(6):27.

Caron RM, Tutko H. MPH Program Adaptability in a Competitive Marketplace: The Case for Continued Assessment. Journal of community health, 2010, 35(3):275-284.

Hoffman-Goetz L, Dwiggins S. Teaching public health practitioners about health communication:The MPH curriculum experience. Journal of community health, 1998, 23(2):127-135.

Imperato PJ, LaRosa JH, Schechter L. The development of a Master of Public Health Program with an initial focus on urban and immigrant health at the State University of New York, Downstate Medical Center. Journal of community health, 2005, 30(6):417-449.

Oglesby WH, Alemagno SA, Zullo MD, et al. Review of MPH Practicum Requirements in Accredited Schools of Public Health. Journal of community health, 2013, 38(3):554-559.

Woodhouse LD, Auld ME, Livingood WC, et al. Survey of accredited master of public health (MPH) programs with health education concentrations:a resource for strengthening the public health workforce. Health promotion practice, 2006, 7(2):258-265.

第十篇 | 中国护理人才培养的历史、现状与发展

郭桂芳[1]，刘华平[2]，王红红[3]，刘　宇[1]，孙宏玉[1]，

奚　兴[1]，陈声宇[4]

（本文作者单位：1. 北京大学；2. 北京协和医学院；

3. 中南大学；4. 卫生部人才交流服务中心）

护理学是以自然科学和社会科学理论为基础，研究维护、促进、恢复人类健康的护理理论、知识、技能及其发展规律的应用科学。护理工作是以维护和促进健康、减轻痛苦、提高生命质量为目的，运用专业知识和技术为人民群众健康提供服务的工作。护理工作是医疗卫生工作的重要组成部分，与人的健康和生命安全息息相关。世界卫生组织（WHO）指出，护士是医疗卫生服务体系的支柱力量。护士在疾病护理、公共卫生、预防保健、康复护理、健康教育等方面都发挥着巨大作用。但长期以来，世界各地都面临着护士人力资源短缺的问题。

一、护理学科发展概况

护理学的历史可以从古代以自我护理、家庭护理为主的时期，追溯到中世纪以宗教护理、医院护理为主的时期。直至19世纪中叶，南丁格尔首创了科学的护理专业，护理学理论才逐步形成和发展，真正走向专业化的发展道路。

（一）中国护理人才培养历史和发展状况

中国护理人才培养已经有一百多年的历史。百年来，我国护理教育的发展深受社会政治和经济因素的影响，高等护理教育更是经历了起步和发展（1888 – 1950 年）、

停滞和中断（1950－1979年）、重建和探索（1979－2004年），到如今改革发展的曲折阶段。特别是从1983年到2013年这30年期间，是中国护理教育飞速发展的阶段，完成了从以中专为主体的单一护理人才培养模式发展到专科、本科、硕士和博士多层次培养体系。本科护理教育定位在培养通用型实践型人才，硕士定位在培养专科型实践型人才，博士定位在培养学科型人才。

1.起步和发展阶段（1888－1950年）

1842年，美国传教士将基于西方科学的现代教育引入中国。1888年，美国人约翰逊女士在福州开办我国第一所护士学校。1919年，在美国洛克菲勒基金会的支持下，北京协和医学院与燕京大学、南京金陵女子文理学院、苏州东吴大学、广州岭南大学、山东齐鲁大学五所私立大学合办北京协和医学院护士学校（School of Nursing, Peking Union Medical College）。美国洛克菲勒基金会聘请美国约翰·霍普金斯医院护士沃安娜女士参与建设，并出任北京协和医学院护士学校校长。1920年9月，北京协和医学院护士学校正式开学，招收高中毕业生，课程学习结束达到毕业要求的五年制毕业生，授予理学学士学位。这所学校的建立标志着中国第一个护理本科教育的开始，在中国高等护理教育历史上具有里程碑式的意义。在此期间，中国许多大中城市先后建立起由医院或教会开办的护士学校，主要招收初中毕业生，部分学校招收高中毕业生，学制3～4年。如1922年，美国基督教华北公理会创办山西省汾阳高级护理学校，以护理专科为唯一专业，招收高中毕业生，学制3～4年。1932年，当时的第十一届全国护士会员代表大会上决定，从1938年起将护士学校学生的入学程度一律改为高中毕业。1934年，"教育部"成立护士教育专门委员会，将护士教育改为高级护士职业教育，学制为3～4年，护士教育遂被纳入国家正式教育系统，直至1950年停办。

在护理教育发展的同时，护理专业组织的发展也对护理学的发展起到积极的推动作用。1909年，在江西牯岭成立了中华护士会，会长由外籍护士担任。1922年，国际红十字会会议在日内瓦召开，正式接纳中国护士会为第十一名会员国。1924年，由中国护士伍哲英担任中华护士会理事长；1936年改名为中华护士学会；1964年改名为中华护理学会。1941－1942年，中华护士学会在延安成立分会。毛泽东为大会题词："护士工作有很大的政治重要性"和"尊重护士，爱护护士"。延安分会的成立推动了护理学术和护理质量的提高，促进了中国当代护理学的发展。至1949年，全国共建立护士学校 183 所，有护士 32 800 人。

2. 停滞和中断阶段（1950—1978 年）

1950 年，第一次全国卫生工作会议决定将全国的护理教育纳入中等教育范畴。1951 年，护理本科教育全部停办，所有的学士护理教育项目全部降级为中专水平的护理教育。1952 年，北京协和医学院护士学校停止招生。此后的 30 年内，中国没有任何护理本科教育项目，本科护理学教育完全中断，直到 1983 年天津医科大学作为第一个可以进行护理本科招生的院校重新开始招生。

"文革"期间护理教育也受到很大影响，许多护士学校停办。有些医院以短训班的形式培养护士解决护理人员短缺的状况。直至 1976 年，尤其是党的十一届三中全会以后，护理专业再一次获得新生。1977 年以后，中华护理学会和各地分会先后恢复，积极促进护理教育和临床实践的发展，并开展了护理国际交流。

3. 重建和探索阶段（1979—2004 年）

（1）专科护理教育的重建：我国的护理专科教育分为中专和大专（目前为高职高专）两个层次。1979 年，国家卫生部颁发了两个文件，《关于加强护理工作的意见》和《关于加强护理教育工作的意见》，成为护理工作的转折点，许多中专护士学校重建，开始招生。现在，虽然有些学校升格为高职高专，有些停办，但仍有相当数量的中专护理学校继续培养学生。临床护理队伍中有近一半的护士为中专毕业生。这种现象在基层医院比较突出。近年来，高职高专院校的迅速发展为我国培养了大批技能型的高级护理人才。高职高专毕业生的就业以临床医院的护理岗位为主。截止到 2012 年，全国临床护理队伍中，大专毕业的护士人数已经超过 45%。

我国的护理学大专教育早在 1922 年的汾阳高级护理学校和在 1961 年的北京第二医学院（现首都医科大学）就已开始创办，但都因历史原因停办。1980 年，南京部队后勤部卫生部与江苏省卫生厅共同举办"文革"后的"首届南京医学院高级护理进修班"，学制三年，获大专学历。这个高级护理进修班的开办对我国全面恢复护理高等教育起到了巨大的推动作用，为今后的护理学大专教育以及后来的高职高专教育打下了基础。在此之后，全国许多医学院校开始设置全日制大专护理教育，招收应届高中毕业生，同时，以在职护士为主要对象的各种半脱产的夜大学大专护理教育逐渐增多，到 80 年代末，全国已有 30 多所医学院校开设了护理专修科。

自 20 世纪 90 年代初至今，在此 20 多年期间，国家相关主管部门颁发了一系列重要文件，支持大专层次教育的发展。1990 年，原国家教委高教司为促进专科教育下发了一系列重要文件（[1990]063 号文），包括《普通高等专科学校设置医药专科专业的原则规定》《制订高等医药专科专业教学计划的原则和基本要求》《普通高等学校医药专科基本专业目录》《普通高等学校医药专科专业基本规范》等指导性教学文件，将护理学专业及中医护理专业列入基本专业目录。2000 年颁布的《教育部关于加强高职高专人才培养工作的意见》，提出了高职教育的人才培养目标，即培养出适应生产、建设、管理、服务第一线的高等技术应用型专门人才；并提出理论教学"必需、够用"的原则。2001 年卫生部、教育部联合颁发的《中国医学教育改革和发展纲要》中对"进一步调整专业设置，高等职业技术教育和中等教育主要设置医学相关类专业"作了明确的指示。2002 年教育部、卫生部和中医药管理局共同颁发的《关于医药卫生类高职高专教育的若干意见》（教高 [2002]4 号）和教育部、卫生部《关于举办高等医学教育的若干意见》（教高 [2002]10 号）的文件明确了护理学高职高专教育在专科层次上属高等职业教育范畴，并提出了对建立健全审批和准入制度的要求。2003 年教育部、劳动和社会保障部、国防科工委、信息产业部、交通部、卫生部联合印发《教育部等六部委关于实施职业院校制造业和现代服务业技能型紧缺人才培养培训工程的通知》（教制成 [2003]5 号），教育部和卫生部将护理专业确定为技能型紧缺人才，并下发了《三年制高等职业教育护理专业领域技能型紧缺人才培养指导方案》。

在这些政策的支持下，国家开始了逐步提高护理教育层次的发展方案，在稳定中职招生规模的基础上，大力发展高职护理教育。在此阶段，高等职业学校设置的审批权下放到地方的政策促进了高职高专办学规模的快速扩大化和办学类型多样化，如一些医学高职高专院校纷纷开设新的护理专业，原有的中职卫校直接升格或与其他学校联合升格为高职院校，一些民办学校也开始开办护理高职高专教育项目。除了已有的三年制（高中毕业起点）和五年制（初中毕业起点）护理高职高专教育，还出现了"3+2"制和"4+2"制等形式的护理高职高专教育。这些院校大多分布在一些大城市和经济发达地区，而西部地区和贫困地区仍然以中专为主。

（2）护理学本科教育的重建：改革开放初期，护理界老前辈们率先提出要培养受过高等护理学教育且具有学士学位的护理人才。在她们的倡导和努力下，1983 年，在北京召开的中华护理学会第十九届第二次全国常务理事会会议上，与会代表提出要积极恢复举办高等护理学教育。1983年，天津医科大学作为第一个可以进行护理学本科招生的院校重新开始招生。1984年1月，国家教育部、卫生部在天津联合召开了"高等护理学专业教育座谈会"，决定在高等医学院校内设置护理学专业，授学士学位。会议上一致同意将高等护理学专业列入高等教育招生目录，进一步明确了本科护理学教育的地位和作用。会议同时讨论了本科护理学教育的层次、规格、学习年限及教学大纲。这次会议不仅是高等护理学教育的促进会，也是我国本科护理学教育发展史上的一个重要转折点。会后，全国共有9所高等院校申请并得到批准，于1985年开始陆续正式招收护理本科生，学制4～5年，毕业后授予医学学士学位。第一批招生的院校包括北京医科大学（现北京大学医学部）、中国协和医科大学（现北京协和医学院）、中山医科大学（现中山大学医学院）、山东医科大学（现山东大学医学院）、西安医科大学（现西安交通大学医学院）、上海医科大学（现复旦大学医学院）、第二军医大学、上海第二医科大学（现上海交通大学医学院）、中国医科大学。虽然当时各校的招生数量不多，发展也较慢，直至1992年全国开办本科护理学专业的院校只有12所，每年毕业生300多人，但是本科护理学教育从此走上了健康发展的轨道。

20世纪90年代后，护理学本科教育进入迅速发展的阶段。据教育部资料统计，从1997年到2003年，招收护理本科生的院校从18所增加到132所，在护理队伍中具有大学本科学历的人员达到1.3%。至2006年，全国共有192所院校开设护理学专业，招收本科学生的数量达2万多人。与1997年相比，院校数目增加了10多倍，招生数量增加了近50倍。截至2012年，已有200所普通高等教育学校开办本科护理学专业，学制4～5年，招生人数也呈现逐年递增的趋势。另外，继续教育学院、自学考试、网络学院等各种形式专升本教育也在不断扩大。目前，我国本科护理学教育已形成了一定的规模，截至2012年底，全国注册护士总数达到249.7万人，其中本科以上学历的护士占10.6%。

（3）护理学硕士研究生教育的开展：我国的护理研究生教育开始得较晚。1990年，经国务院学位委员会批准，北京医科大学护理系（现北京大学护理学院）成为我国第一个护理学硕士学位授权单位，并于1992年开始招收首批全日制统招护理学硕士研究生。这些年来，随着高等护理教育逐渐步入正轨，我国的护理学研究生招生规模逐年扩大。截至2009年，全国共有65所院校开展了护理硕士研究生项目。

2010 年，中国研究生招生网站公告预计招收 600 名左右护理硕士研究生，与 2005 年招生人数相比增加了近 5 倍。至 2012 年底，全国共有护理学硕士一级授权院校 41 所。2008 年北京大学护理学院开始试点护理硕士专业学位培养。2011 年全国 30 多所护理学院开始招收护理硕士专业学位学生。

在我国高等护理教育发展的历程中，国际组织给予了很大帮助。1983 年护理本科教育的恢复，至 20 世纪 90 年代初中国开展研究生护理教育，使得护理师资力量不足等问题日益突出。为解决师资短缺问题，美国中华医学会（China Medical Board, CMB）启动战略支持以寻求创造性的、机构间的国际合作伙伴关系，鼓励本土护理研究生教育的发展。CMB 作为洛克菲勒基金会的分支，通过支持医学教育来改善卫生保健。意识到护理的发展必须与医疗的发展相辅相成才能改善卫生保健结局，CMB 通过增加医学教育资金资助 8 所卫生部重点医科大学来培养护理师资。1987 年，CMB 主席召集 8 所卫生部重点医科大学校长建立基金会以提高护理教育。8 所院校分散在中国不同地理区域，包括北京医科大学（现为北京大学医学部）、中国医科大学、湖南医科大学（现为中南大学湘雅医学院）、中国协和医科大学（现为北京协和医学院）、上海医科大学（现为复旦大学上海医学院）、中山医科大学（现为中山大学医学院）、华西医科大学（现为四川大学华西临床医学院）、西安医科大学（现为西安交通大学医学院）。8 所院校的校长提出，通过国际财团成立护理研究生教育的基础机构以提升护理教育，推出研究生护理教育委员会（Committee on Graduate Nursing Education, COGNE）和高等护理教育发展计划（Program on Higher Education Degrees, POHNED）两项重大举措。

1988 年，CMB 主席威廉·索耶（William Sawyer）与美国 6 所护理院校校长设计形成一个国际教育计划，即 COGNE。其中，6 所美国护理院校分别为天主教大学、乔治梅森大学、田纳西大学、德克萨斯大学、旧金山加利福尼亚大学及美国弗吉尼亚大学。研究生护理教育委员会的成立目的在于培养一批具有硕士学历的护理教师，以满足中国学士学位护理教育的要求。1989 年，来自 8 所卫生部重点医科大学的 16 名护理教师用一年的时间提升他们的英语技能，然后在 6 所美国护理学校中选择与 16 名护理教师专业领域相匹配的学校进行学习。招生标准包括具备学士学位、所在院校校长的推荐信、符合要求的 GRE 和 TOEFL 考试成绩。最终，15 名参与者于 1990 年开始了 2 年的教育计划并于 1992 年获得理学硕士学位，然而只有 4 名返回中国，较低的回国率导致 COGNE 计划中断，继而产生了高等护理教育发展计划，即 POHNED（Program of Higher Nursing Education）项目。

1993 年，来自 8 所卫生部重点医科大学的 30 名护理管理者/护理教师和 5 名护理顾问［分别来自美国（1 名）、中国香港（1 名）、泰国（2 名）］在中国广州召开会议，制定 POHNED 计划。第一个研究生护理教育计划是与泰国清迈大学联合开展的，采用泰国研究生护理教育课程设置，并授予相应学位。POHNED 入学标准要求具备学士学位、两年以上工作经验以及所在大学行政部门推荐信。POHNED 的 2 年教育计划覆盖护理课程的理论、研究、教育、临床专业和中国文化的核心概念（如中医学），由 CMB 提供电脑、实验室及其他教育资源，项目实施地址设在中国西安医科大学。1994—2001 年，该项目共培养了 84 名护理硕士毕业生，为学士学位计划提供了大批合格教师，使中国的护理教育事业发生了显著变化。

（4）护理学博士教育的起步：护理博士研究生教育是护理高等教育的重要组成部分，既包含知识的积累和传承，又包含着知识的创新，担负着为医疗卫生事业培养优秀护理人才的艰巨任务。同时，博士教育也是满足学生追求专业知识和个性发展，满足社会对高素质护理专家需要的途径。随着社会及护理学科发展，发达国家十分重视护理博士研究生的培养。美国的护理博士研究生教育至今已有近 100 年的历史，经过功能性专家准备阶段、护理科学家时代和护理博士阶段三个阶段的发展，已经形成了独具特色的护理博士生培养模式。然而我国护理博士教育仍处于起步阶段。

2004 年，第二军医大学、山东医科大学、中南大学和中国协和医科大学所开展的护理博士教育标志着我国护理学博士研究生教育的开始。目前，我国现有护理学博士一级授权的高校 25 所。我国护理博士教育至今不足 10 年，无论是从学科的积淀方面，还是从学位与研究生教育制度的成熟和规范方面，与美国都有着明显差距。如何借鉴他国经验，扬长避短，探索护理博士教育领域特点，建立完善的、专业特色鲜明的护理博士教育学科体系，建立能激励创新和自由探索的培养机制已经成为我国护理博士研究生教育的重要任务。

4.改革和发展阶段

2007 年教育部高等学校护理学专业教学指导委员会（简称护理教指委）成立，在教育部高教司农林医药处直接领导下开展工作。2009 年，根据《教育部、财政部关于实施高等学校本科教学质量与教学改革工程的意见》（教高 [2007]1 号）的要求，教育部高教司决定委托教育部高等学校护理学专业教学指导委员会组织专家开展护理学专业认证试点工作。

2011 年，国务院学位委员会、教育部颁发的《学位授予和人才培养学科目录设置与管理办法》（学位 [2009]10 号）规定，鉴于国内外"护理学"的发展需要，尤其国内本科护理学教育现状，将"护理学"定为国家一级学科。新的学科代码为1011。在此之前，护理学一直作为临床医学一级学科下的二级学科发展。

（二）护理人才培养现状

1. 护理师资

由于高等护理教育中断 30 年，在恢复高等护理教育后我国面临着高等护理教育所需的知识结构和人才的严重匮乏。护理院校或聘请临床医师担任护理本科专业教师，或选拔优秀的临床护士担任专业教师。这些教师虽有多年的临床医学或护理经验，但在护理本科教育的课程设置、护理理论和概念、临床实践基地建设和教学等方面都面临着巨大的挑战。中华护理学会、卫生部和当时的护理老前辈们积极地推动师资培养。国际护理同仁在这个时期给予了大量帮助。例如，美国世界健康基金会（Project HOPE）先后在西安、北京、杭州和上海开展护理师资培训，其在 1988–1994 年，在北京医科大学举办的护理师资培训班为当时全国本科护理系主任和骨干师资力量进行了护理理论和概念、护理教育、护理管理和护理科研方面的系统培训，使中国的护理教育较早地与国际护理教育接轨。美国中华医学会（CMB）也在中国护理师资培养上给予了很大的帮助。CMB 的高等护理教育（POHNED）项目在中国护理研究生教育开展初期为中国培养了百余名护理学硕士，这些人都成为当今中国护理教育界的中坚力量。CMB 网络院校护理学博士师资培养项目推动了护理学博士教育的师资队伍建设。目前护理专业教师的学历都有很大程度的提高，具有硕士和博士学位的教师的比例在逐年增长。

临床教学是护理教学的重要组成部分。为保障临床教学的顺利进行，护理学专业教指委把双师型师资队伍列入对护理院校评估的基本要求之一，即护理学院的专业教师需要同时拥有高等学校教师资格和临床护理实践资格与能力。各护理学院根据师资队伍的状况提出了专业教师参与临床护理实践的具体要求。在临床护理教师的遴选上，多数重点护理学院都有明确的要求，并采用认真培训上岗的制度。但近年来一些由专科院校升级和扩招的学院，临床实习基地建设滞后，临床师资的培养和遴选仍是一项重要任务。

2. 护理学大专（高职高专）教育

（1）定位：高职高专教育的培养定位于技能型应用型人才。在 2003 年教育部、劳动和社会保障部、国防科工委、信息产业部、交通部、卫生部联合印发的《教育部等六部委关于实施职业院校制造业和现代服务业技能型紧缺人才培养培训工程的通知》（教制成 [2003]5 号）的基础上，教育部和卫生部又联合发文，确定了承担护理专业领域技能型紧缺人才培养培训任务的 47 所高等职业院校。在《三年制高等职业教育护理专业领域技能型紧缺人才培养指导方案》中提出，三年制高等职业教育护理专业紧缺人才的培养的能力本位原则、就业导向原则、学生主体原则、与时俱进原则；并指出培养方向应面向城乡医疗、保健等卫生服务机构，培养德、智、体、美全面发展，职业综合素质高，技术应用能力强的高等技术应用型护理专门人才。

（2）培养目标：护理高职高专教育的培养目标突出职业性、工作岗位的基层性、业务内涵的技术应用性。掌握的基础理论知识以"必需、够用"为度，技能训练与临床护理相衔接，突出职业能力培养。《中华护理大全》一书中记录的三年制高职高专护理教育人才培养目标的特征为：①人才层次的高级性，高等职业人才必须具备与高等教育相适应的知识、理论和技能，以较强的实践动手能力区别于普通高等教育的培养目标；以较宽的知识面区别于中等职业教育的培养目标；②知识、能力的职业性，高职护理教育是职业教育，因此，培养的毕业生具有上手快、适应性强、满足临床需要等职业特点；③毕业生去向的基层性，高等职业教育培养的学生是为生产、建设、第一线服务的，这决定了其毕业生的就业岗位在医院、社区等工作场所。

（3）培养要求和课程设置：护理技术应用型人才培养要求是"理论知识够用，加强护理实践，突出护理专业特点"。2000 年教育部下发了关于组织实施《新世纪高职高专教育人才培养模式和教学内容体系改革与建设项目计划》的通知（教高 [2000]3 号）。全国的护理高职高专院校积极开展教学改革。例如，2002 年九江医学专科学校等七家学校经教育部批准联合承担《高职高专教育护理类专业人才培养规格和课程体系改革、建设的研究与实践》（Ⅱ 19 号）课题研究，历经 3 年的研究，取得丰硕的成果，对促进我国护理高职高专教育的改革和发展具有重要意义。

目前,护理院校正在尝试各种不同模式的课程体系建设。大部分院校设置以"应用型、实践型"为特点的课程体系,理论课时与实践课时的比例达到1∶1或1∶2,注重护理操作技能的培训。在课程结构上对基础医学和临床医学课程的内容根据护理学专业的要求进行取舍和组织,同时根据社会发展需要设置能够体现护理专业特点的课程,增加与护理工作相关和必要的人文社科类课程。

（4）教学质量控制和毕业生去向:护理高等职业院校的教学质量控制是通过办学水平评估的方法来进行的。根据教育部《关于开展高职高专院校人才培养工作水平评估试点工作的通知》(教高司函 [2003]16 号),2003 年开始了高职高专院校评估试点工作,对 25 个省市的 26 所高职院校进行了评估。在试点的基础上,2004 年 4月,教育部办公厅印发了《关于全面开展高职高专院校人才培养工作水平评估的通知》(教高厅 [2004]16 号)和《教育部关于进一步推进高职高专院校人才培养工作水平评估的若干意见》(教高 [2005]4 号),委托省级教育行政部门具体组织实施本地的高职高专院校评估工作,正式建立起五年一轮的高职高专院校人才培养工作水平评估制度。

护理学大专毕业生的就业以临床医院的护理岗位为主。截止到 2012 年,全国临床护理队伍中,大专毕业的护士人数已经超过 45%。

3. 护理学本科教育

（1）定位:护理学本科教育的定位在发展中不断调整。在 20 世纪 80 年代高等护理教育恢复初期,由于当时无论是护理教育、临床实践还是管理方面都亟需大量的高端人才,护理学专业本科教育定位于学科精英型人才培养模式。此阶段的人才培养目标除要求学生具有扎实的专业理论基础,良好的专业知识、专业能力及素质外,还要求学生具有护理教学、护理管理、护理科研、临床护理等方面的能力,目的是为学生以后作为师资、管理人员或科研人员做准备。20 世纪 90 年代后期,随着本科教育项目的普及,以及研究生教育的发展,我国本科护理学教育的定位转为通用型实践型人才培养模式,以培养从事临床护理和护理管理的具有学士学位的护理人才为主要目标,培养以具有临床护理能力为主,教学、管理及科研能力为辅的高级人才。

2009 年,教育部委托全国"本科护理学教学指导委员会"对护理学本科教育的人才培养目标再次进行研讨。2010 年制订了《护理专业本科教育规范标准》讨论稿,对人才培养目标、人才培养要求等方面提出了具体的要求。

（2）本科护理学教育的人才培养目标：培养适应我国社会主义现代化建设和卫生保健事业需要的"德智体"全面发展的专业人才，能够比较系统地掌握护理学及其相关的基础理论、基本知识和基本技能，具有基本的临床护理能力、初步的教学能力、管理能力及科研能力，并兼备终生学习能力和良好职业素养，能在各类医疗卫生保健机构从事护理及预防保健工作的专业人才。

（3）本科护理学教育的人才培养要求：本科护理学教育的人才培养具体要求，主要包括护理学专业人才的素质、业务能力及专业知识三个方面。

1）职业素质要求：①树立科学的世界观、人生观、价值观和社会主义荣辱观；热爱祖国，忠于人民，愿为祖国卫生事业的发展和人类健康而奋斗。②具有人道主义精神，珍视生命，关爱护理对象；忠于护理事业，具有为人类健康服务的奉献精神。③具有求实精神、慎独修养和严谨的工作态度以及符合职业道德标准的执业行为。④具有与护理对象及其他卫生保健服务人员进行有效交流的意识。⑤尊重他人，具有集体主义精神和团队合作的意识。⑥在执业活动中保护隐私、尊重人格和个人信仰，理解他人的文化背景及价值观。⑦树立依法执业的法律观念，具有在执业活动中保护护理对象和自身的合法权益的意识。⑧具有创新和评判思维能力，可用于指导循证实践、修正自己或他人的错误；树立终生学习，不断进行自我完善和推动专业发展的观念。⑨达到国家规定的大学生体育和军事训练合格标准；身心健康，能够履行救死扶伤的职责。

2）业务能力要求：①具有应用护理程序为护理对象实施整体护理的能力。②具有初步配合急危重症患者的抢救和处理应急突发事件的能力。③具有与护理对象及其他卫生服务人员有效交流的能力。④具有为护理对象提供健康教育及健康咨询的能力。⑤具有正确书写护理相关文件的能力。⑥具有评判性思维和分析、解决实际问题的能力。⑦具有一定的创新能力。⑧具有利用现代信息技术获取相关信息的能力。⑨具有初步的教学、管理及科研能力。⑩具有阅读本专业外文文献的能力。

3）专业知识要求：①掌握与护理学相关的自然科学、人文社会科学及基础与临床医学的基本理论和基本知识。②掌握护理专业的基本理论、基本知识和基本技能。③掌握生命各阶段的预防保健及健康促进知识。④掌握生命各阶段常见病、多发病基本的病因、发病机制、临床表现、诊断防治原则及相关护理知识。⑤熟悉防治传染病以及突发公共卫生事件的有关知识。

（4）护理学本科课程设置和教学改革：中国的高等护理教育的发展吸取了现代国际先进护理教育经验。从20世纪80年代开始就借鉴美国等护理教育发达国家的先进理念，从人是一个生理－心理－社会的整体观念出发，围绕人、环境、健康和照顾四个护理学的基本概念和整体护理的观念进行课程设置和教学设计。多数学校的课程设置中都包含公共基础课、医学基础课和护理学专业课的内容。随着社会的发展、医学模式的转变和学科发展需要，护理教育者不断尝试课程设置改革，对公共基础课程、医学基础课程、护理专业课程和护理人文课程等课程体系进行改革，以突出护理、注重整体、加强人文素质培养为目标，形成了多种多样的课程设置模式和教学方式。如北京协和医学院"人体功能和基本需要模式"课程设置模式，第二军医大学"人的生长过程＋学科"的课程设置，首都医科大学"胜任力本位教育"课程设置模式，山东大学"以护理学基本概念为框架"的课程体系等。同时，根据护理的服务对象的特点，在课程设置中加强护理人文科学的建设和教学。人际关系和沟通、护理美学、伦理和法律等课程成为护理本科生的必修课。近年来，随着医学模式的发展，护理学的观念由"以患者为中心"转变到"以人的健康为中心"。根据社会发展和需求的变化，增加了老年护理和社区护理等课程。

护理教育者在教学方式上不断改革和创新。在传统的讲授和示教基础上，积极开展以问题为中心的教学法（problem based learning，PBL），角色扮演（role play），情境教学法（situational teaching），计算机辅助教学（computer aided instruction，CAI）等多种形式的教学改革。

临床教学是护理教学的关键部分。除了教学进程中的临床见习，教育部本科护理专业教学指导委员会所制定的标准中要求临床实习在40周以上。实验室练习和临床实训经验对学生的临床思维和判断能力的培养，对学生专业素质熏陶，和各种临床技能的提高至关重要。各校都在努力加强院校结合，从阶段式实习发展成渐进式的临床见习和实习，使学生早期接触临床。多数院校将护理学专业学生的毕业临床实习安排在最后一学年进行，也有院校安排在其他学期。实习期间护理学专业学生必须到师资、设备等符合教育部、卫生部等部门关于临床实习基地条件要求的医院和科室实习。实习内容包括医院临床专业科室护理综合实习和社区护理实习；临床专业科室护理综合实习科目包括内科、外科（含手术室）、妇产科、儿科、急诊科、精神科、重症监护室等临床科室。各院校根据各自社区实习基地的服务特色，制订相应的社区护理实习计划，培养学生在社区提供健康服务能力。有些院校安排了一定时间的毕业专题训练、护理教育实习、护理管理实习，以及临床医疗实习。但近年扩大招生的一些院校，由于临床实习基地的建设滞后，临床教学质量难以保障。

（5）护理学本科教学质量控制：护理学教育的质量控制是保证教学质量的关键。近年来，护理教育者不断加强对教育评价体系的研究，通过知识考核与能力素质考核相结合，终结性考核与形成性考核相结合的方式促进教学评价的有效性。在内部控制体系中，各校在培养目标、专业设置、课程与教学管理、科研机制与管理、教学条件与师资等环节严格把关。在考核方式上也有新的尝试，近年来吉林大学和北京大学等护理学院已经采用客观结构化临床考试（objective structured clinical examination，OSCE）进行成绩评定，哈尔滨医科大学护理学院采用标准患者的方式对学生进行综合能力考核。近年来各校在精品课程和精品教材建设上也投入了较大的精力，以促进教学水平的提高。

为保障护理教学质量，教育部高教司农林医药处在2007年组建教育部高等学校护理学专业教学指导委员会（简称护理学专业教指委）。护理学专业教指委的任务是组织和开展护理学科教学领域的理论与实践研究，指导高等学校的护理学专业建设、教材建设、教学实验室建设和教学改革等工作，制定护理学专业规范或教学质量标准，承担护理学专业评估任务，承担本科护理学专业设置的评审任务，组织有关教学工作的师资培训、学术研讨和信息交流。北京大学护理学院是护理学专业教指委主任委员和秘书长所在单位。在教育部的指导下，教指委秘书组积极筹划组织全体教指委委员共同努力于2009年完成了《本科护理学专业规范》和《护理学专业认证标准》的初稿。护理学教指委通过充分的调研和讨论完成了《护理学专业发展战略研究报告》，并通过"护理学专业本科教育发展研讨会"和"护理学专业认证研讨会"的形式促进护理教育者对教学质量的思考，对指引我国护理学专业本科教育起到推动作用。

2010年底，护理专业教指委在护理专业本科毕业生的核心能力要求中指出护理本科毕业生应该具备下列10种能力：①应用护理程序为护理对象实施整体护理的能力；②初步配合急危重症患者的抢救和应急处理突发事件的能力；③与护理对象及其他卫生服务人员有效交流的能力；④为护理对象提供健康教育的能力；⑤正确书写护理相关文件的能力；⑥评判性思维及分析和解决实际问题的能力；⑦一定的创新能力；⑧利用现代信息技术获取相关信息的能力；⑨初步的教学能力、管理能力及科研能力；⑩和阅读本专业外文文献的能力。

2010年起，护理学专业教指委组织相关专家开展护理学专业认证试点工作，其中有对本科护理学专业学生学习效果的评价，对护理教师教学质量的评价，以及对教学组织管理、教学环境等的评价。截止到2012年，已经有8所护理学院通过了专业认证。

（6）毕业生去向：在20世纪80年代刚刚恢复高等护理教育的初期，由于护理教育界和临床都对护理高级人才的需求很大，因此毕业生的去向主要为护理专业学校任教、护理临床服务、考研和出国。随着护理学科发展要求的提高，大部分高校都提高了护理师资的准入标准，近年来本科生在高校任教的机会大幅减少。

对于高等护理教育毕业生，卫生部于1990年提出《关于合理分配与培养使用护理本、专科毕业生的几点意见》，建议合理使用高护毕业生。有75%的本科毕业生被分配到市级以上医院及教学单位，多数单位比较重视。有些医院制订了毕业后继续培养使用的计划，提出了阶段目标与要求，安排护理本科生两年的临床轮科实践，6个月护理管理实践的培养计划，后期将本科生逐步定位在专科护理、护理管理或者护理教学的相应岗位上，发挥其作用。许多使用单位认为本、专科毕业生具有扎实的理论基础，工作能力强，综合素质高，具有一定的护理教学及专科护理能力，在实际工作中可以发挥很好的作用。

考取国内外各种专业的研究生是护理专业本科生毕业后的一项选择，尤其是重点院校的毕业生选择护理以外的专业比较普遍，如心理学、公共卫生学、基础医学、生物医学、经济学等。在允许转专业的大学里，有些学生在学期间就转往其他专业就读。这些都导致了护理学生的流失。

4.护理学硕士研究生教育

（1）生源与招生条件：目前国内护理硕士研究生的来源主要是护理专业本科毕业生，少数学校仍招收同等学力者（本专业大专学历且工作满3年以上），同等学力者复试时加试有关基础理论课。

2007年以前全国硕士生入学统一考试设4门课程，其中政治和外语为公共课，所有考生必考，另外2门专业课为护理学基础、西医综合或护理学综合。2007年之后（含 2007 年）改为英语、政治和西医综合三门课程。2008 年，除第二军医大学等学校考护理综合外，全国其他绝大部分招收护理专业研究生的医学院校都以西医综合作为考研初试的内容。护理学专业学生由于在校内几乎没有系统学习过内科学、外科学等课程，取而代之的是和本专业密切相关的内科护理学、外科护理学，加上西医综合考点内容是护理学学生在护理教学课堂上很少接触的知识点，护理学专业考生不适合这种考试模式，因而总体上分数不高，而国家规定护理学研究生复试分数线和临床医学专业一致，因此过线率很低。很多院校第一志愿护理专业没有招满，只能接受非本专业的调剂考生，这些非科班出身的调剂考生，对护理学专业的范畴比较陌生，入学后还需要经过本专业正规系统理论学习和实践技能的专业培训，才能走上临床工作岗位，因此加大了护理硕士研究生的培养难度。2009 年至今，教育部推出了《2009 硕士研究生护理综合考试参考大纲》（以下简称《大纲》）。护理研究生招生单位要根据《大纲》要求出题。《大纲》的出台，从护理专业的自身发展角度出发，切实贴近护理，不但从根本上解决了生源匮乏的问题，还保证了生源的质量，更是对护理学作为一门专业的肯定。从某种意义上讲，这是护理学专业完善本专业自身发展要求，也是适应时代进步和社会需求迈出的重要一步。

（2）护理学硕士研究生教育的培养模式

1）学术学位：学术学位是一种国际上通用的授予个人的学术称号，表示其受教育的程度或在某一学科领域里已经达到的学术水平。它是侧重理论和学术研究方面的一种学位，主要培养高校教学和科学研究人才。我国现行护理硕士培养模式以科研型为主。每个学校的具体培养模式各不相同，各具特色；不同学校的教学、科研等师资规模也参差不齐。近年来国内外、高校间相互不断的沟通合作、联合培养，为护理硕士研究生的培养提供了广阔空间。研究生在导师引导下，通过检索、查阅相关文献，撰写综述、完成开题报告、中期汇报及毕业论文。在此期间熟悉、了解国内外本专业最近的研究动态，并涉足边缘学科的理论研究学习；不断拓宽研究领域；培养研究生思维和独立发现问题、分析问题、解决问题的能力，旨在培养和提高学术学位型护理硕士研究生的科研能力。

2）专业学位：专业学位是相对于学术学位而言的，它与学术学位是水平相当的同级学位．它是一种侧重实践和应用方面的学位，旨在针对一定的职业背景，培养适应社会特定职业和岗位以及实际工作需要的应用型高层次专门人才。护理学是一门实践性很强的专业，不论是临床护理、护理管理、护理教育、护理科研都不能脱离临床实践，然而我国现行的科研型护理研究生的培养模式，以培养科研能力为主。2004年，护理界前辈们提出专业型护理学研究生培养模式的构想。2009年，教育部开始面向应届本科毕业生招收全日制专业学位硕士，并为此增加了5万个招生名额。2010年，又进一步全面开通了专业学位硕士研究生招生考试，减少学术型硕士，减少的名额用以增加专业型硕士。这是我国为适应社会需求而正式开展的另一种护理研究生培养模式。国内护理专家建议吸取国外先进培养和办学经验，取其精华，完善自我。目前，美国护理专业硕士生的培养是定位在培养临床护理实践者，澳大利亚的护理教育理念也是建立根据社会的需求、培养学生实际目标能力的教学体系。我国专业型护理研究生培养目标在立足于国内护理教育现状的基础上，应侧重专业技能、基础知识、临床知识、社会适应能力，管理能力等方面。2011年，全国医学专业学位研究生教育指导委员会增加护理学专业学位分委会。护理学专业学位分委会已经完成《护理学专业硕士学位培养方案》初稿，《护理学专业硕士学位培养基本要求》和《护理学专业硕士学位评价体系》讨论稿。

（3）护理学硕士研究生教育的培养目标：培养目标是教育活动的基本出发点和最终目的，是课程设置、教学内容和方法、教学评估的核心。护理硕士在中国护理专业的发展中担当着教育者、研究者、管理者、临床护理专家、社区护士和创业者的多重角色。一直以来，我国的护理硕士研究生定位于科学学位，即重点学习基础理论和系统的专业知识，以培养合格的高素质护理科研、教育、管理人才。由于各院校对培养类型还存在困惑和争议，所以对研究生的培养目标和最终的能力要求也不尽相同。如第二军医大学将护理硕士培养目标定位于培养护理教育者、管理者和有科研能力的临床护理人员，要求学生树立全面培养的观念，不仅要求完成课程学习和科研论文，而且要通过课程学习和完成论文，来培养各方面的能力。北京大学护理学院护理硕士专业培养目标为：掌握自然科学、基础医学和护理学的理论知识，较广泛的社会科学知识，具有一定的教学能力、科学研究能力，毕业后能从事高等护理教育、护理科研、护理管理和临床护理等工作。随着护理博士项目的开展，护理硕士研究生项目的重心也逐渐从护理教育者、护理管理者的培养向临床专科护士的培养开始转变。

（4）护理学硕士课程设置：合理的课程知识体系是研究生培养的重要环节。目前各护理院校都建立了自己的硕士研究生课程体系，基本上均由公共必修课、专业必修课、选修课、教学或临床实践4部分组成。北京协和医学院护理学院的研究生课程设置分为基础课、专业必修课和选修课，理论与实践比例基本上趋于1：1，第一年主要是学习基础理论，第二年是专业课程和实践相结合，第三年主要是临床论文阶段。此外，第二军医大学也构建了由公共必修课、专业必修课、选修课、教学或临床实践4部分组成的护理学专业研究生课程体系；研究生依据培养方向完成80～100小时的教学实践或半年的临床护理实践。北京大学护理学院的课程设置包括必修课和选修课。其中，必修课包括哲学、护理理论、护理科研、护理管理、护理教育、统计学及专科基础课和实习课等；选修课是本校其他专业硕士水平的课程，在最后一年要完成一篇较高水平的硕士论文。但是由于师资力量有限，各学院开设的护理专业课程有限，从而出现了借鉴临床医学专业硕士研究生的培养模式对护理研究生进行培养的情况，缺乏专业理念和专业特色。另外，由于没有统一的护理研究生专业教材，学科内部各领域分科不明显。2011年以来，随着护理学专业硕士学位培养规模的不断扩大，全国医学专业学位研究生教育指导委员会护理分委会积极开展护理硕士专业学位发展与培养模式研究，根据临床专业型人才培养的需要，推动健康评估、病理生理学、临床药学和循证护理学四门课程作为护理学硕士专业学位的核心课程建设。

（5）护理学硕士学位考核体系：硕士研究生的考核体系对保证培养质量起到重要作用。国内护理院校对研究生考评的主要方法是学分制，要求研究生在2～3年内修满三十几个学分，完成一篇研究性论文，并通过学位论文答辩。不合格者，提出整改意见，半年后复考，仍不合格者，建议延期毕业或终止。随着研究生教育的发展，各院校的考核体系正在逐渐健全。但是应该引起注意的是研究生临床实践的考核方法，建立合适的考核制度，这样才能使研究生有压力，更加激励其在临床努力学习。如何合理评价高等护理教育的发展成效，进一步深化我国护理教育改革已成为亟待解决的问题。

（6）毕业生去向：近年来，随着我国护理硕士研究生招生规模的扩大，研究生毕业后的去向问题越来越引起人们的关注。侯睿等对北京大学护理学院1992－2008年毕业的44名护理硕士研究生就业情况调查发现，68.2%的人毕业后从事护理教育工作，27.3%的人从事临床护理工作。黎贵等对我国2008届114名护理专业硕士毕业生（来自 21 所护理院校）的就业意向进行调查，结果显示 69.15% 的毕业生希望从事教学工作，18.09% 的毕业生希望从事临床护理工作。可见，目前护理硕士研究生毕业后还是以从事护理教育为主，而随着护理研究生教育的发展和就业压力的增大，会有越来越多的护理硕士毕业生从事临床护理工作。因此，今后护理硕士研究生教育应向多元化发展，重视理论与实践结合，为培养临床护理专家提供平台。

5. 护理学博士研究生教育

博士教育是当代国际上公认的高等学位教育的最高层次，其数量和质量是衡量一个国家高等教育发达程度和文化科学发展水平及潜力的基本标志。护理博士研究生教育是护理高等教育的重要组成部分，既包含知识的积累和传承，又包含着知识的创新，担负着为医疗卫生事业培养优秀护理人才的艰巨任务。同时，博士教育也是满足学生追求专业知识和个性发展，满足社会对高素质护理专家需要的途径。

随着社会及护理学科发展，发达国家十分重视护理博士研究生的培养。美国的护理博士研究生教育至今已有近 100 年的历史，经过功能性专家准备阶段、护理科学家时代和护理博士阶段三个阶段的发展，已经形成了独具特色的护理博士生培养模式。然而我国护理博士教育仍处于起步阶段。2004 年，在美国中华医学基金会（CBM）的资助下，北京协和医学院护理学院与美国约翰·霍普金斯大学护理学院联合培养护理学博士项目（以下简称"联合培养项目"）正式启动。我国护理博士教育自创立起到现在尚不足 10 年，无论是从学科的积淀方面还是从学位与研究生教育制度的成熟和规范方面均与美国有着明显的差距。如何借鉴他国经验，扬长避短，探索护理博士教育领域特点，建立完善、专业特色鲜明的护理博士教育学科体系，建立能激励创新和自由探索的培养机制，已经成为我国护理博士研究生教育的重要任务。

（1）招生与培养：博士研究生招生不仅是教育的首要环节，也是选拔人才的关键步骤，良好的生源是护理博士教育取得成功的重要保障。

目前，我国护理博士研究生招生的条件一般为：政治素质合格、已取得硕士学位、原单位同意报考、2 名或 3 名硕士研究生导师推荐、笔试和面试合格。这种比较单一的评判方式，只凭一次分数决定是否达到入学标准，不能综合反映学生入学前的整体水平。在美国，各大学根据情况制定各自的入学标准，大部分学校要求查验毕业生各科考试成绩、本科或硕士毕业的等级、推荐信和所提交的学术论文的质量等。一些学校需要学生具有护理实践经验。如弗吉尼亚大学，要求申请者至少具有国家认可的学士学位；学习绩点达到 B 级以上，GRE 达到 500 分，海外申请者托福要达到 550 分；3 封推荐信，其中 2 封要来自于具有博士学位的护理教育者，1 封来自申请者原工作单位，还包括能反映本人专业成就和成果的记录。这种能全面考察学生入学前综合能力的评判方式值得我国借鉴。在北京协和医学院和美国约翰·霍普金斯大学护理学院博士联合培养项目中，学生入学考试的初试参加全国统一的考试，在入学考试的复试环节，复试小组由中方院校的护理学院领导、中方院校的博士生导师和美国约翰·霍普金斯大学护理学院领导、导师共同组成，对考生的专业知识、外语水平及综合素质进行审核。最终商议确定录取名单。美方的专家更多地考察了学生的创新能力、研究潜力及外语水平，完善了复试过程，保证了生源质量。

此外，我国现行"宽出"式的培养机制缺乏竞争活力，不利于激发学生学习的积极性，影响了教育质量。所以，护理博士教育应在培养机制上进行改革，大胆引入"淘汰制"，以激发研究生的创造力，培养他们主动适应社会市场经济发展的能力，提高其发展能力和竞争能力。

（2）导师队伍建设：教育的主要先决条件是师资。只有高水平的师资，才能指导出高水平的专业人才。护理博士研究生教育尤其要重视具有创新意识和创新能力的导师队伍建设，使导师能自觉将先进的护理教育理念、社会对护理新的需求、护理前沿科技动态和新技术应用到博士研究生教育过程之中。为了增进护理博士研究生从不同角度理解、分析问题的能力，拓宽其思维，可以由 3～5 名具有不同学术背景、知识结构、研究方向的导师组成护理博士教育指导委员会，在实施导师个人负责制的同时，加强指导委员会集体指导的力度。

张银玲等认为应严格制定护理博士研究生导师遴选标准，坚持"优中选优，公正合理"的原则。其核心条件应包括：具有博士学位；正高级职称；能用 1 门外语进行学术交流和写作；学术水平在护理领域居国内前沿或领先地位；以第一负责人承担国家科研课题，有足够的科研经费，有比较稳定而成熟的研究方向；取得硕士导师资格，并作为指导老师培养过 1 届以上硕士研究生；近 5 年以第一作者或通讯作者在国外期刊发表 SCI（EI、SSCI）全文论著 2～3 篇。同时，为了激励导师不断提高自身的综合素质和科研水平，可实行聘任制，定期对导师的科研道德、科研工作（研究课题、研究成果等）和学术成果（招收博士研究生数量、为博士研究生开设的课程、发表研究性论著等）进行考评，制定合理的奖惩制度。此外，考虑到我国的护理博士教育刚刚起步，可采用与护理专业发展方向比较密切的学科联合培养的方法，或聘请国外护理博士生导师。如北京协和医学院和美国约翰·霍普金斯大学护理学院博士联合培养项目的护理学博士研究生，从入学到后续的课题研究，都是在北京协和医学院护理学院和美国约翰·霍普金斯大学护理学院两方共同合作下完成的，学生在中美两方导师的指导下完成全日制3年的学习。对于没有博士研究生培养经验的护理学科来说，初期聘请其他相关专业的博士生导师指导学生，无疑是加快自身建设的一条捷径。

2011年，在美国中华医学基金会（CMB）的资助下，北京大学护理学院联合复旦大学护理学院共同承担了CMB八所院校博士研究生师资培养工作。在分析了我国护理知识体系中缺乏护理核心课程的状况之后，北京大学护理学院与美国亚利桑那大学护理学院探讨引进"哲学在护理学发展中的作用""护理理论建设""质性研究"三门课程的新途径，并首次尝试博士课程网上学习方式。这种灵活、自主的学习方式受到了八所护理学院教师的欢迎和称赞。下一步的工作将是对这些课程进行本土化，使更多的护理教师和学生学习到护理学知识的来源和发展过程，学习在不同认识论的指导下选择适当的方法去探索和解决护理领域中的问题，发展护理学的专业知识体系。

（3）学制学位：截至2009年，在我国已开设护理学博士研究生教育的5所院校中，博士研究生学制多为全日制3年，培养方式与医学专业培养方式相似，分为以科学研究能力训练为主的科学学位和以临床实际工作能力训练为主的专业学位两类，分别授予哲学博士（PhD）和医学博士（MD）。与此相比，同年全美已发展有178个护理学博士点，分别授予临床型护理博士（doctor of nursing practice，DNP）、护理哲学博士（doctor of philosophy，PhD）、护理科学博士（doctor of nursing science，DNS）、护理教育专业博士（doctor of education，EdD）。随着美国医疗改革、医疗环境的改变以及护理质量改革，一直以护理人力市场需求为导向的美国护理学高层次教育正经历着一次重要的转型。博士点的数目上与5年前比较增长了将近80%，4类博士项目的组成比例上与10年前比较也发生了很大的变化，特别是DNP项目大幅度的增加，使DNP成为当今临床型护理人才最终、最高的学历选择。然而在中国目前仍以PhD为主，博士教育与高级临床护理实践相结合尚有待加强。

护理博士学位类型应打破现有的框架，设置护理科学博士学位和护理专业博士学位，前者主要以培养从事护理理论或应用护理理论的人才为目标，侧重于提高博士研究生的学术理论水平、提高实验研究能力；后者以培养高级应用型专门人才为目标，侧重于提升从事某一特定护理职业的实际工作能力，如护理麻醉专业博士学位、公共卫生专业博士学位等，促进护理博士教育的全面发展。我国的护理博士培养初期，院校在临床医学或者相关专业科学学位博士研究生较为成熟的培养方案的基础上，进行了大胆的创新和实践，如学位课程开设了护理学科的相关内容（护理研究、护理管理等）供博士研究生选修；打破护理和医学的学科界限；在毕业论文的难度及获得学位的要求方面严格按照科学博士学位要求以保证博士研究生培养质量等。在专业学位博士研究生培养方面，可尝试着根据临床医学专业学位博士研究生的培养方案，制订符合护理学科特点的新的培养细则，主要在课程的设定、临床轮转的方式方法及要求，以及临床能力考核等方面作大胆的尝试。

（4）课程设置：课程设置是护理博士研究生教学的奠基性工作，它不仅关系到学生所学知识能否满足今后发展的需要，也关系到能否成功提高学生的专业能力。虽然各院校护理学博士研究生课程设置均围绕国家关于博士学位考试课程的基本要求，设置了马克思主义理论课、学位基础课、学位专业课（包括必修与选修）和外语课等课程，但由于目前各护理学博士点的规模相对较小，开设的课程数量有限，且各院校对护理学博士研究生课程设置仍具有较大自主性，各院校依据自身的教育理念、课程模式、学校资源，以及对社会需求的认识和定位来确定各自的课程设置，而在护理专业核心课程设置方面尚缺乏统一标准。这便产生难以用统一标准对各博士项目作出评价以监管教学质量，并且可能造成邻近地区教学资源难以整合、共享等一系列的问题。2004年北京协和医学院护理学院与美国约翰·霍普金斯大学护理学院联合培养项目的护理博士研究生，在第一学年主要完成北京协和医学院研究生院要求的学位课程，包括公共课程、方法课和基础理论课；同时，约翰·霍普金斯大学护理学院派教师来中国授课。主要讲授课程有高级研究设计、循证护理实践、高级护理理论和症状管理及评价等。第二学年第一学期，学生赴美国约翰·霍普金斯大学护理学院参加美方安排的课程，主要课程有论文研讨、文章写作与发表、全球健康热点问题及趋势、健康医疗研究的评价、护理专业英语等。与国内开设的课程相比，美方的课程在护理专业内容上更加前沿和深入，对研究方法、论文书写及投稿等方面也有非常全面的介绍，弥补了国内系统的护理学博士课程的欠缺，有利于中国学生发表高质量的文章。北京大学护理学院博士课程建设，也是在基本护理核心课程的基础上，注重对学科发展非常重要的核心课程，如认识论和方法论等课程的建设。

尽管我国还未开设临床型护理博士，只有科研型博士项目，但仍可参考美国护理学院协会（AACN）对全美临床护理博士（DNP）的监管与建议。由于我国护理博士教育处于起步阶段，所以各院校之间应多交流彼此办学的经验，在充分发挥和挖掘自身资源和师资潜力的基础上，积极引进国际上先进的、已经比较成熟的护理专业博士研究生课程，引进国外先进的师资和教材，如护理理论、高级护理实践、高级统计学、护理研究方法、高级医院管理学等，并组建护理博士教育委员会，以规范和统一博士项目的培养目标及核心课程设置。基于此，各院校也可发挥其专科或科研优势开办特色教学，邻近地区院校也可协议合办博士教育，整合资源，实施交叉选课制度，克服各校所设护理专业课程有限、范围过窄，导致研究生视野不宽、科研能力受抑制的缺陷，实施跨学科、交叉选课制度。在坚持共同教育水准的前提下，通过国家间、校际间和不同学科间的合作，更好地利用不同区域专家的丰富经验，做到资源共享。

（5）研究领域：护理博士的研究范畴应以满足护理理论和实践发展为导向，积极拓宽研究领域，丰富研究内容，这样不但有助于完善和促进护理学科的整体发展、提升护理工作的质量，而且也有助于改变现今社会对护理专业的偏见。目前各院校培养的护理学博士多授予以科学研究能力训练为主的科学学位，因此护理博士的研究领域应集中在教育、临床实践和管理三大领域，提示博士教育与高级临床护理实践之间的结合尚有待加强。如何在我国护理学博士研究生教育进一步发展的过程中，在重视护理理论的同时，积极探索和扩大护理博士专业学科领域，将博士教育与高级临床护理实践相结合，满足护理理论与实践发展的需要，扩大护理专业在卫生保健中的作用，培养更多的高级临床护理实践专家，这一问题值得深入探讨和解决。

（三）护理队伍基本状况

1. 护士的总量、千人口护士数、医护比、床护比等情况

（1）注册护士总数：自2005年以来，护士队伍数量发展迅速，截至2012年底，

全国注册护士总数达到 249.7 万人，占全世界护士总数的 19.2%；比 2005 年增长了 115 万人。图 10-1 显示了从 1950 – 2012 年我国护士总数的变化（1950、1980、1990、2000、2005、2008、2009、2010、2011、2012 年我国注册护士总数）。

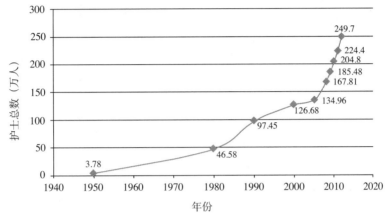

图 10-1 注册护士总数（万人）（1950 – 2012）

（2）千人口注册护士数：2012 年，我国每千人口护士数为 1.83 名，比 2008 年的 1.25 名有所提高，但与世界卫生组织提出的每千人口应有 2 名护士的标准还有差距。《中国护理事业发展规划纲要（2011 – 2015 年）》提出，到 2015 年，全国注册护士总数达到 286 万，每千人口注册护士数为 2.07。

从地区分布看，护士人力资源相对集中于经济发达的地区（见表 10-1）。以 2011 年为例，全国千人口注册护士数为 1.66，其中东部地区为 2.03，中、西部地区

表 10-1 2011 年我国各地区注册护士数（人）

		注册护士数	每千人口注册护士数
总计		2 244 020	1.66
地区	东部	1 022 111	2.03
	中部	668 891	1.46
	西部	553 018	1.40
行政区域	城市	1 304 202	3.29
	县及县以下	939 818	0.98
护士数 / 千人口前 3 位省级行政区	北京	72 812	5.68
	上海	58 885	4.15
	天津	25 814	2.58
护士数 / 千人口数后 3 位省级行政区	西藏	2 410	0.71
	贵州	41 589	0.98
	云南	53 215	1.15

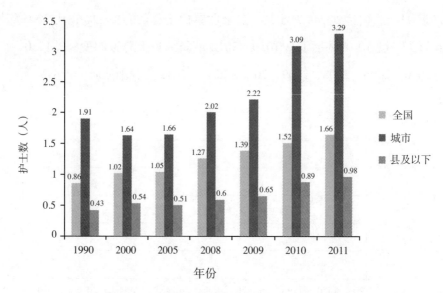

图 10-2　全国、城市、县及以下千人口注册护士数（人）

分别为 1.46 和 1.40 ；城市千人口注册护士数为 3.29，县及县以下仅为 0.98 ；中国大陆地区 31 个省级行政区中，千人口注册护士数排前 3 位的分别是北京、上海、天津，后 3 位的是西藏、贵州、云南。图 10-2 显示了自 1990 年至 2011 年(我国全国、城市、县，及县以下千人口注册护士数的变化（1990、2000、2005、2008、2009、2010、2011 年全国千人口注册护士数），和城市、县及县以下千人口注册护士数逐年上升趋势。

（3）医护比：2012 年我国的医生与护士之比达到 1∶1.30，扭转了从 1990 年（1∶0.58）到 2011 年（1∶0.91）的倒置状态。其中三级医院医护比达到 1∶1.48，二级医院达到 1∶1.27。 2011 年全国执业（助理）医师和执业医师共 246.6 万人，与注册护士（224.4 万人）比例为 1∶0.91，其中城市 1∶1.10，县及县以下仅为 1∶0.74。

（4）床护比：床护比一直是我国在护士人力配置中采用的方法，只有较少医院开始尝试护患比配备护士。卫生部 1978 年《综合医院组织编制原则（试行草案）》（78）1689 号文件规定的床护比标准为 1∶0.40。由于我国护士数量短缺，床护比一直低于这个标准，影响了护理质量。

2.护士人力资源结构

（1）学历结构：经过 30 年的发展，当前我国护士学历结构有了较大改善，从以中专为主的护士队伍逐渐发展为中专、大专、本科及研究生多层次的人才队伍。

国家卫生和计划生育委员会公布，截至 2012 年底，中国具有大专以上学历护士占总数的 56%，其中，本科及以上学历的占 10.6%。与 2005 年相比，大专以上学历护士的比例提高了 24.4 个百分点。《中国护理事业发展规划纲要（2011－2015 年）》中提出优化护士队伍结构，进一步增加大专层次护士比例，缩减中专层次护士比例。到 2015 年，全国护士队伍中，大专以上学历护士应当不低于 60%；三级医院中，大专以上学历护士应当不低于 80%，二级医院中，大专以上学历护士应当不低于 50%。

（2）性别结构：截至 2012 年底，中国注册护士总数达 249.7 万人，但是，男护士所占的比例却不足百分之一。虽然我国的护士队伍仍然是以女性为主体，近年来男护士的数目有增加的趋势。目前男护士数量增长较快的是北京和上海等大城市。北京现有注册护士总数约 6 万人，男护士已有 2000 余名。虽然从数量上，男护士已经占到 3%，但是在急诊科、手术室、重症监护室、精神科等领域的需求缺口依然很大。

（3）年龄结构：目前，我国护士中 25 岁以下的占 40.59%，25～34 岁占 18.91%，35～44 岁占 23.27%，45～54 岁占 14.71%，55～59 岁占 2.15%，60 岁及以上占 0.37%。可见，护理队伍以中青年人员为主，年龄普遍较低。具体见图 10-3：

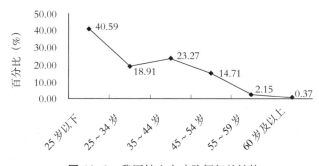

图 10-3　我国护士人才队伍年龄结构

（4）工作领域：从事临床护理工作的注册护士为 218.17 万人，占 91.64%；从事行政管理工作的注册护士为 4.38 万人，占 1.84%；从事预防保健工作的注册护士为 4.41 万人，占 1.85%；从事护理教育工作的注册护士为 3590 人，占 0.15%；从事其他工作的注册护士为 10.75 万人，占 4.52%。

（5）地域分布：2011 年，我国东部地区注册护士共 102.21 万人，占当年注册护士总数的 45.55%；中部地区注册护士共 66.89 万人，占 29.80%；西部地区注册护士共 55.30 万人，占 24.64%。2011 年，我国城市注册护士共 130.42 万人，占当年注册护士总数的 58.12%；县及县以下注册护士 93.98 万人，占 41.88%。

3. 2009－2012 年护士执业资格考试情况

（1）按考试时间分：2009 年到 2012 年，全国累计报考护士执业资格考试共 2586.32 万人次，报考人数逐年上升，2012 年首次突破 700 万。四年间通过护士执业资格考试共 1456.67 万人次，通过人数逐年上升，2012 年首次突破 400 万。2009 年到 2012 年平均通过率为 56.3%，其中以 2012 年通过率最高，为 59.6%。

（2）按地区分：按照全国地区划分，可将各个省市划分为华北、东北、华东、华中、华南、西南、西北，共七个地区。以华东、华中和西南地区报考人数最多，累计四年报考人数均超过 420 万次；东北和华南地区报考人数最少，累计四年报考人数均在 220 万左右。就通过人数而言，华东、华中和西南地区通过人数最多，占全国通过人数的 62.4%。通过率以华东、华中地区较高，通过率均超过 64%，以西北地区通过率相对较低，仅为 39%。

从全国范围来看，以山东、河南、四川、湖北、河北五省累计报考人数最多，均超过 150 万人次；海南、青海、宁夏、新疆兵团、西藏累计报考人数最少；在直辖市中，以重庆报考人数最多，北京次之。通过率前五个省市分别是江苏、上海、湖南、浙江、天津，通过率在 70% 以上；通过率小于 40% 的有宁夏、新疆兵团、青海、西藏和新疆。

（3）按学历分：考生学历可分为专科、中专、本科、硕士、博士及其他，其中以中专学历报考人数最多，平均每年超过 420 万人次报考，四年累计通过人数达 762.58 万人；其次是专科学历考生，平均每年报考人数接近 200 万，四年累计通过人数为 599.04 万人；本科学历考生平均每年 24 万人次报考，四年累计通过 93.12 万人；其他学历考生仅在 2009 年和 2010 年有报考数据，平均每年为 1.6 万人次，通过考试总人数不到 2 万人；硕士和博士考生人数较少，四年累计报考人数共 333 人，通过人数为 284 人。

针对各学历考生的考试通过率进行比较，可发现本科学历的考生参加护士执业资格考试四年平均通过率最高，为 96.4%；其次是专科考生，通过率为 76.9%；中专考生的通过率仅为 44.8%。

（4）按学历及地区划分

1）中专学历：中专学历考生以华东、西南地区报考人数最多，四年累计报考人数超过 300 万人次，报考人数最少的是东北地区，四年累计报考人数为 158.93 万。中专学历的报考人员以四川、湖北、河南、广东人数最多，该四省四年累计报考人数均超过 100 万人次，考试通过人数也是上述四省最多。华东和华中地区考生通过率都超过了 50%，而西北和西南地区中专学历考生通过率相对较低，分别是 31.7% 和 39.8%。就通过率而言，通过率约为 60% 的地区分别是上海、江苏、浙江、湖南和北京，其中上海中专学历考生通过率最高，为 79.9%。中专学历报考人数最多的四省中，以四川通过率最低，为 43.2%。从全国范围看，西藏的中专学历考生护士执业资格考试通过率最低，为 10.1%。

2）大专学历：专科学历考生以华东、华中、华北地区报考人数最多，四年累计报考人数均超过 120 万人次，以华南地区专科学历考生最少，四年累计报考人数仅为 23 万人次。安徽、北京、福建、甘肃、广东是专科学历考生来源最多的五个省市，四年累计考生均超过 50 万人次；来源最少的两个省分别是浙江和重庆，四年累计均为 1.5 万人次。对于考试通过人数而言，四年累计通过考生最多的省分别是山东、河南、湖南和河北，均超过 40 万人次。以华南地区通过率最高，为 85.3%，其次分别是华东和华中地区，均超过 80%。华北、西南、东北地区通过率约为 70% 左右，以西北地区专科学历考生通过率最低，为 58.8%。就各省市而言，江苏、上海、福建和浙江的专科学历考生通过率最高，四年平均通过率均为 90% 以上；西藏的专科考生通过率仅为 11.5%。

3）本科学历：本科学历的报考人员以华东地区最多，四年总计报考人数为 29.86 万人次；以西北地区报考人数最少，四年总计报考人数 4.17 万人次。本科学历的报考人员以江苏最多，其次是浙江、湖北、广东、湖南，共计 31.44 万人次，约占四年总报考人数的 1/3。通过人数也是上述五省最多。就本科学历考生通过率而言，各个地区均在 93.5% 以上，其中以华南、华东地区最高，分别是 98.4% 和 98.3%，其次是华中、东北、华北地区，通过率均在 95% 以上。对本科学历考生的通过率分析发现，以新疆兵团本科考生通过率最高，连续四年通过率为 100%；其次是广西、福建、浙江和江苏，通过率约为 99%。本科考生通过率低于 90% 的地区为新疆、青海和西藏，其中西藏的本科考生通过率仅为 50%。

4）硕士、博士学历：近四年全国参加护士执业资格考试的硕士共 306 人，共通过 264 人，平均通过率为 86.3%。硕士学历考生以华北、华东地区最多，四年累计报考人数分别是 89 和 84 人；华南和西北地区四年累计报考人数最少，四年累计报考人数分别是 15 和 14 人。硕士学历的考生大多集中在北京、山东、湖北、江苏、河南等地；通过人数最多的地区也为上述五省市。就四年平均通过率而言，华北和华东地区通过较高，分别是 91% 和 89.3%，其余地区四年平均通过率均超过了 75%。而针对通过率，不同省市的差别较大，且各个省市并非每年都有硕士学历的考生，因而无法准确比较。

近四年全国参加护士执业资格考试的博士学历考生共 27 人，共通过 20 人，平均通过率为 74.1%；以西南地区博士学历考生最多，为 9 人报考，而西北地区博士学历考生报考人数最少，仅为 2012 年一人。全国仅 15 个省市地区有博士学历考生报考，且每个省市报考人数仅 1～2 名，2009 年仅在贵州地区一名博士学历考生报考。

5）其他学历：其他学历考生以西南地区报考人数最多，主要来自于四川地区，2009 年和 2010 年总计 2.31 万人，占西南地区该学历总考生的 96.7%。其余地区两年累计报考人数均不足 3000 人，海南、辽宁、宁夏、青海、天津、西藏无其他学历的人员报考。就其他学历考生通过率而言，以华东地区通过率较高，为 73.1%，其次是华中和西南地区，均超过 60%，西北地区其他学历考生通过率最低，仅为 27.3%（华北为北京、天津、河北、内蒙古和山西；东北为黑龙江、吉林和辽宁；华东为山东、安徽、江苏、上海、浙江、江西、福建；华中为河南、湖北和湖南；华南为广西、广东、海南；西南为四川、云南、贵州、重庆和西藏；西北为陕西、甘肃、宁夏、新疆和青海）。

（四）临床护理实践现状

在 2011 年以前护理学一直是临床医学的分支，我国临床护理工作一直受传统医学模式的影响，实行的是以疾病为中心的护理服务，护士工作以执行医嘱为主，处于从属地位，临床护士工作的专业自主性还存在很多的局限。但是随着国外先进护理理念和技术的引进，高等护理教育的发展，我国临床护理也有了一定的发展，初显中国护理特色。

1. 护理方法在西方引进的基础上，不断总结和变革

虽然我国护理实践的开始是西方护理的舶来品，在长期的实践过程中，前辈们在总结经验的基础上，不断改革和创新，在保证护理实践有效、安全、舒适的基础上，突出和显示了护理的科学性和先进性。"分级护理制度"的提出就是一个很好的例子。张开秀和黎秀芳在 1954 年提出了根据患者病情分轻、重、危"三级护理"的分级护理制度，使护理差错事故明显减少，护理质量得到提高，护理人力得到科学合理的安排。分级护理制度不断得到研究和完善，成为沿用至今护理工作的规章制度之一。

2. 临床护理工作方法的改进和变革

为了更好地发挥护士的作用，提高护理质量，我国临床护理实践的工作方法和模式在不断的变革中，由传统的以疾病为中心的功能制护理，到以患者为中心的责任制护理与系统化整体护理模式，及最新提出"优质护理服务示范工程"在全国各大医院得到广泛推广，有力促进了我国护理质量的提高和护理事业的发展。

（1）责任制护理的实践：在 20 世纪 80 年代中期，随着"护理程序"和"责任制护理"理论的引进，整体护理思想和责任制护理方法在我国开始试点和推开。责任制护理是由一名护士负责几名患者的护理，包括从入院接待到出院指导，全部护理工作均由此护士负责；应用护理程序的五个步骤对患者进行评估、计划、诊断、实施与评价，使护理工作符合每个不同患者身心健康的需要。它改变了过去护士工作处于被动地位，只能机械地执行医嘱与规定的护理常规的状态，而是发挥护士的主观能动性，根据每个患者不同的身心情况与社会文化背景，设计并实施因人而异的整体护理，最后还有科学的评价，以保证护理质量。在责任制护理的实施初期，护士的书写任务非常繁重，每个患者要写护理计划。现阶段在我国医院实施的责任制护理有一些改良，简化护理程序的步骤，将标准化护理和个性护理方法相结合。在分工方面，有的医院以责任制小组的形式来安排护士工作。

（2）系统化整体护理模式的推行：系统化整体护理的概念是 20 世纪 90 年代由美国引入我国，它是以患者为中心，以现代护理观为指导，以护理程序为基础框架，并且把护理系统化运用于临床护理和护理管理的工作模式。全国各大医院"整体护理模式病房"的建立，为系统化整体护理的顺利开展起到了重要作用。模式病房有自己的护理哲理，建立标准的护理计划和标准教育计划，制定了以护理程序为框架的各种护理表格。此种工作模式简化了护士书写的内容，更好地体现了整体护理的

思想。在 1996 年"全国整体护理研讨会"上，卫生部副部长王陇德指示各级卫生行政部门、医院领导重视护理工作问题，积极稳妥推行整体护理模式，全面提高护理工作质量。

（3）优质护理服务示范工程的开展：随着医疗技术的发展，护理工作治疗任务繁重，很多患者的基础生活护理护士无暇顾及。在护士的观念里也逐渐淡化了基础护理重要性。患者的生活护理由家属或者聘请的护工承担的现象非常普遍。针对此问题，2010 年卫生部在全国开展"优质护理服务示范工程"活动，主题为"夯实基础护理，提供满意服务"，要根据《综合医院分级护理指导原则》和《住院病人基础护理服务项目》的要求，扎实做好对患者的基础护理，改善服务，努力提高基础护理质量，逐步解决依赖患者家属或者家属自聘护工承担患者生活护理的问题。此工作模式考虑了护士的科学人力配备的问题，对护士的合理排班提出更高要求，保障了实施基础护理的时间和人力。开展"优质护理服务示范工程"的病房在护理质量和患者满意度方面都有很大的提升。

3.护理实践更注重科学依据、工作效率和标准化，初显护理专业实践特色

（1）循证护理实践的引进和发展：循证护理是遵循最佳证据的护理，是近年来在欧洲、澳大利亚、北美洲，以及东南亚地区发展起来的一种提高护理实践科学性和有效性的方法，它起源于循证医学。在我国循证护理首先是华西医科大学附属第一医院于 1999～2000 年对全院护士进行循证思想普及培训，使全院护士对循证医学和护理思想有了初步的认识，并完成了国内中文护理期刊所有随机对照试验和半随机对照试验研究的手检工作，汇总了大量的研究证据，为我国的循证护理发展迈出了可喜的一步。2004 年复旦大学 Joanna Briggs 循证护理合作中心是由复旦大学护理学院与澳大利亚 Joanna Briggs 循证卫生保健中心合作建设。此中心积极开展循证护理指南的构建研究、证据的临床应用研究，涉及"院内跌倒预防"、"PICC 管理"、"非计划性拔管预防"、"口腔护理"、"用药安全管理"等多个专题，为全国循证护理的开展起着重要的推动作用。一些临床护士和护理研究人员将循证护理方法，应用于专科护理实践。如邵红艳和林兴凤探讨循证护理在机械通气患者控制呼吸机相关性肺炎中的应用效果，刘海波等探讨循证护理在肠造口周围皮炎预防及治疗中的应用，都有不错的护理效果。随着临床护士科研能力和信息查询能力的提高，循证护理的

思想及实施会有进一步的提高，进一步改变以传统经验为主的护理方法，促进护理实践的科学性。

（2）临床护理路径的应用与实践：临床护理路径（clinical nursing pathway，CNP）是一个可以预先决定起点和终点的流程，其功能是运用图表的形式提供有时间的、有序的、有效的照顾，以控制质量和经费，是一种跨学科的、综合的整体医疗护理工作模式。1998年杨桂涛第一次在《国外医学护理分册》以综述的形式阐述了临床护理路径的概念、方法及应用。此后有一些护士尝试着将临床护理路径用在精神分裂症患者、股骨头置换术患者的护理，也有用在酒精依赖患者、骨科住院患者的健康教育中。2009年卫生部启动疾病的临床路径管理试点工作，护理人员对此方法的认识已经有10年。临床护理路径的实践不仅让更多的护士考虑如何采用标准的计划和路径为患者提供有效、高效率的护理，也能为整个医疗团队中开展疾病的临床路径管理提供支持和依据。

（3）临床护理质量标准的制定：护理质量标准是保证护理措施安全、有效的准则，也是指导护士工作的指南。各省市卫生管理部门根据卫生部《综合医院分级管理》中的护理标准的要求，组织医院和护理专家研讨编制各地的护理质量标准。各医院又根据省标准制定医院护理质量控制标准，以保障护理工作评价有依据，但大多数质控标准局限于基础质量和终末质量。在国内自1998年开始有一些学者将ISO9000标准用在护理质量管理中，编写医院的护理质量标准文件，但由于比较复杂，其可行性受到限制。为了进一步规范临床护理实践，卫生部和总后卫生部首次颁布了《临床护理实践指南（2011版）》，这是从国家层面，首次颁布临床护理实践规范文件。指南简明阐述了各项临床护理技术、实践知识及技能的重点内容和注意事项，不仅明确了临床护理的技术要点，而且更加注重对患者的专业评估、病情观察、人文关怀和健康指导。指南的颁布可使广大护理工作者更加规范、科学地实践护理活动，提高技术水平，保障患者安全。

（4）护理实践专业化的发展：随着专科医学不断分化与深入，高精尖医疗技术的采用，对护理也提出更高的要求，临床护士必须提高理论知识与业务技术来适应专科向精尖细发展，护理实践专业化的重要性在我国得到了重视。2005年在《中国护理事业发展规划纲要（2005－2010年）》中已明确指出："根据临床专科护理领域的工作需要，有计划地培养临床专业化护理骨干，建立和发展临床专业护士。"一些护士在长期的临床实践中逐渐形成一些特殊领域的专门护理人才，这种建立在经验、知识和技能基础上的非同一般的临床技能使他们具有权威性，如危重病护理的专科护士、老年专科护士、临床营养护士、手术室护士、从事移植专科的护士，随着临床专科的发展，类似的角色仍在不断地出现。他们在专科护理领域发挥着重要的作用。中国香港和台湾地区在 20 世纪 90 年代初已经逐渐形成门类较多、分类细的护理专科。邵逸夫医院自 2000 年率先设立了颇具专业化特色的糖尿病护士、静脉管理护士，提升护理专业水平。随后大陆多家医院派出专科护士培训取得国际或者国内造口治疗师、伤口专科护士、PICC 护士、糖尿病专科护士等，这些护理人员不仅在病房护理中发挥护理专家的作用，还开设护理门诊，为门诊患者提供服务。这已经是护理实践专业化发展的良好开端。

4. 护理教育发展对临床实践的影响

（1）高等护理教育发展提高了护士素质，是提高临床护理质量的重要保证。目前有研究证实提高护士基础学历的必要性和重要性。陈正琼等对 1395 名执业护士的工作质量、考试考核成绩、差错发生率进行综合分析评价。结果表明护士的基础学历高低与护理质量高低直接相关。有项对责任护士的调查研究也显示不同学历层次的责任护士对整体护理质量有直接的影响。接受高等护理教育的护士，在临床实践中会运用科学的头脑，评判性思维，科学解决问题的工作方法。改变原有的以经验为主，以服从为主的护理工作方法，使得患者更有可能得到科学的、高质量的护理服务。

（2）高等护理教育人才的培养是护理实践专业化发展的重要基础。专科护理实践水平的发展与护理教育发展水平的提升是同步的。一方面，护士教育水平的提高，学习和信息的利用能力的提升，成为接受专科护士的培训的基础。只有接受过高等护理教育的护士才有资质承担复杂、有风险的医疗任务，解决复杂的护理实践问题。另一方面，护理专业硕士学位项目的兴起，将会为不同护理领域输送高级临床实践护士，促进我国护理实践专业化的全面发展。

（3）提升护士在医疗团队中的地位成为可能。由于历史的原因，中国护士的教育在很长时间里以中等教育为主，护士的业务能力和专业水平比较有限。同时护士的专业化发展与临床医学相比相对滞后，护理的工作以辅助医生的工作为主，影响护士从业的意愿和护理质量，也影响护士在医疗团队中的地位。发展高等护理教育可以使护士业务能力不断提升，使得护士在医疗工作中能够独立完成一些职责，护士在医疗团队中的作用和地位也会不断地提升，将来能够真正成为医疗团队中的重要一员，与医生建立合作关系，而不是领导与服从的关系。

二、护理人才培养中的问题

我国高等护理教育面临的问题和挑战与我国目前护理学的发展水平、社会政治经济发展、医疗水平提高以及医疗体制改革等因素密切相关。尽管我国护理教育有百余年的历史，但由于历史原因的停顿使我们已经落后于国际先进水平。近 30 年来护理教育和临床实践的高速发展，推动了护理学的进步，但由于发展速度快，很多基础问题没有得到充分解决，从而带来现存的问题，直接影响护理学科的发展和护理教育的发展。

（一）护理学的基础结构和顶层设计不够完善

1.护理学发展的基础建设不足

护理学的基本定义、基本概念、基本理论是护理学科发展的基础。我国的现代护理学教育中采纳了世界卫生组织、国际护士会、美国和其他西方国家对护理学的定义、基本概念和理论，为我国护理学的发展带来了较高的起点和与国际接轨的渠道。但是，由于我国社会政治、文化、经济状况的基础特点对护理学发展的影响，对中西方观点的取长补短的研究尚缺乏有影响力的成果，具有中国特色的护理理论体系尚未形成。目前，护理学成为一级学科后，二级学科的设定尚未明确，护理的专业分化尚不成熟。

2.护理学发展的顶层设计不完善

护理人才的培养水平、必备的核心能力和责任、合法的实践领域、行业准入标准、事业发展途径和政策等是护理学发展的顶层设计，直接影响高级护理人才的培养规模和合理使用。

（1）教育层次偏低：我国护理人员中具有高等教育学历者比例明显增加，但中专层次仍占较大比例。2012 年，全国护士中具有大专及以上学历的占 56%，其中本科及以上学历的占到 10.6%，中专学历占 44%。与发达国家相比，我国护理人员学历结构仍存在很大差距，如美国、澳大利亚、日本、法国注册护士的起始学历均为大专及以上。同时，随着生活水平提高和护理技术的发展，社会对护理人员素质的要求也相应提高，中等护理教育培养的人才已逐渐不能满足社会需要，护理人员的整体学历水平需要提高。受历史原因的影响，我国护理教育经历了曲折的发展历程，直到1980年前后才恢复本专科教育，1992年和2004年分别开始护理学硕士、博士研究生教育。由于护理教育的基础薄弱，我国高层次护理人才培养力度不足，教育层次偏低。当前的护理教育中，中等护理教育仍然占很大比例。2007年全国护理本科和大专共招生11.3万名，但中专招生27.8万名，所占比例高达71%。从河南省2011年护理专业招生情况看，中等护理教育培养人数仍占总数的79.59%。

（2）目前我国各层次培养目标的确定和能力要求界定不明确：培养目标和核心能力要求决定人才的合理培养和使用。目前护理院校在设置培养方案时各层次之间的差别不显著。对不同教育层次培养的护理人员的合法实践领域界定的具体描述尚不完善，在临床和社区工作的护士的岗位设置、岗位胜任力要求，以及专业发展路径不够清晰。目前临床护理工作岗位设置和能力要求还在专科和本科水平，专科、本科、研究生毕业的护士在临床实践中的职责和分工区别不明确，本科生的优势不能充分体现。专业硕士学位毕业生的培养计划受到限制。专业硕士毕业生从业的岗位、职责、专业称谓等都无法明确。这种情况直接影响高等护理人才培养的合理使用，近年来，中华护理学会带领部分医院积极开展护士分级使用的尝试，但是还没有形成合理可行的体系。临床专科护士、社区护士等岗位的设置仍不明确，专业发展方向和阶梯还没有建立，从而影响本科以上的护理毕业生专业认同感和专业角色的发挥。

（3）护士角色和工作场所仍比较局限：现阶段我国全日制护理本科教育项目大多数是以临床护理为主的通科教育，护理专业毕业生主要是在医院从事临床护理工作为主，很少走进社区或者其他卫生保健场所。将来的护理教育应考虑将老年护理、公共卫生护理、家庭护理、助产护理等分类设置在本科阶段的培养项目中，与现阶段社会对护理人员的需求吻合。

（4）护理研究水平有待提高：随着护理教育水平的提高，近年来护理研究的发展迅速。但是研究水平还处在初级阶段，问卷等形式的横断面调查研究比较多，以临床实践为基础的干预性护理研究相对较少。护理研究近年来出现向基础医学研究方向发展的现象。如何通过护理研究解释护理实践中的现象，探讨其发生机制，如何利用护理科研成果提高临床护理水平是护理界面临的问题之一。

（二）我国护理学教育中的问题

目前，我国护理学教育存在的问题包括护理学生对专业的认同感低，师资数量和水平不足，临床师资水平不均衡，课程建设中护理特色突出不足等共性特点。在护理研究生教育方面，由于已开展护理研究生教育的学校大多按照医学专业培养模式进行培养，导致培养目标定位不准确，特色不突出，专业课程资源相对匮乏，师资力量薄弱，研究课题缺乏护理专业特色，论文质量缺乏实用性和创新性等，这些因素都影响了护理研究生的培养质量。

1. 护理学生对专业的认同感低

护理专业学生的专业认同感是指护理专业的学生在内心里认为将要从事的护理专业有价值、有意义，并能够从中找到学习乐趣的一种认知与体验。有研究者提出护理专业的学生因为在专业选择时对护理专业的内涵不了解，高中老师的引导，毕业后就业等因素造成的被动就读，导致护理专业的学生专业认同感较低。有关专业认同感的研究显示，护生的学历与职业态度呈负相关，即学历越高职业态度越消极。本科护生与医学生相比，同样接受 4～5 年的高等教育，但进入临床环境后，两者的社会地位和工作性质却大不相同，使其产生心理上的不平衡和自卑感；加上用人单位缺乏合理的用人机制，本科护生与专科、中专护生等同使用，使其感到自我价值难以实现，因此职业态度更趋消极。在校生，尤其是重点院校存在在校生转换专业，转换毕业后发展意愿的现象。在职的护理人员中离职现象增多。

2. 师资力量不足

护理师资水平，尤其是临床护理师资水平不均是影响护理教育的一个重要因素。目前，国内护理专业教师大多有两个来源：一是各护理学院（系）教授、副教授和讲师，二是各教学医院的主任／副主任护师和主管护师。前者长期从事教学和科研工作，临床经验较少；后者临床经验丰富，但理论基础不够系统。因此，师资队伍参差不齐，导致理论教学与临床实践脱节。

导师是决定研究生教育质量、科研水平的关键。由于研究生教育起步较晚，导师队伍整体的知识结构和能力结构不完善，研究生导师特别是博士生导师缺乏足够的指导经验。

3. 临床护理教学和实践基地的建设不完善

护理是一门实践性的学科。理论教学必须紧密结合临床实践。临床教学基地不只是对学校教育的延伸和深化，更是巩固护理本科生专业思想和提高临床实践能力训练的重要环节。近年来由于护理院校的增设、升格和扩招等因素，临床护理实践基地不足的问题成为影响教学质量的问题之一。一些没有教学医院和教学基地的学校缺乏教学见习环节，在毕业实习阶段将学生派往全国各城市中的医院进行实习，影响了教学与临床实践的紧密连接性，教学内容的连续性，和教学质量管理的可行性。这些问题对学生的整体、连续性培养不利。

4. 培养模式缺乏护理特色

护理的核心概念是人、环境、健康和照顾。在教学过程中体现这些核心概念才能体现护理的特色。虽然我国现代护理教育较早地受到国际上先进护理理念的影响，但是由于长期存在于生物－医学模式的体系中，以人的健康为中心的护理理念还没有充分体现。人与环境相互作用的整体观念、人文关怀等观念在教学和实践中体现的不够充分。

5. 护理研究生的培养尚有待提高

护理研究生的培养尚需要进一步完善，目前，关于护理研究生教育中的不足表现为：

（1）培养目标无统一标准：研究生教育培养目标规定了培养人才的标准，具有很强的方向性。目前，国家对于护理研究生培养目标没有统一的规定，国内各护理院校根据自身的特色，制订了各自的研究生培养目标。何朝珠等调查发现，国内护理研究生培养目标缺乏统一性、专业性、规范性和目的性，各院校自成体系。另外，从各院校护理硕士教育培养目标来看，多数院校设置的培养目标主要是笼统地要求掌握护理教育、管理、科研和临床护理方面的能力，对课程设置、教学方法和模式的指导性不是很强。

（2）研究生能力培养不够全面：近几年，随着护理专业研究生教育的发展及毕业生就业压力的增大，各院校越来越重视研究生综合能力的培养。如第二军医大学在研究生培养过程中，非常注重培养自我学习能力、基本教学能力和科研能力等；山东大学护理学院还重视培养研究生的国际视野。但护理专业硕士研究生仍存在创新能力、临床教学能力、临床实践能力匮乏等问题，在临床实践方面尤其如此。由于目前国内护理研究生的培养定位大多在教学科研型人才，所以在临床实践方面存在一些问题，如研究生导师大多不直接从事临床护理工作、临床带教老师学历偏低、带教质量欠佳等。

（3）论文质量缺乏创新性和实用性：研究生论文质量是评价和衡量研究生教育质量的重要指标。目前，我国护理研究生在毕业之前，都能至少发表 1 篇期刊论文，研究方向涉及护理教育、护理管理、社区护理、心理护理、临床护理等各个领域。但专家指出，研究生论文质量参差不齐，部分研究论文或研究结果缺乏临床实际指导意义。

此外，研究生论文的另一个比较突出的问题是创新性不足，国际学术榜论文数量偏少，学术成果质量不高，原创性成果稀少。有学者指出，我国研究生的研究与探索缺乏原创性的具体表现概括为"四个简单"：简单移植，只是对他人方法的应用和重复；简单揭示表面现象，没有深入研究事物发生、发展的内在联系；简单延伸，只是进一步证实他人的工作；简单推理，只是采用一定的实验证实已知的结论。这些问题在护理硕士研究生论文中也同样存在。

（4）缺少课题经费：目前我国护理研究还没有固定的课题来源，许多导师没有明确的研究课题和充足的研究经费。虽然从某种程度上说这样能够锻炼学生发现问题和确定研究题目的能力，但仍然导致研究力量无法集中，研究问题无法深入，以致形成各自为战的局面。

6. 学科发展对本科护理学教育的课程设置、教学内容提出了新的要求

现代护理学的发展已经发展到以实证为基础的护理实践。人口学的变化，疾病谱的改变，自然环境和社会环境变迁等因素要求护理学从以患者为中心的护理过渡到以人的健康为中心的护理。关注人类生长发育各阶段中的健康问题，在预防保健、疾病护理、康复护理、公共卫生、健康教育等方面发挥巨大作用。因此，护理教育应顺应学科和社会发展的变化，引入循证护理的概念和方法，建设一些当前社会所急需的课程体系，如老年护理、社区护理、灾难护理等。

7. 护士执业资格考试考生的分布情况在不同地区间差异较大

数据显示，2009－2012 年护士执业资格考试以华东、华中和西南地区报考人数最多，累计 4 年报考人数均超过 420 万次；东北和华南地区报考人数最少，累计 4 年报考人数均在 220 万左右。就通过人数而言，华东、华中和西南地区通过人数最

多，占全国通过人数的 62.4%。通过率以华东、华中地区较高，通过率均超过 64%，以西北地区通过率相对较低，仅为 39%。

护士执业资格考试是护生踏入护士岗位的第一步，但是仅在这一最初阶段，我国不同地区间就已形成较大差异。经济相对发达地区的报考人数、通过人数和通过率远超过经济相对落后地区。这种情况易导致不同地区间护士资源分布的不均衡，进而引起不同地区间护理事业发展的不平衡。

（三）临床机构对高等院校毕业生使用中的问题

对于高等护理教育毕业生，卫生部于 1990 年提出《关于合理分配与培养使用护理本、专科毕业生的几点意见》，建议合理使用高护毕业生。有 75% 本科毕业生被分配到市级以上医院及教学单位，多数单位比较重视。有些医院制订了毕业后继续培养使用的计划，提出了阶段目标与要求，安排护理本科生两年的临床轮科实践，6 个月护理管理实践的培养计划，后期将本科生逐步定位在专科护理、护理管理或者护理教学的相应岗位上，发挥其作用。与此同时，高等院校毕业生使用中也存在一定的问题。

1. 护士的分级使用制度与职能定位，系统的培养计划尚不完善

护理毕业生的事业发展路径不明确实是影响护理队伍的一个重要因素。护理工作中分级使用的观点和制度并未完全建立，各层级护士的职能与定位还比较模糊。对不同教育层次培养的护士没有相应的毕业后培养和使用计划，高护毕业生不能发挥其特长和能力，专业思想不稳定，工作不积极，造成本科生不如中专生的印象。有些管理者认为护理工作只要中专生就够了，只要听话、能做事就行。认为高护生难安排，随意将为数较少的高护生改行做技术员工作，使有限的高护生不能人尽其才。护士学历与技术职称实施培养、考核、晋升、职责、待遇未挂钩，影响了高护生积极性的发挥，致使护理专业毕业生出现人才流失。

2. 护理工作的自主性和决策性体现不足

护理工作的自主性和决策性在当前医疗体制和医院政策中体现不足，影响护士的专业价值感。虽然我国护理实践采用责任制护理工作方法，采用护理程序的工作方法，能体现护理工作的系统性和决策性，但由于当前的医疗体制的限制，护士主要职能仍以执行医嘱和一般基础护理为主。许多本科毕业生一接触临床，感到所

学的理论知识用不上，不能发挥自己的能力，工作没有价值感，不安心护理工作。

（四）临床实践中存在的问题及对护理教育提出的挑战

1. 临床护士的数量和质量不能满足日益增长的健康服务需求

随着人们生活水平的提高，健康需求的日益增长，我国护理人力资源配置严重不足。在我国护士与总人口比仅为 0.1%，而发达国家多为 0.5%～0.8%。繁重的工作使护士经常处于超负荷运转状态，他们将主要精力集中于完成治疗性操作，被动地执行医嘱，成为医生的助手，而未能有效地发挥护士的独立性功能，护理质量也受影响。另外，当前社会所需要的护理人才正是要具有扎实的医学基础知识、基本的临床评估、分析能力和基础护理操作技能，以及广泛的社会人文学科知识的高素质护理人才，因此护理教育不仅在学生培养的数量上有要求，更需要在培养的质量上有改变，在培养的模式、课程设置、教学方法等方面进行改革，以满足当前医疗系统对高素质护士的需求。

2. 临床护理实践中专业化程度不高，缺乏高素质的专科护理人才

我国现阶段专科护士培训主要采取专科护士培训证书的形式开展，以省级卫生行政部门、护理学会为主导，以有资质的教学医院为培训基地，对在职的护士进行培训。培训采取脱产分阶段理论学习与临床护理实践相结合的形式，时间一般为 3～6 个月，培训结束通过评审合格者获得主办方颁发的证书。这种在职培训尽管可以在短时间内提高护士的专科护理能力，但比发达国家的高级专科护士质量相差甚远，例如健康评估、临床决策、评判性思维和信息获取能力等核心能力不可能短时间内迅速提高。对高级专科护士必须有基础学历的要求。在我国硕士教育中开展专科化教育，可以为专科护理实践提供所需人才。现阶段护理研究生培养方向比较单一，需考虑向多样化发展转变，在课程设置上强化专业理论课程和临床专科课程，加强临床实践技能培养。另外，尽管最近几年我国专科护理实践有一个好的开端，但领域比较局限，而且开展的医院范围也比较小。在发达国家如美国、加拿大、英国、荷兰、新加坡、日本等，专科护理领域已达 20～30 多类，已拥有 ICU 护理、急救护理、糖尿病护理、造口护理、癌症护理、老年护理、临终护理、感染控制等许多专科护理领域。这与专科护理人才培养分不开。我国还处于高级护理人才培养方案论证阶段，仅少数机构尝试启动高级护理人才培养

项目试点。在护理本科生的毕业后教育、专业型的护理硕士和博士的培养方案应结合高级护理人才培养计划，专业分类要细化，使得护理教育符合社会的需要和护理专业的发展。

三、我国护理教育的发展策略

中国的护理学发展需要良好的基础和顶层设计。护理专业人员应该加深对护理专业及其相关方面的价值观和信念的思考，加强对护理核心概念的理解；认真分析护理专业社会需求的变化，以及时代对护理教育发展的要求。应用现代教育本身的功能和特点，探讨护理学和护理教育发展的新途径。

（一）完善我国人才发展规划，提高教育水平

根据《中国护理事业发展规划纲要（2011－2015年）》，首先，要提高护士队伍总量。到2015年，全国注册护士总数达到286万，每千人口注册护士数达到2.07，医护比达到1：1～1：1.2。到2015年，三级综合医院、部分三级专科医院护士总数与实际开放床位比不低于0.8：1，病区护士总数与实际开放床位比不低于0.6：1；二级综合医院、部分二级专科医院护士总数与实际开放床位比不低于0.6：1，病区护士总数与实际开放床位比不低于0.4：1。其次，要优化护士队伍结构。进一步增加大专层次护士比例，缩减中专层次护士比例。到2015年，大专以上学历护士应当不低于60%；三级医院中，大专以上学历护士应当不低于80%，二级医院中，大专以上学历护士应当不低于50%。同时，要加大对护理事业发展相对落后地区的报考护士执业资格考试的宣传和扶持。对于西北地区、东北地区等护理事业发展相对落后的地区，以各种方式在各级医学院、护士学校等加大对报考护士执业资格考试的宣传，鼓励护生参加考试。必要时，可酌情放宽部分地区护士执业资格考试的通过标准，以促进较多数量的护生加入到护士队伍中，强大该地区护理事业的发展。

（二）明确人才培养类型，符合专业要求

先进的医疗服务需要在良好的护理环境中实现。随着社会文明的进步，科学技术、医学和护理学的发展，护士的专业角色在不断扩展，除基本的健康照顾活动的

提供者外，还承担着健康教育者、咨询者、管理者、多学科合作的协调者，以及患者的代言人的责任。中等护理教育培养的人才已不能满足社会需要，护理人员的整体学历水平需要提高。因此，应该减少中专生的招生规模至 30% 以下，保持现有大专规模，扩大护理本科招生规模至 30% 以上。

本专科生教育发展重点策略是，要明确各层次护理教育培养目标，逐步减少中专教育，增加专科、本科护理教育，加强教学与实践的结合，改革人才培养模式，提高培养水平。在培养过程中强调德育为先，增加人文课程，加强职业素质教育，加强人文关怀精神和人际沟通能力的培养。以能力为重，强化实践教学环节，早临床、多临床、反复临床，改革教学方法和学生评价方法。要积极推进以问题为导向的启发式、研讨式的教学方法改革，加大课程体系和教学内容改革力度。增加人文课程同自然科学的融会贯通，增设选修课，尊重学生个性、激发潜能。加大教学方法改革，如角色扮演、PBL、TBL 等。将课堂与临床紧密结合，加强实践性教学。改革教育评价方式。完善继续教育制度，建立终身教育体系。

护理研究生教育项目启动至今，主要培养的是科研型、教学型人才，这些人才对护理院校师资队伍的建设奠定了基础。国际护理硕士研究生教育层次的主要培养方向是面向临床，培养各种专科的临床护理专家（CNS）。因此，在我国构建与 CNS 接轨的护理硕士研究生教育，这不仅与国际上护理硕士研究生的培养目标相一致，而且有利于将护理硕士研究生培养成为适应社会发展的学科带头人。

研究生教育发展重点策略是，重视硕士研究生临床实践的培养，进一步做好护理硕士专业学位的发展。尝试高等护理教育与专科护士教育发展相结合；发展以角色为基础的研究生教育，如护理教育者、高级临床实践者或管理者。加强国际交流合作，与国外联合培养，探索并完善博士研究生的培养。

（三）构建核心知识体系，加强学科建设

首先要明确什么是护理的核心知识，从哪里获得这些核心知识。核心知识可以从深度和广度上来帮助学生掌握本学科知识和其他交叉学科知识，了解本学科的研究现状和发展方向。张姮等认为，护理学核心知识体系应围绕临床护理实践、教育、管理、研究和促进专业发展 5 个核心领域来构建和提炼，加强护理学教材建设，完善护理学教育的培养模式。另外，护理的专业化发展要求各院校明确细化专业方向，

构建反映社会需求、突出护理特色的人才培养目标和课程体系。例如各院校可充分发挥和挖掘自身资源和师资潜力，包括引进国外先进的师资和教材，积极开设一些在国际上已经比较成熟的护理专业研究生课程，如高级护理实践、护理理论、护理研究方法等。各院校间在护理博士生培养过程中，也可以开展院校间的学分互换工作，共享多家院校间的最佳师资资源和精品课程资源，充分利用网络平台和多媒体技术的优势，加强护理博士生的培养质量。

（四）加强业务培训和多学科合作以促进教师队伍的自身建设

姜小鹰等研究显示，导师的指导对于学生培养质量的意义是非常重大的。提高研究生培养质量，必须加强导师队伍建设。重视导师的遴选，有针对性地加强导师的业务培训，提高导师的综合素质；采用联合培养的方式，与国内护理硕士研究生教育比较成熟的院校或国外院校合作，促进导师队伍的成熟；加强对年轻教师的培养和训练；加强学校与医院、研究所的联系，联合培养集临床—教学—科研三位一体的专职护理专业教师队伍，促进"双师型"导师的培养。对于护理专业导师经验不足的院校，可以先由有经验的医学专业硕士生导师或博士生导师作护理研究生的第一导师，护理师资作第二导师，组成导师组，共同指导护理研究生，有效地发挥群体优势，相互渗透和取长补短。此种培养模式不但可以更好地适应当前科学技术综合发展的形势，还可以进一步开拓新的研究思路和研究领域。逐步申请国家重大课题，从根本上解决研究经费问题。同时应积极呼吁各级护理学术组织和单位设立护理研究基金。在完成国家和人民亟待解决的研究课题的基础上，培养护理学研究生。

（五）建立科学合理的人才使用机制，对护理人员分级使用，充分发挥护理本科生和研究生在临床工作中的作用

随着越来越多的护理学本科生和硕士研究生进入临床工作，如何有效地利用这些高级护理人才，成为护理教育者和护理管理者共同重视的问题。相对于护理本、专科学生而言，护理硕士研究生具备更丰富的理论知识、更专业化的护理实践技能，以及更强的科研能力。因此，重视护理人员的分层次使用，更合理、有效地发挥护理硕士研究生的优势和能力，不仅有助于提高临床护理质量，更有助于形成一种良性循环，即护理教育培养出的研究生能在临床中充分发挥自身才能，提高全社会对

护理硕士研究生的普遍认可，以推动护理研究生教育的发展。

（六）加强国际合作交流，拓宽国际视野

通过加强国际合作交流，开拓护理学生的国际视野。随着社会的不断进步，人民群众对健康和卫生服务的需求也越来越高，对护理人才的数量、质量都提出了更高的要求。高学历护理人才不仅要适应时代进步和社会发展要求，还肩负着教育者、研究者、管理者的重任。护理专业本科和研究生的教育工作在国内仍处于起步阶段，如何提高护理教育的质量是当前发展护理教育的关键。提高护理师资队伍的学历层次和整体素质，以及完善护理课程体系设置是护理教育发展的基础。在学生培养的过程中发现并认真思考其面临的问题，广泛地开展国际间交流，总结经验教训，共同制订解决困难的策略。相信今后护理学教育工作会向着更加正规化的方向前进，为我国护理学科和护理事业的发展培养更多高质量的合格人才。

（初稿日期，2013 年 8 月 6 日；定稿日期，2014 年 5 月 1 日）

参考文献

北京民科医疗电子技术研究所. 护士执业注册联网管理信息系统(机构版). http://www. minke. com. cn/Product/Details?aId=6e9a4e29-0f83-486b-b0df-ee6ef3f74acb. [2012-06-29].

边巍, 陈立明, 韩世范. 高等护理教育评估指标体系的构建. 护理研究（上旬版）, 2006, 20(13):1204-1206.

成翼娟, 岳树锦, 谷波, 等. 护理质量标准及评价体系的研究现状和趋势. 护理管理杂志, 2005, 5:18-22.

程青虹, 王子迎. 对我国护理研究生教育中存在的缺陷与对策的思考. 中国高等医学教育, 2007, (9):11-13.

程雯洲, 陆莉. 循证护理在我国发展的可行性. 南方护理学报, 2002, 9(4):27-28.

丛笑梅, 姚景鹏. 护理硕士教育与护理硕士的使命. 中华护理杂志, 1996, 31(5):290-292.

崔岩. 我国护理研究生培养现状分析. 中外健康文摘, 2011, 8(40):285-286.

党春桃, 葛珊珊, 张月明, 等. 护理本科生临床培养模式探讨. 全科护理, 2010, 8(27):2525-2526.

刁承湘. 临床医学研究生教育改革中的问题与对策. 学位与研究生教育, 2006, (4):68-71.

董慰慈. 浅谈对高等护理教育的几点看法. 中华护理杂志, 1993, 28(8):475-477.

方丽. 研究生的创新教育论析. 四川行政学院学报, 2001, (3):71-72.

符丽燕, 朱念琼. 浅谈我国高等护理教育的改革思路. 护理研究, 2004, 18(22):2061-2062.

郭莉, 张培君, 张建华, 等. 北京地区医院护理质量标准体系的现状调查. 中华护理杂志, 1998, 33(10):45-47.

郭爱敏. 我国护理实践的专业化进展及面临的问题. 中国护理管理, 2006, 6(12):5-7.

郭燕红. 国外有关护士立法及执业准入管理情况介绍. 中国护理管理, 2008, 8(3):10-12.

国务院. 国家中长期人才发展规划纲要(2010-2020年). http://www. gov. cn/jrzg/2010-06/07/content_1622326. htm. 2010[2012-06-07].

国家统计局. 2003—2010中国卫生统计年鉴. http://www. stats. gov. cn/tjsj/ndsj/ [2012-12-31].

国家统计局. 2012中国卫生统计年鉴. http://www. stats. gov. cn/tjsj/ndsj/2012/ indexch. htm. [2012-12-31].

国家卫生和计划生育委员会. 2008年第四次国家卫生服务调查分析报告. http://www. moh. gov. cn/cmsresources/mohwsbwstjxxzx/cmsrsdocument/doc9911. pdf. [2012-04-21].

韩斌如, 杨莘, 王玲, 等. "优质护理服务示范工程"活动试点病房护理工作模式的改革. 中国护理管理, 2011, 11(1):37-38.

何朝珠, 李鸿艳, 衣玉丽, 等. 国内外护理学硕士研究生堵养目标比较研究. 中国高等医学教育, 2009, (l):46-47.

侯敏, 李乐之, 黄金, 等. 创建"优质护理服务示范工程"活动对住院患者护理服务满意度的影响. 当代护士(学术版), 2011, (6):172-174.

侯睿, 朱秀, 陈华, 等. 护理专业毕业研究生就业情况调查分析. 中国护理管理, 2009, 9(9):38-39.

胡雁, 杨英华. 关于"以实证为基础的护理"的理论与实践. 中华护理杂志, 2001, 36(4):245-248.

黄叶莉, 蔡伟萍, 王文珍, 等. 我院开设专科护理门诊的实践与成效. 解放军护理杂志, 2011, 28(8):67-70.

姜安丽. 高级护理实践和高级实践护士的现状及展望. 解放军护理杂志, 2002, 19(4):1-3.

姜安丽. 护理学研究生教育15年实践与发展思考. 护理研究, 2007, 21(8):733-735.

姜安丽, 王建荣, 朱京慈, 等. 护理学科的发展和展望. 解放军护理杂志, 2005, 22(9):1-4.

姜小鹰, 张旋, 肖惠敏. 导师指导与护理硕士研究生培养质量相关问题的分析. 中华护理教育, 2007, 4(4):150-154.

蒋文慧, 李小妹, 陆明莹. 我国高等护理教育面临的问题及对策, 2002, (2):14-16.

教育部. 2010年普通高等学校招生全国统一考试有关情况. http://www. moe. gov. cn/publicfiles/business/htmlfiles/moe/moe_2227/index. html. [2012-06-02].

黎贵, 李峥. 我国2008届护理专业硕士毕业生择业意向的研究. 护理管理杂志, 2009, 9(1):2-4.

李秀华, 郭燕红. 中华护理学会百年史话. 北京:人民卫生出版社, 2009.

李银雪. 重视高级护理人才发挥其最大潜能. 中国护理管理, 2006, 6(8):5-6.

林菊英, 曹竹林. 责任制护理与护理程序. 中华护理杂志, 1984, 19(5):257-260.

刘敏, 岳金凤. 我国高等护理教育存在的问题与对策. 价值工程, 2011, 30(7):211-212.

刘海波, 朱卉, 胡芳. 循证护理在肠造口周围皮炎预防及治疗中的应用. 中华护理杂志, 2010, 45(10):886-889.

刘思薇, 周英. 新形势下美国护理博士教育的转变及对我国的启示. 中国实用护理杂志, 2011, 27(16):73-75.

刘秀娜, 王仙园, 周娟, 等. 科学学位与专业学位护理博士研究生培养能力的比较研究. 护理研究, 2012, 26(31):2895-2900.

刘秀娜, 王仙园, 周娟, 等. 美国护理博士研究生教育发展及其启示. 学位与研究生教育, 2011, (11):73-77.

马伟光, 刘华平. 我国护理学博士研究生教育现状分析. 中华护理杂志, 2009, 44(6):541-543.

孟萌, 姜安丽. 临床护理专家的发展现状与趋势. 护理研究, 2007, 21(7):571-574.

孟小平, 张岩波, 刘中国, 等. 浅议地方医学院校护理学研究生的培养. 护理研究, 2002, 16(5):302-303.

民政部. 2009年民政事业发展统计报告. http://www.mca.gov.cn/article/zwgk/mayw/201006/20100600080798.shtml. [2012-04-10].

潘秋艳, 蒋鹤生. 美国护理博士教育现状分析. 中华护理教育, 2005, 2(2):61-62.

饶艳华, 曹梅娟. 我国护理硕士教育培养目标现状分析与对策. 中华现代护理杂志, 2009, 15(4):370-371.

饶永梅. 澳大利亚的护理教育. 护理研究, 2007, 21(7A):1783-1784.

单伟颖, 安文忠, 刘亚莉, 等. 我国护理学硕士研究生培养类型的研究. 护士进修杂志, 2006, 21(4):297-300.

单伟颖, 安文忠, 单伟超, 等. 我国护理硕士研究生培养目标研究新进展. 护理研究, 2004, 18(8):742-743.

邵红艳, 林兴凤. 循证护理在机械通气患者控制呼吸机相关性肺炎中的应用. 中华护理杂志, 2010, 45(9):797-798.

邵薇薇. 关于高等护理教育发展的几点思考. 西北医学教育, 1998, 16(4):196-198.

沈宁. 落实科学发展观 促进护理教育健康发展. 中国护理管理, 2006, 6(2):7-9.

宋晓丽, 王培席. 浅谈我国护理研究生教育现状及发展趋势. 河南医学研究, 2009, 18(3):245-247.

孙宏玉, 郑修霞. 我国高等护理教育面临的问题与对策. 复旦教育论坛, 2003, 1(5):84-87

陶然. 我国专科护理人才发展现状及展望. 中国护理管理, 2010, 10(12):73-75.

汪玲, 邹和建, 熊思东, 等. 国外医学门类学科专业设置及其启示. 中华医学教育杂志, 2006, 26(4):90-93.

王婷, 胡淑平, 钟玉杰. 我国护理研究生培养模式的现状与发展. 国际护理学杂志, 2006, 25(5):378-379.

王喜华, 侯铭, 李萍. 我国护理硕士研究生的培养模式. 护理学杂志, 2009, 24(11):89-91.

王益锵. 中国护理发展史. 北京:中国医药科技出版社, 1999.

王云峰, 赵雁. 中国护理百年发展史的主要历程及其评价. 中华现代临床护理学杂志, 2009, 4(11):641-644.

吴宏翔, 熊庆年, 顾云深. 我国研究生创新能力不足的表现. 学位与研究生教育, 2005, (9):32-36.

徐娟, 商临萍, 王斌全, 等. 构建与CNS接轨的护理硕士研究生教育的探讨. 护理研究, 2009, 23(12):1103-1105.

徐娟. 我国护理硕士研究生培养模式的现状与发展. 家庭护士, 2007, 5(8):11-13.

许慧清. 对高等护理教育发展的思考. 现代临床护理, 2004, 6(3):57-59.

薛燕. 浅谈护理研究生临床实践能力的培养. 护理研究, 2009, 23(24):2223-2224.

杨永, 莫新少. 护理学硕士招生改革与我国护理教育前景展望. 全科护理, 2010, 8(12):3370-3371.

尤黎明. 专科护士在护理专业中的角色和地位. 中华护理杂志, 2002, 37(2):85-88.

袁长蓉, 陈国良, 王志红. 中美护理专业研究生教育的比较研究. 护理研究, 2004, 18(12A):2080-2083.

张姮, 沈宁. 我国护理学硕士研究生核心知识体系的研究. 中华护理杂志, 2007, 42(4):347-349.

张银玲, 曹宝华, 雷鹤, 等. 中国发展护理博士教育之思考. 医学研究生学报, 2011, 24(5):530-532.

中国研究生招生信息网. http://ya.chsi.com.cn/bsmlcx/index.jsp[2012-2-16].

中华人民共和国卫生部. 卫生部关于合理分配与培养使用护理本、专科毕业生的几点意见. 中华护理杂志, 1991, 26(2):95.

中华人民共和国卫生部. 2009年我国卫生事业发展情况简报. http://www.gov.cn/jrzg/2010-02/22/content_1538811.htm. [2012-02-22].

中华人民共和国卫生部. 2009年我国卫生事业发展统计公报. http://www.gov.cn/gzdt/2010-04/09/content_1576944.htm. [2012-04-09].

中华人民共和国卫生部. 中国护理事业发展规划纲要(2011-2015年). http://www. moh. gov. cn/mohyzs/s3593/201201/53897. shtml. [2011-12-31].

中华人民共和国卫生部. 2012中国卫生统计提要. http://www. moh. gov. cn/publicfiles///business/cmsresources/mohwsbwstjxxzx/cmsrsdocument/doc15055. pdf. [2012-06-06].

周岳敏. 从护士社会地位谈我国护理高等教育的发展. 当代护士(专科版), 2010, 4(7):204-206.

朱海利, 陈洪华, 任小红. 我国护理硕士教育的现状及思考. 护理研究, 2006, 20(22):1982-1984.

American Association of Colleges of Nursing. Institution offering doctoral programs in nursing and degrees conferred. Washington D. C. :AACN, 2005:1-16.

American Association of Colleges of Nursing. The essentials of master's education for advanced practiced nursing. Washington D. C. :AACN, 1996:3.

Linda HA, Sean PC, Douglas MS, et al. Effects of hospital care environment on patient mortality and nurse outcomes. The Journal of Nursing Administration, 2008, 38(5):223-229.

Zou H, Li Z, Arthur D. Graduate nursing education in China. Nursing Outlook, 2012, 60(3):116-120.

第十一篇 | 中国医学技术专业教育的现状与未来展望

万学红，贺庆军

（本文作者单位：四川大学华西医学中心）

一、概述

现代医学与传统中医及其他民族医学的区别之一，是前者强调以团队方式开展医疗业务，以医师为核心，辅以护理、药剂、检验、影像、康复、营养等为数众多的各类技术人员高度专业化和协调一致的努力，才能实施高质量的医疗服务。各类医学技术类职业者，如医学影像技师、呼吸治疗师、放射治疗技师、康复治疗师、临床营养师、眼视光师等对现代医疗卫生事业的贡献是不可或缺的，在某些情况下甚至是关键性的。

新中国成立以来，我国的医学教育事业有了长足的发展，初步建立了较为完善的医学教育体系，形成了以临床医学专业为主体的多专业、多层次、多类型的卫生人才培养体系。但我国医学教育长期以来主要重视医师的培养，医学技术类各专业人才的培养一直未受到应有的重视，在培养层次上长期以中等教育为主。

自 2004 年卫生部、教育部 167 号文件《关于印发〈护理、药学和医学相关类高等教育改革和发展规划〉》出台以后，我国医学技术类专业教育得到大力发展，人才培养层次由过去单一的中等教育和专科层次教育，逐步扩展到一定规模的本科教育，部分综合性大学开展了研究生教育。医学技术专业种类随着医学科学技术的发展和医疗市场的需要正不断分化，人才培养数量和质量也在不断提高。

近十年来，我国医学技术专业教育虽然取得了很大的进步，但也面临着更多的问题和挑战，例如，医学技术专业教育在国家宏观层面的规划、指导、管理和支持还不完善；医学技术专业设置滞后于医疗卫生市场需求；教学资源短缺，人才培养的种类不全、层次偏低、质量参差不齐；医学技术从业人员的数量和质量跟不上健康产业和医疗卫生技术的迅猛发展。

2011年，一个独立的全球医学教育专家委员会，在回顾全球百年医学教育历史的基础上，在《柳叶刀》上发表文章，提出了全球医学卫生人才培养的未来发展展望。本报告提出了第三代全球医学教育展望，其核心内容之一是多系统的统一和协调发展，必须把"提升医疗卫生系统的服务能力"作为各类医学卫生人才培养和教学改革的根本目的。该报告的标题，使用"health professionals"，没有使用"medical education"，也反映出该报告强调的重要观点之一，各类医学卫生人才的培养不要像"部落"一样各自为政。医学技术是医学门类中很重要的组成部分，医学技术专业教育的规划与发展，必须纳入国家医学卫生人才培养的总体规划，在国家卫生和教育主管部门的统一领导下发展。在全球医学教育专家委员会提出第三代全球医学教育展望之时，用国际视野并结合我国具体情况，分析我国医学技术专业教育的现状，梳理出存在的问题，提出未来发展规划，对促进我国医学卫生人才培养的总体协调发展很有必要。

2011年3月8日，国务院学位委员会将医学技术列为医学门类下的一级学科。2012年9月14日，教育部新颁发的《普通高等学校本科专业目录》（2012年）中，医学技术已从临床医学与医学技术门类中独立出来，成为单独的专业门类。这是我国医学技术专业教育发展的重大机遇，将对我国医学卫生人才结构调整、规划与发展发挥重要作用。在这样一个重要时刻，笔者对我国医学技术专业教育进行回顾、调研、评价，也分析我国与发达国家医学技术专业教育的差距，梳理我国目前存在的问题，提出发展建议。笔者希望，本报告能为优化我国医学卫生技术人员结构、规范和促进医学技术专业教育发展、提高医学技术专业人才培养质量，为国家决策，提供参考和依据。

本研究采用文献检索、问卷调查、专家访谈等方式进行，并参考大量会议资料、国家文件和国家统计资料分析等。

二、国内外医学技术专业教育现状

（一）国外医学技术专业教育发展概况和特点

医学技术专业教育是现代医学教育不可缺少的重要组成部分，它产生、发展、壮大的根源在于医学科学技术的进步和人们健康需求的提高对卫生专业技术队伍的整体水平提出了更高要求。世界各国对医学技术专业教育都非常重视，积极探索医学技术专业教育的改革与发展。美国、澳大利亚、新西兰等国家医学技术专业教育从短期岗位培训、在职训练到规范的学校教育并形成完整的学科体系，经历了半个多世纪，在办学规模、结构层次、专业认证、学校管理规范、教学质量保证、人才准入制度建立、学科建设以及相应学术团体组建等方面都形成了自己的体系和特色，建立了一套行之有效的管理机制。这其中以美国医学技术专业教育最具特色，美国医学技术专业经过近 60 年的发展，在政府和社会的双重规范下，为保证和提高美国医疗服务质量作出了巨大贡献。

1. 美国医学技术专业教育体系完整

由院校教育、毕业后教育和继续医学教育三部分组成，实行以院校教育为起点，以毕业后教育为重点，并通过继续教育，把教育培训同持续终身的职业生涯统一起来，从而形成了完整的教育体系。

2. 医学技术专业种类设置齐全、灵活多样，岗位针对性强，学科领域相对较窄、职业分工比较细

目前，美国医学会（American Medical Association, AMA）划分的属于医学技术类（allied health）的职业共计 18 种，包括呼吸治疗师（respiratory therapist）、义肢与矫形器技师（orthotics and prosthetics）、灌注师（perfusionist）、心血管技师（cardiovascular technologist），医疗助理（medical assistant）等。一些传统的医学技术类职业，如实验科学（laboratory science）、医学影像（imaging medicine）、眼视光学（vision-related professions）、营养学（dietetics）、康复治疗（therapy and rehabilitation）、交流科学（communication sciences）等随着学科的不断发展与成熟，其分支学科及相应职业岗位的不断细分，现均已单列。如美国康复治疗包含了作业治疗师（occupational therapist）、物理治疗师（physical therapist）等 5 种职业，交流

科学包含了听力学家（audiologist）和言语治疗师（speech-language therapist）2种职业，医学影像则包含了磁共振技师（magnetic resonance technologist）、放射线技师（radiographer）、核医学技师（nuclear medicine technologist）、放射治疗师（radiation therapist）等7种职业，而实验科学则包含了11种职业，眼视光学包含了7种职业。

3. 医学技术类专业种类丰富，教育规模大，学生人数多，市场需求面广，职业前景好

据统计，目前通过美国医学技术专业教育项目认证委员会（the Commission on Accreditation of Allied Health Education Programs, CAAHEP）进行认证的医学技术类专业共计23种，各种层次教育项目近2000个。而这23种专业并不包括眼视光、医学影像、实验医学、交流科学、康复治疗等传统医学技术类专业。美国劳动统计办公署（U.S. Bureau of Labor Statistics）统计数据显示，目前美国医疗卫生人力市场对医学技术类从业人员的需求呈不断增加的趋势。据其估算，从2010－2020年，医学技术类职业中岗位增长率（job outlook）超过30%的职业包括：物理治疗师助理（45%）、超声诊断技师（44%）、作业治疗师助理（41%）、物理治疗师（39%）、听力学家（37%）、眼视光师（33%）、作业治疗师（33%）、医学助理（31%）等。

4. 办学层次多样，学制、学位制度完善，办学形式灵活

美国医学技术类专业教育办学层次以类似于我国的大专（associate degree）和本科（bachelor degree）教育为主，还设有短期文凭班（diplomacy）、中等教育（certificate）、硕士研究生（master degree）教育和博士研究生（doctor degree）教育。学制一般是大专2~3年，本科3~4年，研究生2~5年。对于一部分技术含量低、社会需求面广、人才准入标准低的专业，其办学层次最低为短期文凭培训，最高为大专。如医疗助理（medical assistant），其工作主要是帮助医师处理一些医疗文件和进行最基本的医疗检查。根据CAAHEP统计，目前全美共有588所机构开办医疗助理培训项目，其中diplomacy项目182个，certificate项目179个，associate degree项目269个。而学科发展完善，技术含量高的专业则把人才准入标准定得比较高，比如物理治疗师的人才准入标准是博士学位，据美国物理治疗教育认证委员会（Commission on Accreditation in Physical Therapy Education, CAPTE）资料显示：目前全美共有211个物理治疗教育项目，全部为博士层次教育。科研水平较高的综合性大学均可开展医学技术专业研究生教育，学生毕业后授予科学（理学）学位。办学形式也呈现灵

活多样的特点：有全日制教学，也有在职教育；有在校教学，也有远程教学，而且随着网络技术的发展，医学技术专业远程教育成为学校扩大教育服务范围，增强教育培训能力的热点。

5.专业认证制度、质量评估体系完善

几乎所有医学技术类专业均有对应的专业认证机构。目前，共有23种医学技术类专业认证工作由CAAHEP进行。而其他招生规模大，分支专业多，学科相对独立和成熟的专业由本专业单独的专业认证组织，专门负责本专业领域的教育认证。如CAPTE就对物理治疗师和物理治疗师助理两个专业进行认证、眼视光专业教育认证委员会（Accreditation Council of Optometric Education）对眼视光师和眼视光技师教育进行认证。专业认证对学校的办学资格、项目负责人资格、招生、师资、课程、教学大纲、教学内容、实验教学、临床实习教学、学生执业执照考核通过率、学生满意度、用人单位满意度等进行考评。专业认证有效期根据各认证机构的规定而有所不同，可以是3～5年不等，认证到期后需要再次认证以保持其继续办学的资格。只有认证合格的专业办学点的毕业生才有资格参加本州执业执照考试。毕业生执业执照考试通过率是衡量评价学校办学质量的重要指标之一，一旦通过率不达标，这对学校声誉会产生极大的不利影响。因此，保证教学质量，提高人才培养质量是学校的首要任务，所有的办学机构都不会盲目扩大招生规模。

6.执业执照制度正逐步趋于完善

随着执业执照制度的逐渐成熟和完善，美国相当一部分医学技术类专业都需要取得执业执照才能上岗从业，如物理治疗师、作业治疗师、呼吸治疗师等。而部分技术含量低的专业则只需要岗位证书。一般说来，执业执照的有效期为3～5年不等，视具体专业而不同。美国执业执照管理机构规定，执照持有人在执业执照有效期间，必须按规定完成相应的继续教育课程学习并达到规定的学时或学分才能继续保持执照的更新和有效性，从而保持其执业资格。如达不到此要求，执照就会被吊销。这种将执照更新与继续教育相结合的管理模式，使得该专业从业人员的知识和技能始终保持在行业的最新水平，业务素质不断提高，从而保证了医疗服务质量，这很值得其他国家参考和借鉴。

7.几乎所有医学技术专业都有对应的学术组织

学术组织对专业的建设与发展起到极大的推动作用，如在学科的规范与发展、

组织学术交流、开展继续教育项目、参与专业认证、制定本专业的职业规范、参与执业执照考试、对国家政策的制定提供参考等方面均发挥了积极引导作用。

其他一些国家如英国、加拿大等，可能医学技术专业的名称不同、系列不同，但总的说来，医学技术专业教育已比较规范，或在逐步规范地发展。

（二）我国医学技术专业教育现状

1."医学技术"专业名称的由来

医学技术作为专业名词，译自英文的 allied health professions（AHP）或 health related profession（HAP），曾称为医学相关专业、卫生相关专业、健康相关专业和医药技术专业。"医学技术"作为专业名词，是 20 世纪 90 年代由四川大学（原华西医科大学）提出并建立。1996 年,华西医科大学率先开设本科层次医学技术专业教育，下设医学影像技术学、眼视光学、康复治疗学、医学营养学、呼吸治疗学 5 个专业方向。2002 年，由四川大学申报的"医学技术"首次列入我国《普通高等学校本科专业目录》。2011 年,华西医科大学提出的《新设"医学技术"一级学科调整建议书》获国务院学位委员会通过，医学技术成为一级学科。2012 年 9 月，教育部新颁发的《普通高等学校本科专业目录》（2012 年）中,医学技术成为单独的专业门类。自此，医学技术作为新的专业及学科门类得以确立，为我国医学技术高等教育的建立和发展奠定了良好基础。

2. 医学技术专业设置情况

高职高专教育层面,我国《普通高等学校高职高专教育指导性专业目录（试行）》（2004）中医药卫生大类分为临床医学、护理学、医学技术和卫生管理四大类，医学技术（6304）下设专业包含：医学检验技术（630401）、医学生物技术（630402）、医学影像技术（630403）、眼视光技术（630404）、康复治疗技术（630405）、口腔医学技术（630406）、医学营养（630407）、医学美容技术（630408）、呼吸治疗技术（630409）、卫生检验与检疫技术（630410）10 种专业。教育部 2011 年核定招生的"《普通高等学校高职高专教育指导性专业目录（试行）》外专业名单"中，归属于医学技术类的专业还包含：医疗仪器维修技术（630411）、实验动物技术（630412）、康复工程技术（630415）、临床工程技术（630416）4 种专业。

普通本科教育层面，新颁布的《普通高等学校本科专业目录》（2012 年）中,医学技术专业门类下（1010）设置了医学检验技术（101001）、医学实验技术（101002）、医学影像技术（101003）、眼视光学（101004）、康复治疗学（101005）、口腔医学技术（101006）、卫生检验与检疫技术（101007）、听力与语言康复（101008T）8种专业，其中听力与语言康复为特设专业。

研究生教育层面，医学技术刚列为一级学科，医学技术的二级学科尚需进一步研究、梳理和规划。

3. 我国医学技术类专业高等教育现状

（1）医学技术类专业本科及高职高专层次办学规模：参照我国《普通高等学校本科专业目录（2012年）》及《普通高等学校高职高专教育指导性专业目录（试行）》中的医学技术专业分类，检索"高考填报志愿参考系统"网站及《中国高等卫生职业教育现状与发展》书中相关数据，初步统计出我国医学技术类各专业开办院校数（见表11-1）。

表11-1　我国医学技术类专业办学院校数

专业名称（本科/高职高专）	本科院校数目（所）	高职高专院校数目（所）
医学检验技术/医学检验技术	118	148
医学影像技术/医学影像技术	93	92
眼视光学/眼视光技术	16	59
康复治疗学/康复治疗技术	43	95
医学实验技术	2	0
口腔医学技术/口腔医学技术	4	74
卫生检验与检疫技术/卫生检验与检疫技术	22	23
听力与言语康复	3	1
呼吸治疗/呼吸治疗技术	1	2
医学美容技术	4	64
食品卫生与营养学/医学营养	7	22

数据来源：1.孟群主编《中国高等卫生职业教育现状与发展》，人民卫生出版社2011年出版；2.高考填报志愿参考系统 http://www.gkcx.eol.cn/

（2）医学技术类专业本科教育开展情况：通过高考志愿填报系统，就新目录中医学技术门类下的医学检验、医学影像、康复治疗、眼视光、医学实验技术、听力与言语康复，目前尚不在新目录中的呼吸治疗学，以及新目录中归属于公共卫生与预防医学下的食品卫生与营养学，共计8个专业本科教育开办情况进行调查，共检索了115所开办医学技术类专业的综合类和医药类普通高等学校（不含独立学院）。通过浏览其官方网站，就各开办院校数目、专业名称、学制、学位、专业归宿院系进行调查，结果如下：

1）医学技术类专业归属院系情况调查：115所院校中，成立医学技术学院的有3所，分别是成都中医药大学、上海中医药大学、齐齐哈尔医学院。成立医学技术系的院校有4所，分别是四川大学、陕西中医药大学、西安医学院、内蒙古科技大学包头医学院。其他还包括医学应用技术学院，如沈阳医学院；医学技术与工程学院，如河南科技大学和福建医科大学。以上院校开设的医学技术类专业包括：医学检验、医学影像、康复治疗、眼视光、呼吸治疗、卫生检验、生物医学工程、医学营养等。在其他院校，医学技术类专业绝大多数归属于临床医学院。

2）医学技术类专业办学情况调查（见表11-2）

表11-2　医学技术类专业办学情况调查统计表

专业	开办院校数（所）			招生专业名称		备注
	合计	四年制、理学学位	五年制、医学学位	名称	院校数（所）	
医学检验	78	28	50	临床医学（医学检验方向）	2	部分院校在医学检验专业下设置临床检验、临床病理检验、卫生检验与检疫、临床输血、临床血液检验等方向
				临床医学（病理检验方向）	1	
				医学检验	75	
医学影像	83	14	69	临床医学（医学影像方向）	4	部分院校在医学影像专业下设置医学影像技术、医学影像诊断、影像工程等方向
				医学影像	79	
康复治疗	43	33	10	康复治疗学	33	以临床医学（康复医学方向）、中医学（康复医学方向）、针灸推拿（康复医学方向）招生的专业，其学制为五年制，毕业授予医学学位。以康复治疗招生的专业，有2所是五年制，毕业授予医学学位，其余全部为四年制，毕业授予理学学位。以运动康复与健康招生的院校学制为四年，毕业授予理学学位。部分院校在康复治疗专业下设置物理治疗、作业治疗、假肢矫形等方向
				临床医学（康复医学方向）	5	
				运动康复与健康	3	
				中医学（康复医学方向）	1	
				针灸推拿（康复医学方向）	3	
眼视光	16	11	5	眼视光	12	以临床医学（眼视光专业方向）招生的院校，其学制为五年制，授予医学学位。以医学技术（眼视光专业方向）招生的院校，其学制为四年，授予理学学位。以眼视光学招生的院校，有2所是五年制，授予医学学位，其余9所为四年制，授予理学学位
				临床医学（眼视光专业方向）	3	
				医学技术（眼视光专业方向）	1	

表 11-2 医学技术类专业办学情况调查统计表 （续表）

专业	开办院校数（所）			招生专业名称		备注
	合计	四年制、理学学位	五年制、医学学位	名称	院校数（所）	
营养学	7	6	1	营养学	5	以预防医学（营养与食品卫生）招生的院校，其学制为五年制，毕业授予医学学位。其余的全部为四年制，毕业授予理学学位
				预防医学（营养与食品卫生）	1	
				医学技术（医学营养专业方向）	1	
医学实验技术	2	0	2	医学实验学	1	仅北京大学、南方医科大学招收该专业本科生
				医学检验（医学实验技术方向）	1	
听力与言语康复	3	1	0	听力学	1	以听力学招生的院校，其学制为四年制，毕业授予理学学位；以生物医学工程（听力学）招生的，学制为四年制，毕业授予工学学位，以听力语言康复招生的，为二年制，专升本
				生物医学工程（听力学）	1	
				听力语言康复	1	
呼吸治疗	1	1	0	医学技术（呼吸治疗专业方向）	1	仅四川大学招收该专业本科生，四年制，理学学位

4.我国医学技术从业人员现状

卫生部《2012 中国卫生统计年鉴》按照执业（助理）医师、注册护士、药师、技师对我国卫生技术人员进行分类统计，照年鉴解释，其中技师（士）指检验技师（士）和影像技师（士）。截止 2011 年底，我国卫生技术人员中执业（助理）医师总人数为 2 466 094 人，注册护士为 2 244 020 人，技师（士）的总人数共计 347 609 人，其中检验师（士）238 874 人。我国卫生专业技术人员年龄构成和学历构成比例如表 11-3 及表 11-4：

表 11-3 2011 年我国卫生技术人员年龄构成（%）

分类	执业（助理）医师	注册护士	技师（士）	药师（士）
25 岁以下	0.2	14.7	5.2	5.0
25～34 岁	30.8	40.3	34.8	27.4
35～44 岁	34.2	26.2	30	30.3
45～54 岁	19.8	15.8	21.2	26.7
55～59 岁	7.9	2.4	6.5	8.2
60 岁及以上	7.1	0.5	2.3	2.5

数据来源：卫生部《2012 中国卫生统计年鉴》

表 11-4　2011 年我国卫生技术人员学历构成（%）

分类	执业（助理）医师	注册护士	技师（士）	药师（士）
研究生	7.5	0.1	1.7	1.0
大学本科	36.8	9.5	19.4	14.4
大专	32.1	44.1	39.6	33.3
中专	21.2	44.0	34.4	39.1
高中及以下	2.5	2.4	4.9	12.2

数据来源：卫生部《2012 中国卫生统计年鉴》

　　更多医学技术从业人员如康复治疗师、眼视光师、临床营养师、呼吸治疗师等，卫生部没有提供详细统计数据。各种文献资料中查找的相关数据如下：

　　据中国康复医学会 2009 年全国调查，全国康复治疗专业技术人员总数不超过 1.4 万人，平均 1 人 /10 万人口，其中物理治疗师约 5000 人，作业治疗师约 2400 人，这个数据远远落后于发达国家。美国、加拿大、欧洲等国家和地区康复治疗师的数量平均为 60 人 /10 万人口。世界物理治疗师联盟（WCPT）针对 101 个会员国的调查显示，这些国家平均拥有物理治疗师的数量为 8 人 /10 万人口。我国香港的作业治疗师人数为 19 人 /10 万人。

　　我国眼视光专业人员也十分缺乏，目前与视觉和视功能有关的眼病检查、诊疗与矫正基本是由医院的眼科医生兼任视光师或是由眼镜店的从业人员完成的。按照国际惯例，每 1 名眼科医师对应 10 名眼视光师，我国现有眼科医生约 2 万名，我国合理的眼视光师队伍应该是 20 万名。据调查，我国眼镜零售行业目前约有 8.2 万名持证上岗的验配技术人员，超过 60% 仅为高中（中专）文化。仅有 1.3 万名为大学及以上文化程度人员，而其中科班出身的眼视光专业人才数目更少。

　　据估算，我国营养专业人员总体还不到 4000 人，平均每 30 万人才拥有一名营养师，而临床营养师的数目尚没有一个权威的统计数字。中国营养学会 2002 年的一项调查显示，在受访的 403 所医院中，只有 47% 设有营养科，一半以上的医院根本没有营养科建制，营养师的配备更无从谈起，在医院从事营养方面的工作人员共 1722 人，而真正具备营养师资格的只有 392 人，仅占 22%。

　　而我国专职的呼吸治疗师则不足 200 人，国内绝大多数医院，医生和护士分别承担部分呼吸治疗师工作，很多呼吸治疗相关业务一直没能开展。随着国内重症医学的发展，少数大型医院相继在 ICU 内部配备了呼吸治疗专职人员，呼吸治疗已经成为重症医学的基石，在各种危重病患、心肺疾病患者的监测、评估、治疗、康复及健康教育中起着重要的作用。

5.我国医学技术从业人员职业发展状况

四川大学是我国最早开办医学技术本科教育的院校，其毕业生的职业发展状况可以说是我国医学技术部分专业从业人员职业发展状况的缩影，为此我们对该校2000～2007级（2004～2011届）医学技术专业（包括医学影像技术、眼视光、康复治疗、呼吸治疗、医学营养五个专业方向）共计485名毕业生进行了问卷调查，追踪本专业毕业生的职业发展情况。本次调查共发出问卷485份，收回239份，回收率49.3%，其中男女比例为107∶132，平均年龄不到30岁。调查结果显示：

（1）毕业生就业分布广，就业范围几乎涵盖我国所有省（直辖市、自治区），239名毕业生中，目前在三甲医院工作的毕业生163人，占68%。

（2）239名毕业生中，目前从事医生职业的毕业生25人（10.5%）；留在本专业从事技术工作的共计146人（61%）；专职从事教学和科研工作的4人（1.7%）；正在攻研究生的14人（5.8%）；转行从事其他工作的50人（21%）。

（3）239名毕业生中，获得硕士学位的毕业生共计45人，在读硕士14人，获得博士学位的1人。由于医学技术学位体系尚未建立，医学技术刚列为一级学科，医学技术类专业毕业生只能通过攻读临床医学、公共卫生与预防医学等其他一级学科下相关专业继续深造，如眼视光学（100223）、康复医学与理疗学（100215）、影像医学与核医学（100207）、麻醉学（重症医学）（100217）、营养与食品卫生学（100403）。也有完全转行考取神经外科、胸外科、循证医学、人类学等专业的学生。由于毕业授予的是医学硕士学位，有22名毕业生攻读研究生后转行从事医生或其他工作，造成了专业人才的大量流失。

（4）康复治疗专业、医学影像技术专业、医学营养专业的毕业生均可通过参加"卫生专业技术资格职称全国统一考试"来进行专业技术资格认证和职称评定，但眼视光专业、呼吸治疗专业未纳入该系列。目前从事呼吸治疗和眼视光工作的毕业生只能通过参加其他专业的技术资格职称考试来进行职称评定。

（5）我国目前尚未对医学技术类职业开展执业资格证书的考试和认证，所有从事医学技术类职业的技术人员均没有本专业的执业资格证书。

（6）有57名毕业生参加了本专业学术组织，经常参加继续教育项目的毕业生约 127 名。总体来说，目前医学技术类专业的学术组织、行业协会、学术团体很少，大部分还与临床医学混在一起，随着医学技术领域岗位分工的明确和学科体系的完善，其行业组织、学术组织应将逐渐独立并发挥应有作用。

三、面临的问题与挑战

1. 医学技术专业人才培养的数量及质量跟不上我国卫生人力市场需求

根据《2012 中国卫生统计年鉴》统计，我国技师（士）从业人员总数远低于医、护人员总数，更多的医学技术专业从业人员并没有分类统计。我国医学技术从业人员整体学历层次偏低，大专、中专、高中及以下学历人员所在比例高达 78.9%，高学历人才严重缺乏。各种资料提供信息显示我国医学技术从业人员需求缺口巨大，医学技术专业教育市场前景可观。

2. 医学技术教育培养层次不全，学位制度有待完善

医学技术教育长期以中等教育为主，后逐步过渡到一定规模的专科，本科层次教育规模严重不足，研究生教育尚待进一步规划和发展。而正是由于缺乏高层次的教育培训，医学技术从业人员整体学历层次偏低，各职业领域始终缺乏高端人才，毕业生转行率高，人才流失严重。这进而导致医学技术专业教育滞后、学科发展缓慢，形成恶性循环。

3. 医学技术下属专业设置、学制学位体系混乱

（1）专业名称不统一，专业归属不一致：我国《普通高等学校本科专业目录》和《普通高等学校高职高专教育指导性专业目录（试行）》中部分医学技术专业专业归属和专业名称不一致，存在一定的差异。如"医学营养"在高职高专教育层面归属于医学技术类，在本科教育层面则归属于公共卫生与预防医学类，专业名称则为"食品科学与营养学"。两个专业目录缺乏对应和衔接，各自运行，自成体系。又例如，"医学影像"、"医学影像技术"、"医学影像学"和"影像医学"等都是专业名称。2012 版《普通高等学校本科专业目录》对本科专业名称进行了规范，但一些学校，特别是高职高专的专业名称仍然有待规范。在我国各级政府的相关文件中使用的专业名称，也与上述教育体系中的名称不统一。

（2）医学技术类专业学制、学位体系不明晰：如前面调研结果所示，同一种医学技术专业，其学制、学位，人才培养目标却不同。以眼视光专业本科教育为例，一种是学制四年，理学学位，培养眼视光技师；一种是学制五年，医学学位，培养眼视光医师。学生毕业后同样从事眼视光工作，但职业发展道路完全不同。而医学影像、医学检验、康复治疗等专业面临同样的状况。医学技术专业与临床医学专业有着密切联系但又是一个完整独立的体系，其培养的是技师、治疗师而非医师，明确医学技术专业人才培养目标已迫在眉睫，这既有利于专业队伍稳定，也直接关系到我国医学技术专业人才培养和学科建设工作。新颁布的《普通高等学校本科专业目录》（2012年）中，医学技术已单独成为一门专业类别，其下设医学检验技术、医学实验技术、医学影像技术、眼视光学、康复治疗学等8种专业，并明确规定医学技术专业毕业授予理学学位。新专业目录明确了医学技术与临床医学专业之间的区别，明确了人才培养目标，对规范和推动我国医学技术本科教育起到积极指导作用。

（3）医学技术专业种类设置满足不了医疗市场发展的需要：我国许多医学技术专业岗位已经存在，但却因缺乏相应的教育培训，很多领域的工作人员由医生、护士甚至其他没有接受过专业训练的人转行从业。还有很多医学技术类专业尚未纳入正规教育体系或举办的院校极少，如医学实验学、呼吸治疗学、听力与语言康复技术等。整个医学技术专业领域尚缺乏以下人才：高素质的创新型、研发型顶尖人才；应用技术型高级技术人才如眼视光师、康复治疗师、听力技师、放射治疗师、临床营养师、呼吸治疗师、病理技师、心理咨询师、医疗器械维修师等；经营型、复合型专业服务人才，如医院管理、医学信息、健康教育工作者等。

4.医学技术专业从业人员职业发展存在诸多问题

从2001年开始，我国对卫生专业技术人员实行了初（中）级卫生专业技术资格职称全国统一考试和高级卫生专业技术资格评审的评价办法，用人单位根据岗位实际需要聘任相应的专业技术职务并兑现工资待遇。这是卫生专业技术人员管理的一项基本制度。我国《2012年卫生专业技术资格考试专业目录》中，初级（师）考试包括了康复医学治疗技术、口腔医学技术、临床医学检验技术、放射医学技术、营养等15种专业，中级（师）考试则包含了91种专业，基本涵括医、护、技三大系列，医学技术绝大多数专业均包含其中，但仍有部分专业未纳入该体系，例如呼吸治疗师、眼视光师等。该类职业从业人员一直不能参加考试，不能获取本专业的专业技术资格认证和职称评定，这不但影响该专业的发展，也是导致人才流失的重要因素。

5.专业认证制度与体系尚未建立

医学技术专业教育缺乏规范的专业认证制度和质量保证体系，缺乏对不同层次、类型办学主体的认证，对其办学资格、教育经费、办学条件、课程体系、师资力量、实验、实习场所等各方面没有审查。此类专业岗位针对性强，专业分工细，与临床结合紧密，办学形式灵活，各具特点，要保证人才培养的质量，需要一套完善的专业认证和质量保证体系。

6.医学技术专业人才准入制度和体系尚未建立

我国已建立了医师、护士、药剂师等专业人才的执业资格考试制度，而医学技术类专业的执业资格考试制度尚未建立，医疗卫生机构中未经培训先上岗的人很多，对医疗服务质量产生了诸多不良影响。

7.医学技术专业领域行业组织和学术组织不健全，大部分还与医学混在一起

随着医学技术职业岗位分工的逐步明确和学科体系的不断完善，需要建立相应的行业组织和学术组织，并发挥其应有的作用，如参与制定从业标准和业务规范，参与建立和完善相应的执业考试制度，开展继续教育项目、推动学科发展等。

四、建议与发展展望

近几十年来，我国在构建多种类、多层次的医学技术专业教育方面，特别是高职高专培养的人数方面，取得了巨大成就，但如上所述，还有许多内容需要构建和完善。这个过程中，我们既需要来自发达国家的经验和做法，也需要国内医学院校的积极探索。充分借鉴国外成功经验并结合我国积极实践探索，为培养符合时代要求医学技术类各层次人才探索出一条切实可行之路。综合上述分析，以提升我国医疗卫生系统服务能力为出发点，针对梳理出的问题，提出我国医学技术专业教育的发展建议。

1.应扩大我国医学技术专业高等教育规模

美国医学技术专业职业者是其医疗卫生行业的重要组成部分，其教育是美国高等医学教育体系中规模较大的部分，且呈现不断扩大的趋势。美国的高等医学教育

已形成培养医生、护士、医学技术专业人才齐头并进的格局，这是保证其临床、科研处于世界领先水平的重要条件和成功的经验。我国医学技术专业高等教育近几年虽然取得一定的发展，但不管是与美国医学技术专业高等教育的种类、规模相比，还是与我国临床医学、护理学教育的规模、层次比较，仍存在很大的差距，且我国医学技术从业人员缺口巨大，应该在充分调研市场需求的基础上，有规划、有控制的逐步扩大我国医学技术专业高等教育规模。

2. 构建多层次、多类型的医学技术专业教育体系

医学技术专业教育的层次结构调整是医疗服务市场发展的必然趋势，是人们健康意识及健康需求增长的客观要求。首先，针对医学技术专业岗位针对性强、以实用技能型人才培养为主的特点，现阶段大批量的人才培训应该由一般院校的本科及高职高专院校来完成，从而弥补我国医学技术从业人员严重缺乏的局面。其次，要支持已经开办医学技术专业教育的院校加强现有专业教育的建设与发展，逐步扩大招生规模，尝试开办新的医学技术类专业，建立一套完善的适应社会发展与市场需求的人才培养模式和体制。最后，要积极鼓励部分有实力的研究型、综合性大学充分利用其自身学科优势，积极发展硕士、博士层次的研究生教育，以培养"双师"（技师和教师）型人才和应用技术型高层次人才为主。不需要"一步到位"，但各个专业可以逐步规划学位提升的方案并积极探索。

3. 加强医学技术专业设置的研究和规划

现代医学科技进步日新月异，新的边缘技术不断涌现，医学技术专业职业领域也越来越广，相关专业也会越来越多。国家不仅应该从总体规模、比例方面进行宏观调控，在医学技术专业设置方面也应该加以引导。首先，医学技术专业的专业设置和人才培养规格，必须充分考虑市场和岗位需求。在设置新专业时，应进行广泛的市场调研，掌握人才需求状况，确定人才培养规格、知识范围和能力结构。同时，随着经济社会发展对人才的需求在结构上发生的变化要适时调整。其次，专业设置可以适度超前，医学技术专业设置既要适应当前岗位对应用型技术人才的需求，又要着眼未来，适度超前地设置专业。因为有些行业和岗位目前可能不受重视，但经过专家预测和参照发达国家经验，完全有可能会成为有人才需求的行业和岗位。第三，医学技术专业的专业设置口径不能太窄，美国的医学技术类专业种类多，口径窄，这和美国经济发达、岗位分工较细有关。四川大学是我国最早开办医学技术本科教

育的院校，专业开办之初曾采纳美国部分单位提出的医学技术专业应当培养"多技能复合型"人才培养模式，适当拓宽专业口径，扩大就业适应面是一条行之有效的方法，也是在我国目前医疗服务相对于发达国家分工尚未完全细化，医疗技术水平尚存在一定差距的情况下的一种符合国情的变通，现阶段更有利于毕业生主动适应中国卫生人才市场需求。

4. 完善医学技术学科体系和学科队伍建设

从美国医学技术专业学科发展现状来看，医学技术专业人才学术领域相对较窄，但是专业程度同样深入，他们有自己的学会，有专业杂志，同样有高层次的学科带头人。医学技术已被国务院学位委员会列为一级学科，其发展和完善的过程中还有很多问题需要研究和探索。今后，应将医学技术专业教育按照一级学科进行建设和管理。各类医学院校、学术组织必须加强学术研究，开展卓有成效的改革实践，为医学技术的发展和建设做出成绩，在一些重大问题如二级学科设置范围和标准等方面逐步达成共识。例如，将医学检验技术、医学影像技术、眼视光、康复治疗、听力与言语康复等作为医学技术下的二级学科，而作业治疗、物理治疗、假肢矫形纳入康复治疗下的三级学科，授予医学技术专业硕士、博士毕业生理学硕士、博士学位。同时应加强学科队伍建设，充实和优化学科队伍结构，采用积极引进、送出培养、内部整合以及对外交流与合作等方式，不断壮大学科队伍。要逐步建立医学技术专业及其各二级学科和三级学科的学术组织。学术组织不但对学科发展和人才队伍建设会产生重要作用，同时，对今后制定本专业从业标准和业务规范，建立、完善执业考试制度、配合国家政府机构开展专业认证均可发挥重大助力作用。

5. 建立和完善医学技术专业教育的认证制度

长远来说，医学技术专业人才的培养应该有全国范围适用的统一标准，在办学定位、人才培养目标、办学条件、课程体系、师资力量、实习基地等各个方面进行规范和管理，从而保证人才培养质量。具体做法可以参照我国《本科医学教育标准—临床医学专业（试行）》的制定过程，以及临床医学专业的认证经验，建立医学技术专业教育国家层面的专业认证体系。具体来说，在教育部医学专业认证专家委员会下，设置与临床医学专业认证工作委员会并列的医学技术专业认证工作委员会。随着医学技术专业开办院校逐步增多，时机成熟，在卫生部、教育部的宏观规划、领导下，构建专业认证标准和认证程序，并开展认证工作。专业认证标准应该尽量与国际接轨，参照国际组织的相关标准，切实提高专业教育的质量和水平。

6.尽快将医学技术类专业纳入我国专业技术资格考试及评审体系

目前，当务之急是尽快将医学技术专业纳入我国卫生专业技术人员职称全国统一考试体系，完善"卫生专业技术资格考试专业目录"，维护医学技术从业人员职业权利，防止人才流失，这也是保证医学技术专业教育健康良性发展的重要环节。

建议我国的教育部门、人事部门、卫生部门密切合作，统筹规划，如教育机构在提供医学技术专业教育的同时，国家卫生部门、人事部门应及时根据服务市场的需求确定相关专业的岗位和职称系列。

7.逐步建立医学技术专业人员的准入制度，实行执业执照制度

发达国家的经验是：国家统一的执业准入和考试制度对医学技术专业教育有强大的"指挥棒"效应，也是对学校课程设置、教学内容和教学质量的重要信息反馈来源，社会和医学界对医学教育的要求和调节容易通过国家执业考试的内容和方式的变化不令而行。所以，为了保证医学技术人员的职业素质和专业水平，必需发展科学、有效、适合中国国情的医学技术专业执业执照和注册制度。

从发展的眼光来看，我国医学技术专业的执业资格制度即市场准入与高等教育专业认证对接是必然的趋势。国家应对市场准入制度和专业认证制度作统筹考虑，强化两者之间的必然联系，使二者相辅相成，使专业认证制度成为市场准入制度的基础和保障，而市场准入则成为专业认证的原动力。

总之，发展和完善我国医学技术专业教育是一项社会工程，有赖于多方面的协调和各部门支持，例如，将医学技术专业教育纳入教育部和卫生部的医学卫生人才培养发展规划；学位体系的构建得到国务院学位委员会的重视；毕业生的社会认可必须从人事政策、岗位设置等方面考虑。总之，我国医学技术专业的教育还处于初级阶段，在校教育、毕业后教育和继续教育等方面都还有待规范；医学技术一级学科的构建与发展还需要深入研究，其下二级学科的设置和学位体系的构建还有大量工作要做。医学教育的根本目的是提升医疗卫生系统的服务能力，医学技术专业教育的发展必将大有作为。

（初稿日期，2011 年 11 月 15 日；定稿日期，2013 年 6 月 28 日）

参考文献

[1] Julio F, Lincoln C, Zulfiqar AB, et al. Health professionals for a new century:transforming education to strengthen health systems in an interdependent world. Lancet, 2010, 9756(376):1923-1958.

[2] 中华人民共和国教育部. 关于印发学位授予和人才培养学科目录(2011年)的通知. http://www. moe. gov. cn/publicfiles/business/htmlfiles/moe/moe_834/201104/xxgk_116439. html [2012-11-25].

[3] 中华人民共和国教育部. 教育部关于印发普通高等学校本科专业目录(2012年) 普通高等学校本科专业设置管理规定等文件的通知. http://www. moe. gov. cn/publicfiles/business/htmlfiles/moe/s3882/201210/143152. html [2012-11-25].

[4] 孟群. 中国高等卫生职业教育现状与发展. 北京:人民卫生出版社, 2011:11.

[5] 高考志愿填报系统. http://gkcx. eol. cn/sphtm/1/spIntro. html [2012-2-23].

[6] 中华人民共和国卫生部. 2012中国卫生统计年鉴. 北京:中国协和医科大学出版社, 2012

[7] 贺庆军, 万学红. 医学技术一级学科建设基础理论研究. 医学与哲学(人文社科版), 2013, 34(1A):79-80.

[8] 周同甫, 梁宗安, 李甘地, 等. 发展健康相关专业高等教育应成为我国医学教育现代化的重要任务. 中国高等医学教育, 2002, 4:1-2, 11.

[9] 王锦倩, 梁宗安, 文历阳, 等. 考察美国医学院校有关专业人才培养体系的体会. 中国医学科研管理杂志, 2004, 17(2):128-131.

[10] 王锦倩, 梁宗安, 文历阳, 等. 美国医学相关类专业教育情况发展报告. 卫生职业教育, 2004, 22(7):5-8.

[11] 秦怀金, 王锦倩, 柳春杰, 等. 澳大利亚、新西兰相关医学教育考察报告. 中等医学教育, 1999, 17(12)39-42.

[12] 秦怀金, 王锦倩, 柳春杰, 等. 澳大利亚、新西兰相关医学教育的启示. 中等医学教育, 2000, 18(1)54-57.

[13] 贺庆军, 卿平, 万学红等. 医学技术专业教育12年的探索与实践. 现代预防医学, 2010, 37(2):269-271.

[14] American Medical Association, Health Care Careers Directory. http://www. ama-assn. org/ama/pub/education-careers/careers-health-care/directory. shtml. [2013-5-22].

[15] Commission on Accreditation of Allied Health Education Programs, Find-An-Accredited Program. http://www. caahep. org/Find-An-Accredited-Program/ [2013-5-22].

[16] U. S. bureau of Labor Statistics, occupational outlook handbook. http://www. bls. gov/ooh/healthcare/home. html [2013-5-22].

[17] Commission on Accreditation of Physical Therapy Education, Directory of Programs. http://www. capteonline/Programs/ [2013-5-22].

[18] Commission on Accreditation of Allied Health Education Programs, Accreditation-Services-Application. http://www. caahep. org/Accreditation-Services-Application/default. aspx [2013-5-22].

[19] American Medical Association, Health professions education accrediting agencies. http://www. ama-assn. org/ama/pub/education-careers/careers-health-care/health-professions-education. page? [2013-5-22].

[20] American Medical Association, Health Professions Associations. http://www. ama-assn. org/ama/pub/education-careers/careers-health-care/health-professions-associations. page? [2013-5-22].

[21] 文历阳, 厉岩. 相关医学和药学类高等教育规模和层次预测研究. 医学教育探索, 2002, 2(3):4-8.

[22] 夏修龙, 欧阳蔚, 樊小青, 等. 医学相关类专业设置研究. 中国高等医学教育, 2004, 4:1-3.

[23] 姜渭强, 吕俊峰, 孙小娅. 相关医学人才培养的探索与实践. 中国职业技术教育, 2007, 11(1):31-32.

[24] 卜海兵, 陈志来. 发展医学相关类专业教育的研究与实践. 中国高等医学教育, 2002, 6:15-16.

[25] 李占文, 朱曼迪. 高职医学相关类专业教育改革与发展的建设和对策. 辽宁教育行政学院学报, 2008, 8:159-160.

[26] 吕俊峰, 孙小娅, 宋悦宁. 在实践中探索与创新相关医学人才培养模式. 中国高等医学教育, 2008, 2:32, 74.

[27] 王爱珍, 张晶, 姜峰, 等. 我国普通高等医学院校高职类专业设置的调查与分析. 中国高等医学教育, 2008, 2:50-52.

[28] 姜渭强, 吕俊峰, 孙小娅. 以服务为宗旨, 以就业为导向, 培养德技双馨卫生技术应用性人才. 中国高等医学教育, 2008, 8:119-121.

[29] 刘金波, 唐文, 盛彤彤, 等. 医学相关类专业设置及其人才培养的探讨. 中国高等医学教育, 2005, 4(3):142-144.

[30] 吴启运. 综合性大学在医学相关类专业教育中的作用与对策. 南通大学学报(教育科学版), 2006, 22(4):32-34.

[31] 文历阳. 关于发展我国高等卫生职业教育的思考. 中华医学教育杂志, 2006, 26(6):1-4.

[32] 贺庆军, 梁宗安. 开办呼吸治疗专业高等教育的七年实践与探索. 中国高等医学教育, 2006, 3:16-18.

[33] 李洁, 詹庆元, 梁宗安, 等. 全国30个省市三级医院重症监护病房医护人员呼吸治疗工作现状的问卷调查. 中国危重病与急救医学, 2009, 21(4):211-214.

[34] 杨必, 贺庆军, 刘陇黔. 视光学专业本科教育模式的比较与思考. 中国高等医学教育, 2011, 12:15-16.

[35] 贺庆. 我国眼镜行业眼视光人才的现状及发展策略. 中国眼镜科技杂志, 2010, 1:32-34.

[36] 王红, 范玉敏, 刘军鹏. 国内外卫生职业教育专业设置对比研究. 卫生职业教育, 2010, 28(17):23-25.

[37] 国家人事部关于印发职业资格证书制度暂行办法的通知(人职发[1995]6号). 1995-1-17.

[38] 王县成. 卫生职业资格制度的现状与思考. 中国考试, 2006, 6:5-7.

第十二篇 | 中国农村基层卫生人才的培养

夏修龙

（本文作者单位：九江学院医学部）

中国是一个发展中国家，缺医少药一直是困扰基层卫生的难题。新中国成立以来，针对基层卫生人才缺乏的现实，国家出台了一系列政策和措施，不断提高农村基层卫生人才的数量和质量，使农村卫生人力状况有了显著改善，卫生服务水平有了较大提高，为满足不断增长的人民健康服务需求作出了不懈的努力。由于中国是一个农业人口大国，城乡间、地区间经济发展不平衡，农村基层卫生人力薄弱将是一个长期存在的问题，需要引起政府和全社会的重视。本文回顾了我国农村基层卫生人才培养的历史，分析了农村卫生人才培养的现状，为新时期农村医学教育改革提出建议。

一、农村基层卫生人才培养回顾

（一）起步阶段（1950－1965年）

新中国成立之时，面临着经济萧条、人民生活水平低下、卫生人员极度匮乏、卫生条件十分低下的局面。据统计，到1949年，全国总人口54 167万人，全国中西医药卫生专业技术人员仅505 040人，牙医300人，药剂师484人，40万名中医师多为学徒和家族传承，卫技人员占人口比例仅为0.093%。其中高等医药院校毕业的高级卫生技术人员仅38 875人。全国医院有2600所，病床80 000张，每千人口仅为 0.15 张。农村地区医疗机构更是缺乏，1947 年，占全国 85% 以上的农村仅有病床 20 133 张，县级医院 1 437 所，每所医院平均只有 10 余张病床，医疗设备极为简陋[1-2]。

面对这一状况，新中国必须发展覆盖全国的医疗卫生服务体系，以有效地解决人民迫在眉睫的缺医少药问题。党和政府适时提出了"面向工农兵、预防为主、团结中西医、卫生运动与群众运动相结合"的卫生方针。为了在短期内解决农村基层卫生人力缺乏的问题，1951 年中央人民政府卫生部颁发了《农村基层组织工作具体实施办法（草案）》，指出："根据 1951 年工作计划逐渐建立和发展基层卫生组织之目的，必须培养大量基层卫生人员"，基层卫生人员被分为卫生员、妇幼保健员和护理助理员三种进行培训。规定"卫生员由区级卫生所负责训练，妇幼保健员、护士助理员由县卫生院负责训练"。护士助理员、妇幼保健员培训期为半年，卫生员培养时间为 8 周，以短期训练，不脱离生产为原则。国家在县级建立卫生院，在县级以下农村，将散在各地的以中医为主体的个体开业者，逐步组织起来，成立民办公助的区卫生所和联合诊所、乡卫生站和医疗合作社[3]。

1959 年，卫生部下发了《关于加强人民公社卫生工作的几点意见》，提出在农村培训"四员"，即卫生员、保育员、炊事员和接生员。1962 年又下发了《卫生部关于改进医院工作若干问题的意见（草案）》，要求"县医院要有计划、有重点地对农村医疗卫生机构进行业务技术指导"。1965 年，卫生部在下发的《关于继续加强农村不脱离生产的卫生员、接生员训练工作的意见》中指出，从 1965 年起，在 3 ~ 5 年内，争取做到每个生产大队都有接生员，每个生产队都有卫生员。

（二）发展阶段（1965 – 1980 年）

1965 年 1 月，卫生部正式下发了《关于组织农村巡回医疗队有关问题的通知》，强调："培训与巩固农村不脱产卫生员，是城市巡回医疗队下农村中的一项中心任务"，对培训不脱产卫生员的招收对象、培训内容和方法提出了具体意见。1965 年 6 月 26 日，毛泽东发表了著名的"6·26"讲话，要求"把医疗卫生工作的重点放到农村去"。指示发出后，各地加大了卫生人员的培训力度。中央强调要"大力为农村培养医药卫生人员。争取在五到十年内，为生产队和生产大队培养质量好的不脱产的卫生人员，为公社卫生机构一般配备四到五名质量好的医生"。

1968年《红旗》杂志刊登了上海市郊江镇公社赤脚医生报告后，农村卫生人员的培养方式发生了变化，报告认为医学院校应该从赤脚医生和农村卫生员中招生，培训工作要在1～3年内解决农村卫生服务需求。此后，农村卫生人员的培养规模加大，速度进一步加快，农村卫生人员的称呼也改为"赤脚医生"。

合作医疗兴起后，赤脚医生的培养与农村卫生网和合作医疗制度紧密结合起来，其选拔、管理、培训都纳入到合作医疗体系中。通过选拔政治素质好、热爱农村卫生工作的农村青年，进行3～6个月的培训。在培训方式上采取办赤脚医生大学、"社来社去"赤脚医生大学班、函授班，上卫校、短训班，同医务人员上下轮换，医疗队传、帮、带等多种形式进行，一般实行就地培训，即采取一段时间的集训后，再分期复训和轮训。

由于政府对赤脚医生的高度重视和不懈努力，赤脚医生的数量得到显著提高，到1978年，全国有赤脚医生和卫生员477.7万人，这支质量不高但数量庞大的卫生队伍，承担了为广大农村居民提供健康保健的重任，为我国农村卫生事业的发展作出了应有的贡献。

（三）变革和转型阶段（1980年至今）

进入20世纪80年代，随着我国计划经济向市场经济转变和农村"家庭联产承包责任制"在我国农村全面铺开，农村合作医疗赖以生存的经济基础——集体经济解体，对赤脚医生队伍产生了很大的冲击。赤脚医生的数量急剧减少，至80年代中期，全国的赤脚医生和卫生员总数由70年代鼎盛时期的600多万降为1984年240万人。1985年，卫生部决定停用"赤脚医生"名称，规定所有农村卫生人员一律进行考试，凡考试合格者，授予乡村医生证书；考试不合格者及未参加考试的统称为卫生员。1985年，125万名赤脚医生只有一半通过资格考试，到1986年有64万人被授予乡村医生证书，另有65万卫生员未通过乡村医生资格考试，两者合计129万。大约有一半乡村医生为集体办医，另一半属个体办医。

为了迅速提高乡村医生的业务水平，20世纪90年代以来，国家先后下发了《1991-2000年全国乡村医生教育规划》、《2001-2010年全国乡村医生教育规划》等乡村医生教育培训规划，对乡村医生分阶段进行系统化、规范化（"两化"）培训，分为在岗教育和学历教育，包括全脱产或半脱产的集中培训、自学辅导及临床进修和不脱产的函授、远程视频教育等。

至 2000 年底，全国乡村医生 1 067 269 人，总计 74.4% 的乡村医生参加"两化教育"和中专水平、逐项技能培训，合格率为 86.01%。乡村医生中具有中专水平证书的占 38.8%，中专学历证书占 19.6%，大专及以上学历证书的为 1.3%。46 岁以上的乡村医生占 33.5%[4]。

2001 - 2010 年阶段的乡村医生培训重点是加强岗位培训和进行学历教育。各地区培训的进展不一，培训水平也相差较大。根据《中国卫生统计年鉴（2011）》统计，2010 年全国有乡村医生 1 031 828 人，其中大专及以上学历 50 616 人，占 4.9%；中专学历 771 165 人，占 74.7%；在职培训合格者 197 935 人，占 19.2%，与《2001 - 2010 年全国乡村医生教育规划》中 30% 的目标有较大差距。在村卫生室工作具有执业（助理）医师资格的 173 275 人，占乡村医生和卫生员总数的 15.9%。2002 年，《中共中央国务院关于进一步加强农村卫生工作的决定》要求，到 2010 年，全国大多数乡村医生要具备执业助理医生及以上资格。

2013 年，国家卫生计生委等五部门联合颁发了《全国乡村医生教育规划（2011 - 2020 年）》，提出到 2020 年，乡村医生获取继续医学教育学分达标率达到 90%，大多数乡村医生具有中职（中专）及以上学历，其中高职（专科）及以上学历者占相当比例；乡村医生力争总体具有执业（助理）医师资格，基本实现乡村医生队伍向执业（助理）医师转化。

二、各层次医学教育在农村卫生人才培养中的作用

（一）初等医学教育

1950 年 8 月，第一届全国卫生会议提出，我国的医学教育实行高、中、初三级制，从而结束了旧中国医学教育体制的混乱状态，使医学教育纳入国家计划的轨道。

初等医学教育严格说来不算是正规的医学教育形式，在新中国成立后的 20 世纪 50 ~ 70 年代，农村卫生人才十分匮乏，为了在短期内快速提高农村卫生人员的数量，国家采取对农村青年短期培训的方式培养了一大批"赤脚医生"。培训有的半脱产，有的不脱产，也有个别脱产，大多以举办短期培训班的形式，或通过边学习边工作的方式进行。

初等医学教育在我国具有针对性、实践性强和培养周期短的特点，所谓针对性，就是从当地实际情况出发，针对当时工作需要进行教学，所谓实践性强和培养周期短，就是强调在实践中学习提高，经过短期培训，达到专业对口，学用一致，同时分阶段不断进行复训补课，在实践中培养提高，实现学习、工作、再学习、再工作的循环。

我国的初等医学教育是在一定的历史背景下产生的，数十年来为农村基层培养了大量初级卫生技术人员，在短期内快速提高了农村的健康水平。随着经济的发展，农村居民对卫生服务质量需求也越来越高，这就需要越来越多的接受正规医学教育的毕业生回农村工作。

（二）中等医学教育

建国初期，考虑到国家缺医少药的状况，我国制定了"医学教育以中级教育为主，中级教育又以培养医士为主"的方针，中等医学教育受到高度重视。

新中国成立后，国家通过接管改造和整顿旧学校，建立了一批新型卫生学校，为中等医学教育奠定了基础。到1960年，中等卫生学校猛增到1323所，在校生达250万人。1961年，贯彻"调整、巩固、完善、提高"的方针，中等卫生学校压缩到555所，在校生14万人；1962年再减少到219所，在校生71 000人。十年动乱期间，中等医学教育受到严重破坏，大批中等卫生学校关门，人员下放[5]。

"文革"结束后，中等医学教育得到很大发展。中等医学教育的专业覆盖面广，1980年卫生部发布《关于调整中等卫生学校学制和专业设置的意见》，根据当时的实际需要，确定了中等医学教育18个专业，涵盖临床医学、护理、药学和医学技术类。中等卫生学校的毕业生主要分配到农村和基层卫生机构工作，为了保证农村基层对卫生人员的需求，不少省份开展了定向招生、定向分配的试点，使一大批中等毕业生赴农村基层工作。同时，中等医学教育规模不断扩大，据不完全统计，1998年全国中等卫生学校、卫生成人中专、职业高中三类学校招收的医药卫生类专业学生招过33.89万人，其中中等卫生学校有510所，在校生为419 096人，同期全国有医药高等院校118所，在校本专科学生261 455人。

针对中等医学人才供大于求的矛盾，2001年7月，卫生部和教育部联合制定颁布的《中国医学教育改革和发展纲要》提出："调整医学教育总体规模，扩大高等医学教育，压缩中等医学教育"的方针。同年 10 月，卫生部办公厅、教育部办公厅发布了《中等医学教育结构调整指导意见》，指出了中等医学教育的职责是："调整人才培养方向，停止为县乡医疗卫生机构培养医学人才，着重培养乡村医生，使新进入县乡卫生机构的医生学历达到专科及以上，新进入村卫生室的人员达到中专及以上学历；护理和技术类专业人才也要适应医学科技和卫生专业发展的需要，逐步发展大专以上层次的学历教育……"。同时，取消了《中等职业学校专业目录》中的"社区医学、预防医学、妇幼卫生、医学影像诊断、口腔医学"等医学类专业。

为了解决农村地区卫生技术人员不足的问题，满足村卫生室和边远地区乡镇卫生院对人才的需求，教育部在 2010 年颁布的《中等职业学校专业目录（2010 年修订）》中，增加了培养临床执业助理医师的农村医学专业，同时取消了卫生保健专业，并明确规定毕业生只能到村卫生室和边远贫困地区乡镇卫生院就业。新的专业目录颁布后，一批中等卫生学校相继开办了农村医学专业，并制定了该专业的设置标准。

（三）高等医学教育

高等医学教育是我国医学教育的重要形式，是医学人才培养的主力军。我国的高等医学教育有三、五、七、八等学制，长学制主要为县及县以上卫生机构培养人才，短期制尤其是三年制专科则立足于基层培养人才。

1. 医学本科院校为农村基层培养人才

医学本科教育在为农村基层培养人才领域发挥了积极作用，特别是 20 世纪 80 年代以来，很多医学院校开展了包括招生、培养、分配在内的一系列改革，探索为农村基层培养医学人才的有效途径。

1）改革招生分配制度：有些学校开展了"定向招生、定向培养、定向分配"制度的改革，如牡丹江医学院从 1982 年起开始"三定向"改革，学生毕业后按入学签订的协议分配到县乡医疗单位工作；1988 年，佳木斯医学院开始从边境地区招收"边保生"的实践，学校招生经过地方推荐、学校评议、考试考核、省招办审核批准等程序，学生毕业后回原籍工作。2002 年，首都医科大学开始定向招收面向北京市农村地区服务的本科生，毕业后由定向单位安排就业。2006 年，赣南医学院开展"订单式"培养农村医学人才改革项目，学校与卫生行政部门签订人才培养协议，依据用人单位对人力资源的素质要求和岗位需求，共同制订人才培养方案，充分利用学校的教育资源，实施"量身定做"式的人才培养[6]。

2）拓展办学形式：部分医学院校拓展办学形式，通过举办校外专科班、分校（院）的形式培养农村医学人才，如西安医科大学开办汉中、安康分校；第四军医大学开办咸阳、宝鸡、商洛、渭南办学点，福建医科大学开办莆田分校等。这些分校（院）常常位于经济欠发达地区，能够充分利用校本部的师资、实验、图书等资源，为本地区培养急需医学人才。

3）举办成人医学教育和继续医学教育：医学本科院校通过开展学历教育、短期培训、网络视频辅导等形式提高农村卫生人员的学历和业务水平。

4）师资培训：本科医学院校尤其是国家重点院校通过支持地方不同层次院校开展师资培训、教材编写、科学研究等形式，提高地方院校的教育教学水平。

2. 医学专科学校为农村基层培养人才

20世纪50年代初，为迅速发展我国医疗卫生事业，尽快改变广大地区缺医少药的状况，解决广大人民群众医疗保健问题，急需建立以应用型人才为主的医疗保健队伍，高等医学教育在保留已实施的六年制之外，开始大量发展三年制的医学专科教育。至20世纪50年代末，全国的医学专科学校一度发展到90余所，招生总数达8769人。20世纪60年代，随着国家对高等教育的调整，部分医学专科学校被撤并，至1964年，医学专科学校仅10余所，招生人数下降至1861人。

1978年以后，我国高等医学教育进入了新的历史发展时期，但对医学专科教育的认识几经波折，1988年1月，卫生部在全国高等医学教育工作会议上指出，要把发展高等医学专科教育作为解决农村高级医学人才缺乏的一项战略措施来抓，高等医学专科教育的定位得以确认。

此后，高等医学专科教育的规模得到较快发展。1999年，全国有独立的医学专科学校21所，很多本科院校也开展专科教育，医学专科在校生77 834人，是同期医学本科生的1/3左右。此外，成人高等医学教育基本上也以大专为主。在专业设置上，从原来单一的以临床医学专业为主，扩大到医学、药学、护理学和医学相关类专业。

同时，医学教育改革十分活跃，围绕"为农村基层培养人才"，各地积极开展教育教学改革。如西安医科大学与安康和汉中卫校联办临床医学校外大专班，开展社区医学教育试点；九江医学专科学校1986年被卫生部确立为医专改革联系点，开展"两加强一优化"和"两段式"教育改革；锦州医学院开展"器官系统教学改革"；首都医科大学燕京医学院开展"面向京郊农村地区培养乡土型"医生的改革实践以及牡丹江医学院开展"定向录取、定向培养、定向分配"的"三定向"改革。这些改革措施的出台，促进了医学专科教育的改革和发展。

进入 21 世纪以来，一批专科学校通过合并升格为本科院校，同时，相当数量的中等学校升格为医学专科学校。医学专科教育的招生规模有了大幅度的提高，据 2010 年的统计，医学类在校生 1 730 196 人，其中专科在校生 846 349 人，专科毕业生 282 185 人。

可以预见，医学专科教育在未来相当长一段时间内，将承担着为农村乡、村两级卫生机构培养人才的重任，"3+2"助理全科医生的培养模式将是基层卫生人才的主要培养模式。

三、农村卫生人才培养的相关政策

政策是各项措施得以落实的重要保障，新中国成立以来，党和政府出台了一系列方针政策，极大地推动了我国基层卫生人才的培养，为提高人民群众的卫生水平提供了支持。

（一）20 世纪 50～80 年代期间

1950 年，第一届全国卫生会议在北京召开，毛泽东主席为大会题词："团结新老中西各部分医药卫生人员，组成巩固的统一战线，为开展伟大的人民卫生工作而奋斗。"会议通过了《关于发展医学教育和大量培养卫生人才的决议》，决议指出，为适应各地卫生部门的需要，医学教育应该采取高、中、初三级制，以在短期内培养大批中级卫生干部。这次会议的召开，拉开了新中国医学人才培养的序幕，国家全面启动了农村卫生人才的培养工作，出台了一系列政策，明确了农村卫生人员的种类、培训内容、培训周期及管理。

进入 20 世纪 60 年代，随着毛泽东发出"把医疗卫生工作的重点放到农村去"的重要指示，农村基层卫生人才的培训变成了一场全国运动。卫生部 1965 年 5 月召开了全国农村医学教育会议，讨论加速为农村培养医药卫生人才问题。8 月，卫生部在北戴河召开了全国高等医学教育会议，再次明确高等医学教育必须首先面向农村，要走出校门，到农村建立教学基地，要坚持"两条腿走路"的方针，长短学制并存，以短制为主。同时，中央宣传部转发了卫生部的三个文件，明确提出：①医学教育必须面向工农兵，首先面向农村；②必须实行半农（工）半读，培养半农（工）半医，从社队来，到社队去；③高中等医学院校的干部和师生要"下楼出院"，要参加农村疾病的防治。这些政策的出台，对迅速提高农村医务人员数量起到了极大的推动作用。

（二）20世纪80年代至今

改革开放以来，随着我国医学教育能力的增强，农村卫生人才培养开始逐渐正规化。20世纪80年代后期，为提高基层卫生人员的质量，医学专科教育得到空前的重视。1988年1月，在卫生部召开的全国厅局长会议上，讨论了《卫生部关于加强农村卫生技术队伍的建议的意见》，着重研究加快培养农村卫生技术人才和加强预防保健工作的问题。同年，卫生部陈敏章部长在全国高等医学教育工作会议上提出要发展高等医学专科教育。1988年8月，高等医药专科教育座谈会在大连举行，会上讨论了发展医药高等专科教育的5个文件，为医学专科教育的发展奠定了基础。

1997年，中共中央国务院出台了《关于卫生改革与发展的决定》，决定指出，通过多种形式培训，到2000年使全国80%的乡村医生达到中专水平。医药卫生院校要做好定向招生和在职培训工作，为农村培养留得住、用得上的卫生技术人员。制定优惠政策，鼓励大专以上毕业生到县、乡卫生机构工作。

2000年，卫生部出台了《关于发展全科医学教育的意见》，对全科医学教育的发展目标、基本原则、培训形式及配套政策进行了规定。

2003年，卫生部、教育部等5部委联合发布了《加强农村卫生人才培养和队伍建设的意见》，这是一个关于农村卫生人才培养全面而系统的文件。文件明确了农村卫生人才培养的指导思想、工作目标，提出了稳定人才队伍和加强农村适宜人才培养的具体措施和办法，具有很大的指导意义。

为了规范和规划乡村医生教育，卫生部先后制定了《1991-2000年全国乡村医生教育规划》、《2001-2010年全国乡村医生教育规划》和《全国乡村医生教育规划（2011-2020年）》三个规划性文件。2004年，制定了《乡村医生岗位培训基本要求》，对乡村医生的医德医风、业务等提出了培养要求，并规定了乡村医生在岗培训实行考核制度。

2004 年，卫生部制定了《乡镇卫生院卫生技术人员培训暂行规定》，要求乡镇卫生院卫生技术人员每 5 年至少到上级医疗机构进修 1 次，时间不少于 3 个月。

2005 年，卫生部与财政部、国家中医药管理局印发了《关于实施"万名医生支援农村卫生工程"的通知》，计划在 3 年内选派城市万名医师到县医院和乡镇卫生院开展医疗卫生服务和技术培训工作，3 年后形成一项制度。逐步加强农村卫生人员培训，做到派出一支队伍，带好一所医院，服务一方群众，培训一批人才。

2006 年，卫生部对西部 11 省市实施了西部卫生人才培养项目，由中央财政拨出专项资金，每年资助县级卫生机构专业技术人员到省级医疗卫生机构进修 1 年，为西部农村地区培养业务骨干。

2010 年，国家发改委等 6 部委联合下发了《关于开展农村订单定向医学生免费培养工作的实施意见》，要求从 2010 年起，连续 3 年在高等医学院校开展免费医学生培养工作，重点为乡镇卫生院及以下医疗卫生机构培养从事全科医疗的卫生人才。

2012 年，教育部、卫生部发文《关于实施卓越医生培养计划的意见》，其中，提出围绕农村医疗卫生服务的基本要求，深化三年制临床医学专科教育人才培养模式改革，探索"3+2"助理全科医生培养模式，培养大批面向乡村、服务基层下得去、用得上的全科医生。

此外，各地根据本地区的实际情况，出台了不少措施，如农村卫生人员在岗培训制度、乡镇卫生院执业医师招聘计划、卫生人才服务团计划等。

四、农村卫生人才的现状及问题

（一）农村基层卫生人员的数量和结构

1. 人员数量

根据 2011 年统计 [7]，我国有村卫生室人员总数 1 350 222 人，其中乡村医生数 1 060 548 人，占 78.55%；卫生员 65 895 人，占 4.88%；注册护士 30 502 人，占 2.26%。平均每村乡村医生和卫生员数 1.91 人，每千农业人口乡村医生和卫生员数 1.27 人。我国乡村医生和卫生员数在 20 世纪 80 和 90 年代维持在 120 万 ~ 130 万人左右，

2003 年显著下降至最低 86.78 万人，其原因是城镇化和乡镇合并导致行政村减少和乡村医生待遇得不到保障造成，同时《乡村医生从业管理条例》从 2004 年 1 月开始实施，对村卫生室人员职业资格和准入的规范，限制了一批人员进入乡村医生队伍。随着国家对村卫生室的投入的增加和新型农村合作医疗的推行，乡村医生的数量出现上升趋势，至 2011 年，全国有乡村医生和卫生员 1 126 443 人，比 2003 年增长 258 665 人，增长了 29.80%。

2011 年我国有乡镇卫生院人员 1 165 996 人，其中执业（助理）医师 408 587 人，占 35.04%；注册护士 230 339 人，占 19.75%；药剂人员 72 487 人，占 6.22%。每千农业人口乡镇卫生院人员数 1.32 人。乡镇卫生院人员数量的变化趋势呈现波动性，从 1995 年起，人员数量维持在 100 万 ~ 110 万之间，至 2007 年开始缓慢增长，医师数和注册护士数无论东、中、西部均呈现逐步上升趋势。每千农业人口乡镇卫生院人员数近年来出现连续增长的趋势，1990 年为 0.99 人，2000 年为 1.28 人，2010 年为 1.3 人[8-9]。

2. 人员结构

（1）村卫生室

1）年龄性别结构：卫生部人才交流中心 2007 年一项抽样调查显示[11]，乡村医生平均年龄为 43.3 岁，35 岁以下的乡村医生占 25.6%，50 岁以上高达 46.2%，25 岁以下的年轻乡村医生极少。2010 年对江西省村卫生室负责人调查显示[12]，村卫生室负责人平均年龄为 42.6 岁，45 岁以上占 37.2%，年龄老化严重，年轻一代的乡村医生数量不足，出现断层现象。另一项对 8719 名乡村医生抽样调查显示[10]，乡村医生男性占 70.3%，女性占 29.7%。江西省乡村医生负责人的调查也显示男性占 87.5%，女性仅占 12.5%。男性在乡村医生队伍中占主导地位，男女比例失衡。

2）学历结构：2011 年统计[7]，全国乡村医生中大专学历共 56 207 人，占 5.30%；中专水平 801 659 人，占 75.59%；在职培训合格者 189 151 人，占 17.84%；执业（助理）医师 193 277 人，占乡村医生和卫生员总数的 17.16%。乡村医生以中专为主，大专及以上学历严重缺乏，说明高等医学院校的毕业生到村级卫生机构工作的人员非常少。执业（助理）医师的比例不足 2 成，村级卫生机构人员素质和职业能力亟待提高。从乡村医生受教育的专业背景来看，临床医学专业毕业的占 76.0%，预防医学毕业 2.9%，护理专业 0.9%，中医专业 6.6%，13.6% 的为其他专业或不详[10]。

（2）乡镇卫生院

1）年龄性别结构：根据 2011 年对 10 省、市、自治区乡镇卫生院卫生技术人员抽样调查[13]，乡镇卫生院卫生技术人员年龄在 30～39 岁年龄段的比例最高，占 38.3%，其次为 20～29 岁，占 28.5%，第三位的为 40～49 岁，占 22.8%，第四位为 50～59 岁，占 8.4%，20 岁以下和 60 岁以上的人员很少，卫技人员以青壮年为主。从性别看，《2012 年中国卫生统计年鉴》统计[7]，乡镇卫生院卫技人员男性占 43.9%，女性占 56.1%。执业（助理）医师男性比例较高，占 63.4%，女性占 36.6%，注册护士女性占 98.3%，其他卫技人员男女比例相差不大。

2）学历结构：乡镇卫生院人员上的学历，以大专和中专为主，其中执业（助理）医师 41.8% 为大专毕业，43.4% 中专毕业，本科只占 9.6%，另有 5.1% 为高中及以下毕业。乡镇卫生院技术人员技术职务普遍较低，执业（助理）医师的职称以师级 / 助理为主，占 49.4%，士级占 24.4%，中级职称只占 20.3%，而高级职称仅 1.9%，与世界卫生组织推荐的卫生机构服务人员高、中、初级职称比例 1：3：1 存在较大距离[7]。

（二）农村基层卫生人员存在的问题

1. 人员素质低下

我国农村基层卫生人员的素质整体低下，乡、村两级卫生机构尤为明显。从 2011 年统计数字看，村卫生室人员以中专水平为主，占 7 成以上，大专及以上学历仅 5.30%。虽然国家对乡村医生进行了较系统的培训，但只有 17.83% 的乡村医生在职培训合格。其次，村卫生室人员中执业（助理）医师比例较低，只有 17.16%[7]。2002 年，《中共中央国务院关于进一步加强农村卫生工作的决定》要求"到 2010 年全国大多数农村医生应具备执业助理医师以上资格"，达到这一目标还有很大距离。最后，乡村医生年龄老化严重，近半数为 50 岁以上，随着老一批乡村医生退休，急需要一批高学历、正规院校毕业的医生填补空缺。

在乡镇卫生院，超过一半的卫生技术人员为中专学历，大专只占三分之一，本科学历仅为 5.90%[7]。从执业资格看，2011 年调查显示[13]，乡镇卫生院卫生技术人员中，具有执业资格占 72.7%，从事医疗工作卫技人员 26.4% 未获得医师资格，只有 48.8% 具有执业医师资格，24.8% 具有助理执业医师资格，这和我国政府提出到

2005年全国乡镇卫生院临床医疗服务人员要具备执业助理医师以上资格的要求尚有距离。

2. 卫生人员分布不合理

根据《2012年中国卫生统计年鉴》，2011年我国城市每千人口有卫生技术人员数、执业（助理）医师数和注册护士数分别为7.90人、3.00人和3.29人，而同期农村则为3.19人、1.33人和0.98人，城市卫生人员数量均高于农村的两倍以上，其中注册护士数城市是农村的3.4倍。从地理区域看，每千人口卫生技术人员数东、中、西部分别为5.49人、4.04人和4.00人，每千人口执业（助理）医师数东、中、西分别为2.18人、1.61人和1.60人，每千人口注册护士数东、中、西分别为2.03人、1.46人和1.40人，东部地区明显高于中部和西部地区，北京、天津、上海等大城市远远高于其他省份。此外，从东、中、西部每千人口村卫生室人数（分别为1.73人、1.55人、1.30人）和乡镇卫生院人员数（分别为1.55人、1.25人、1.18人）来看，也呈现东高西低的现象。

从以上可以看出，我国卫生人力的分布明显不均，越是贫困地区和基层医疗机构，越是缺少医生。卫生人力资源不均是卫生资源不均的具体表现，卫生人力资源分布不平衡会引起地区间、区域间卫生服务水平和服务能力的差距，进而影响卫生公平性。

3. 队伍不稳定，人员流失严重

由于各方面原因的影响，农村卫生人员队伍极不稳定。"跳槽"现象严重，村级往乡级跳，乡级往县级机构跳，县级往大城市跳，西部往东部跳，基层优秀人才流失非常严重。特别是晋升职称后，或是进修培养后，一有机会马上调离。有的基层单位不愿送人出去进修，进修回来一个走一个。根据卫生部人事司的调研报告，2003～2007年，我国基层医疗卫生机构流失的正高、副高和中级技术资格人员分别占在岗相应职称人员总数的35.7%、10.1%、9.5%，严重削弱了基层医疗队伍的力量，影响了基层卫生人才梯队建设[14]。有的基层医疗机构陷入招一批、走一批、再招一批的恶性循环。

4. 高校毕业生下不去、留不住

2011年我国有普通高等院校医学毕业生498 184人，中等职业学校毕业生504 644人，合计1 002 828人[7]。从人员数量来看，可以满足卫生服务的需求，甚至出现供大于求的现象。由于基层卫生机构缺乏吸引力，有些毕业生宁愿改行留在城市做其他工作，也不愿意去农村从事医疗卫生工作。基层卫生机构不能吸引毕业生下去工作的原因有以下几方面。

1）传统观念和偏见的影响：受传统观念的影响，农村基层是"落后"的代名词。来自农村的学生就业期望值很高，认为考上大学是跳出"农门"的机会，毕业后回农村工作不体面，同时认为在城市大医院工作收入高，发展机会多。大多数学生家长也希望子女毕业后到城市工作，不希望他们回农村就业。另一方面，来自城市的学生，由于长期在城市生活，对农村缺乏感情和认识，也不习惯农村生活，毕业后不愿意去农村工作。但两者相比而言，来自农村的学生易于毕业后回农村，因为他们家庭在农村，熟悉农村生活环境。

2）农村生活条件艰苦，待遇低：我国实行对外开放政策30多年来，经济和社会高速发展，城镇化率逐步提高，但城乡二元结构的局面没有根本改变，城乡之间经济发展水平差距较大。根据国家统计局2012年国民经济和社会发展统计公报的统计，2012年我国农村居民年人均纯收入7917元，城镇居民24 565元，城镇居民是农村居民的3.1倍。农村基层生活条件和工作条件艰苦，与城市相比，在经济收入、居住条件、社会保障、子女就业、社会交际、休闲娱乐及交通和信息等方面有较大差距，这是影响学生到农村工作的最主要原因。

3）职业发展道路不通畅：由于农村基层相对闭塞，信息技术落后，获得上级医生的指导和进修学习机会少，再加上对基层全科型医生的偏见，影响了农村卫生技术人员的职业发展。

4）医学教育存在的问题：经过数十年的发展，我国初步形成了具有中国特色的医学教育体系，为农村基层医学人才的培养做出了不懈的努力，但仍存在不少问题，主要表现在：

A. 专业和课程设置难以满足农村卫生服务的需求。医学院校在进行课程设置时，较多考虑医学科学本身，重视专家的意见和其他院校的做法，较少考虑基层的实际需求，学生学非所用。教学内容较多强调学生知识的传授，技能的培养不足。过多强调复杂仪器设备的学习和应用，忽略农村常用检查方法和仪器的教学，造成学生毕业后上岗适应能力较差。开设专业时，受国家指导性专业目录和自身对基层人才需求了解不足的限制，往往对农村需要的专业不能开设，而有些专业一哄而上，造成人才过剩，专业人才培养不平衡，浪费严重。

B.高校招生存在不足。目前，高考成绩是招生录取的唯一依据，缺乏面试、学生背景评估、学生职业意愿了解等环节，在开展农村医学教育项目时，难以招收哪些有真正意愿去农村工作的学生。

C.学生缺乏农村实践经历。由于医学院校一般设在大城市，学生的学习过程在学校和城市的大医院进行，没有机会到农村基层见习或实习，学生在学习阶段对农村医疗卫生状况缺乏必要的了解和认识，对毕业后去农村工作没有心理准备，缺乏信心。

五、为农村基层培养卫生人才的对策建议

（一）农村卫生人才吸引与稳定的政策措施

从我国农村卫生事业发展的历程来看，政策因素在吸引和稳定农村卫生人才方面起着决定性的作用。随着社会主义市场经济的建立，人事制度改革将不断深化，人才流动将更加活跃，人力资源的配置将受市场和政策的双重影响。在尊重市场规律的同时，充分发挥政策的杠杆作用，使卫生人力的配置更加合理和优化，以满足农村地区居民不断增长的卫生服务需求。

1.加强政策研究，探索可行、有效的卫生政策和措施

为了鼓励更多的毕业生去农村工作，国家出台了一系列相关政策，各地也制定配套措施，这些政策和措施的出台无疑对解决农村地区缺医少药起到极大的促进作用。由于中国处在经济和社会发展的转型期，各地发展不平衡，需要对现行的卫生政策进行深入的研究，以探索符合我国国情的政策和措施。

2.不断加大投入，增强农村卫生岗位的吸引力

2011年统计，我国各类医疗卫生机构"财政收入"和"上级补助"两项合计2466.2亿元，其中各类基层卫生机构773.2亿元，占31.4%；村卫生室28.7亿元，仅占1.2%[7]。政府对卫生机构的投入呈倒三角形，对基层卫生机构特别是村卫生室投入严重不足。1981年国务院批转卫生部《关于合理解决赤脚医生补助问题的报告的通知》和1997年《中共中央、国务院关于卫生改革与发展的决定》中指出，要合理解决农村卫生人员待遇，乡村医生收入不低于当地村干部和民办教师的收入水

平。事实上，由于缺乏具体落实措施，资金筹集渠道不明确，难以落实。加大投入，尤其是加强对乡、村卫生机构人员的补贴，将有助于吸引更多医学毕业生去农村就业。

3.建立激励机制，吸引和稳定农村医学人才

做好免费订单定向培养农村卫生服务人才工作，使各项政策和措施落实到位。对长期在艰苦、边远地区卫生机构和乡镇卫生院工作的专业人员，在职称晋升、工资调整、子女升学及就业等方面予以优先照顾，解决他们的医疗保险、失业保险、养老保险等问题。加强在职农村卫生人才培养，鼓励已经取得执业资格的农村在职卫生人员接受医学学历教育。继续做好乡村医生的培训工作，逐步提高学历水平和整体素质。

4.加强宣传教育，引导大学生到农村去为农民服务

充分利用舆论的影响，在大学生中进行报效国家、服务社会、服务人民的思想教育，提高大学生的思想认识，教育引导大学生到农村去为农民服务，实现自己的理想价值。国家通过评选"全国优秀乡村医生"、"最美乡村医生"等活动，树立典型，弘扬正气，使更多的人认识到基层医生的意义和使命。

（一）医学院校为农村卫生人才培养的对策建议

立足于为农村基层培养实用性医学人才，医学教育应引进国际先进理念，进行大力改革，应从以下几方面入手：

1.构建开放性社区定向型医学教育

社区定向医学教育是根据社区卫生保健的需求和可利用的社区资源，以个人、家庭和人群的健康促进、疾病预防、治疗和康复为重点，培养从事社区卫生人员为目标的教育形式。其课程设置、教学内容应根据未来社区工作岗位的实际需要来确定，充分利用社区资源和基地开展教育活动，是国际上认可的以培养基层医生的有效模式。因此，要积极鼓励医学院校尤其是地方性医学院校，根据实际情况开展社区定向型医学教育，为基层培养人才。

2.落实卓越医生培养计划，探索"3+2"全科助理医生培养模式

为了加强为农村基层培养人才，2012年教育部、卫生部出台了《关于实施卓越医生教育培养计划的意见》，指出要围绕农村医疗卫生服务的基本要求，深化三年

制临床医学专科教育人才培养模式改革，探索"3+2"（三年医学专科教育加两年毕业后全科医生培训）的助理全科医生培养模式，培养大批面向乡村、服务基层的下得去、用得上、留得住的全科医生。首批40多所医学院校批准进行"3+2"助理全科医生的教育试点工作，但需要对院校教育和毕业后教育的衔接、基层实践基地建设、课程设置及有关的配套政策等方面进行完善和研究。可以预见，"3+2"全科助理医生培养模式将是今后我国面向农村基层的培养人才的主要培养模式。

3.选拔适宜人才，改革招生办法

为了使学生毕业后去农村工作，需要把好学生的选拔关。国外的做法是选择具有农村生活经验和背景，同时又具有意愿毕业后去农村工作、为农民服务的志向的学生，这样的学生毕业后有充分的思想准备回农村工作。因此，改变目前的招生办法，进校前对学生进行必要的面试和素质评估十分必要。

4.根据基层需求，改革课程设置

医学课程是人才培养的基础，要改革目前以学科为基础的课程模式，进行课程融合重组。创造条件开展器官系统教学、以问题为中心教学、以病例为中心教学、跨专业教学等，培养学生良好的临床思维能力和自我学习能力。在教学内容上，增设"全科医学概论"、"社区医学"、"农村实用治疗技术"及"社区常见健康问题"等课程。

5.加强师资建设，改革教学方法

教师的素质是人才培养的关键因素。由于条件的限制，地方医学院校的师资水平受到影响。同时由于学生数量多，教师教学工作量繁重，教学工作疲于应付，严重影响了教育质量。因此，教师的培训非常重要。要更新教育理念，打破传统的说教式、灌输式的教学方法，改变教师为中心为以学生为中心的观念，突出学生在教学中的主动性。

6.重视实践教学基地建设，加强学生临床技能的培养

农村医学教育基地不仅包括三级综合医院，也包括社区教学医院。应密切学校与基地的联系，建立良性互动的合作关系，共同培养医学人才。应加强学生的动手操作能力的培养，采用模拟技术、标准化患者技术培训学生的临床技能，提高学生的上岗适应力。

7.完善继续医学教育体系

在农村基层工作的医务人员，大多接受短学制的教育。同时，由于处于相对偏

远地区，信息技术落后，交通不便，需要不断地培训和提高。因此，继续医学教育对农村基层医务人员尤为重要。

（初稿日期，2013 年 8 月 15 日；定稿日期，2014 年 5 月 15 日）

参考文献

[1] 李德成. 新中国前30年农村基层卫生人员培养模式探究. 当代中国史研究, 2010(2): 66-73, 126.

[2] 张德元. 中国农村医疗卫生事业发展历程回顾与分析. 湖南科技学院学报, 2005(26):90-95.

[3] 李德成, 金绪忠. 新中国成立初期的农村联合诊所. 中华医史杂志, 2009(39):323-326.

[4] 梁华, 曾小立, 冯忠娜. 我国乡村医生教育现状分析及发展思考. 中国农村卫生事业管理, 2007(27):907-909.

[5] 朱潮, 张纬丰. 新中国医学教育史. 北京:北京医科大学, 中国协和医科大学出版社, 1990.

[6] 涂明华. 农村医学教育的研究与实践. 北京:人民卫生出版社, 2008.

[7] 中华人民共和国卫生部. 2012中国卫生统计年鉴. 北京:中国协和医科大学出版社, 2012.

[8] 卫生部人事司, 卫生部统计信息中心. 中国卫生人力报告. 北京:中国协和医科大学出版社, 2007.

[9] 张雪莉, 周鼎伦. 2001—2010年全国乡镇卫生院人力资源发展状况分析. 中国卫生事业管理, 2012(2):111-114.

[10] 刘聚源, 夏修龙, 黄建始. 中国乡村医生教育培训现状调查. 公共卫生与预防医学, 2011(22):57-61.

[11] 卫生部人才交流服务中心, 世界卫生组织人力资源合作中心. 中国乡村医生历史回顾和现状研究. 北京:人民卫生出版社, 2012.

[12] 周伟, 袁兆康, 俞慧强, 等. 江西省农村卫生室人力资源状况追踪调查. 南昌大学学报(医学版), 2011(7):1-6.

[13] 唐龙妹, 吕萍, 席标, 等. 10省、市、自治区乡镇卫生院卫生技术人员现状分析. 中国卫生事业管理, 2013(2):114-118.

[14] 卫生部人事司. 基层卫生人员队伍调研报告. 2007

[15] 段勇, 孙振球. 我国基层卫生人才队伍现状、问题与对策. 实用预防医学, 2010(17):813-814.

[16] 胡鹏, 王羽, 卢建华. 我国农村卫生人力资源状况分析. 中国卫生经济, 2010(326):62-63.

[17] 陈政, 王颖, 崔欣等. 我国乡村医生队伍的产生发展和现状. 中国初级卫生保健, 2009(23):1-3.

[18] 黄雪莹. 农村卫生人力资源的现状极其完善的探讨. 卫生软科学, 2009(23):587-589.

[19] 黄河浪, 吴磊, 鲁秦宝. 农村卫生人才队伍建设与医学教育改革. 中国高等医学教育, 2006(3):25-27.

[20] 刘学政, 高书杰, 王小飞. 高等医学院校为农村基层培养卫生人才的思考与对策. 中华医学教育杂志, 2011(31):40-42, 110.

[21] 孙冬悦, 王晓燕, 王辰. 赤脚医生时期的管理制度对当前农村卫生人才管理的启示. 中国全科医学, 2011(14):723-725.

[22] 章滨云, 虞国良, 郝超. 我国农村三级医疗预防保健网的历史沿革和存在问题. 中国卫生资源, 2000(3):260-263.

[23] 周巍. 基层卫生人才队伍的现状、问题和建议. 中国全科医学, 2010(14):685-688.

[24]　张振忠.中国农村卫生服务体系建设与发展.北京:人民卫生出版社,2011.

[25]　夏丹,谢清平,钟丽凤.农村医学人才订单定向培养模式的时间探析.赤峰学院学报, 2012(28):181-183.

[26]　王春玉,鲜明.万名医师支援农村卫生工程的政策分析.中国医院管理,2008(324):9-12.

[27]　邵德兴.赤脚医生与农村合作医疗制度变迁.中共浙江省委党校学报,2010(4):57-62.

[28]　田疆,张光鹏,任苒.中国乡村医生队伍的现状与发展.中国卫生事业管理,2012(284):127-129.